Donnez du swing à votre vie sexuelle

Les Éditions Transcontinental
1100, boul. René-Lévesque Ouest, 24e étage
Montréal (Québec) H3B 4X9
514 392-9000 ou 1 800 361-5479
www.livres.transcontinental.ca

**Catalogage avant publication de Bibliothèque et
Archives nationales du Québec et Bibliothèque et Archives Canada**
Wilson, Elisabeth
Donnez du swing à votre vie sexuelle
(52 idées géniales)
Traduction de : *Re-energise your sex life.*

ISBN 978-2-89472-348-7

1. Éducation sexuelle. 2. Exercices sexuels. I. Titre.
HQ31.W5414 2007   613.9'6   C2007-941192-4

Traduction : Lise Malo
Correction : Claude Paquin
Mise en pages : Transcontinental Transmédia
Conception graphique de la couverture : Studio Andrée Robillard
Impression : Transcontinental Gagné

Cet ouvrage est paru en anglais sous le titre *Re-energise your sex life.*
Copyright © The Infinite Ideas Company Limited 2005, 2007. Tous droits réservés.

Imprimé au Canada
© Les Éditions Transcontinental, 2007, pour la version française publiée
en Amérique du Nord
Dépôt légal – Bibliothèque et Archives nationales du Québec, 3e trimestre 2007
Bibliothèque et Archives Canada

Tous droits de traduction, de reproduction et d'adaptation réservés

---

Nous reconnaissons, pour nos activités d'édition, l'aide financière du gouvernement du Canada par l'entremise du Programme d'aide au développement de l'industrie de l'édition (PADIÉ). Nous remercions également la SODEC de son appui financier (programmes Aide à l'édition et Aide à la promotion).

Pour connaître nos autres titres, consultez le **www.livres.transcontinental.ca**.
Pour bénéficier de nos tarifs spéciaux s'appliquant aux bibliothèques d'entreprise
ou aux achats en gros, informez-vous au **1 866 800-2500.**

ELISABETH WILSON

Donnez du swing à votre vie sexuelle

Traduit de l'anglais par Lise Malo

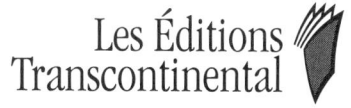

Les Éditions
Transcontinental

Table des matières

Un concept génial 11

Introduction 13

01. Pas de sexe ! 17
    Le sexe vous ennuie ? Prenez une pause.

02. Savoir s'y prendre 21
    Comment amener votre partenaire à vous aimer comme vous voulez l'être.

03. Le désir, c'est dans la tête 25
    Le sexe vous intéresse moins qu'avant ? Le meilleur moyen de se sortir
    de l'impasse, c'est de l'avoir dans la tête, littéralement.

04. À tout le moins… 29
    … pour garder un peu de fraîcheur dans votre relation.

05. Le club des 30 % 33
    Soit le pourcentage de femmes que la pénétration suffit à faire jouir. Hum !

06. Une p'tite vite 39
    En vous y prenant bien, la p'tite vite vous fera revivre les sensations
    fortes de l'adolescence.

07. Où il y a de la gêne, il n'y a pas de plaisir ! L'art de susurrer
    de petites obscénités 43
    Je sais. Vous n'y arrivez que lorsque vous avez beaucoup bu. À tel
    point que le lendemain, vous ne savez plus ce que vous avez dit. D'où la
    présente idée géniale.

08. Quand le sommeil remplace le sexe. Franchement !.................... 47
   Je connais une femme qui a essayé de convaincre son amant que les gens vraiment branchés délaissent le sexe pour le sommeil. Mais il n'a rien voulu entendre, et moi non plus d'ailleurs.

09. Quand on s'écoute un peu trop.. 53
   Si le saut en bungee pouvait nous transporter comme le sexe, nous ferions la queue pour essayer.

10. Quand le point G vous fait gigoter 59
   Pensez au point G comme au *sex-appeal* d'Elvis Presley. Il vous laisse peut-être insensible, mais ça ne veut pas dire qu'il n'existe pas.

11. Une affaire payante 65
   Le sexe avec une prostituée peut être une expérience excitante pour les deux.

12. L'amour est là, mais le désir est en panne 69
   Hé ! les pionniers de la révolution sexuelle, c'est à vous que je parle.

13. Des sensations partout partout 73
   La sensualité qui s'exprime par tous les pores du corps.

14. Surprise ! 79
   Il est grand temps que vous preniez contact avec votre fibre créative.

15. Un week-end improvisé 85
   Un changement de décor intensifie les expériences. Et si le sexe est au menu du week-end, ça ravigotera votre vie sexuelle.

16. Des petits plaisirs pervers 91
   On n'a pas toujours ce qu'on veut. Mais on peut toujours demander.

17. L'art du kaizen... 95
   « Petits changements, grandes différences », voilà ce que préconise le kaizen, un concept japonais qui pourrait bien révolutionner votre vie.

18. Jeter des ponts 99
   Que faire pour que la femme jouisse comme l'homme ?

19. Quand les pulsions sexuelles s'accordent mal........................ 105
   Vous recherchez un compagnon ? Choisissez-en un qui est aussi intéressé ou aussi peu intéressé à la chose que vous. Oh ! pardon, vous pensiez que c'était le cas !

20. Quel est votre QA ? 109
    Imaginez que vous participez à un quiz où l'on vous interroge sur les habitudes de votre partenaire. Quel serait votre quotient amoureux (QA) ?

21. En arrière toutes ! 113
    Difficile de trouver un titre pour cette idée sans faire de mauvais jeux de mots !

22. La confiance sexuelle 119
    Qu'est-ce que c'est, au juste ? Comment s'en procurer un peu ?

23. Le regard concupiscent 125
    On croit généralement que les hommes sont plus excités que les femmes par ce qu'ils voient. Est-ce vrai ?

24. Pipes 101 129
    Mettez un peu de cœur dans votre prochaine pipe, il appréciera.

25. Se mettre sur son 31 et rester à la maison 133
    Vivre ses fantasmes exige un peu de pratique, mais il n'y a rien de tel pour égayer un samedi soir.

26. De main de maître 137
    Ce qu'on ne vous a jamais enseigné dans vos cours d'arts plastiques…

27. Plein sud 141
    Appréciez le voyage sur la route de l'extase.

28. Des raccourcis pour de meilleurs orgasmes 145
    Quand les muscles pubo-coccygiens se mettent de la partie.

29. Des trucs pour accélérer l'orgasme de madame 149
    Plus fort et plus vite ? Comment jouir plus facilement.

30. Assumer ses positions 153
    … mais varier le menu.

31. Attache-moi ! 157
    Les menottes, ce n'est pas juste pour les bandits. Essayez pour voir.

32. Toujours plus au sud 163
    Peu de choses dans la vie vous vaudront autant de gratitude qu'un effort décent entre les cuisses de votre blonde.

33. Encore un peu sur la fellation 169
    Peut-on jamais en savoir trop ?

34. Le bain d'amour 173
    Quelle pièce mieux indiquée que la salle de bains pour faire des affaires « cochonnes » ? Nulle part ailleurs vous ne vous sentirez si sensuel.

35. Dans le ring 177
    Il n'y a pas que l'énergie sexuelle qui circule dans un vieux couple. Il y a aussi la colère aveugle.

36. Les joies du magasinage 183
    Badinage et magasinage, pour améliorer votre vie amoureuse.

37. On s'éclate ! 187
    Selon moi, après qu'un brillant troglodyte a découvert que la carotte était bonne à manger, il n'a pas fallu plus de dix secondes à un autre fin finaud pour comprendre qu'elle était aussi bonne à autre chose.

38. Le danger 191
    Un aphrodisiaque qui agit instantanément.

39. Que la femme soit une femme, et l'homme un homme 195
    Un auteur américain, David Deida, a des idées intéressantes sur la déroute des couples.

40. Le sexe tantrique 199
    Ça ne se limite pas aux bâtons d'encens.

41. Inspirez, expirez 203
    On fait ça sans arrêt, de la naissance à la mort, mais on ne s'y arrête pas souvent.

42. Des secrets salaces 207
    Tous les couples devraient en avoir.

43. Comment dire non 211
    Il y a le non catégorique et le non gentil. Ce sont deux choses très différentes.

44. Ce n'est pas toujours dans la tête 215
    Si vous avez renoncé au sexe, une consultation médicale s'impose peut-être.

45. La pression, c'est parfois bon 219
    Il suffit de savoir l'exercer comme il faut.

46. Un peu de patience ! 223
    Retardez l'orgasme pour monter encore plus haut. L'escalade du plaisir !

47. S'entourer de mystère sexuel 227
    Oui, c'est possible. Même si vous partagez la salle de bains depuis des années.

48. Voir les choses différemment 233
    Ouvrez-vous les yeux, et ouvrez-les grand.

49. Faire face à l'épuisement 237
    C'est le terme qu'on utilise pour dire qu'on ne veut plus faire l'amour et qu'on s'en fout. En fait, il n'y a plus grand-chose qui nous tente à ce moment-là.

50. Il faut rêver, et en couleur 241
    Les fantasmes sexuels, le chemin le plus court vers une vie sexuelle enrichissante.

51. Des soirées fantasmatiques 247
    Des parties de jambes en l'air dans des décors inusités, et pas besoin d'appeler la gardienne.

52. La maturité sexuelle 251
    C'est important.

D'autres idées en prime 255

01. Pragmatique ou passionné ? 257
    Connaître son style d'attachement amoureux peut améliorer la vie de couple, mais pas autant que connaître celui de son partenaire.

02. Glissant si mouillé 263
   Des sexes qui rougissent de plaisir, c'est possible. Ne voyez pas la chose comme un prélude au coït, mais comme une fin en soi. Allez-y, faites la fête !

03. L'énergie vitale 267
   Nous avons besoin d'un apport énergétique constant pour répondre à nos besoins et à nos désirs, mais nous ressentons parfois un terrible coup de barre.

Le mot de la fin… 271

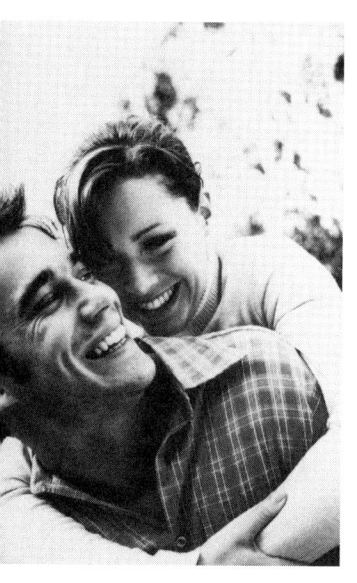

Un concept génial

Chaque chapitre de ce livre vous propose une idée enthousiasmante que vous pourrez consulter rapidement et mettre en pratique sur-le-champ.

De plus, tout au long de ces pages, vous trouverez en marge trois rubriques qui vous permettront d'entrer dans le vif du sujet. Les voici :

- *On plonge!* Faites-en l'essai tout de suite pour savoir comment vous vous êtes débrouillé jusque-là.

- *De fil en aiguille.* Si vous avez trouvé un truc particulièrement utile, il n'y a pas de temps à perdre. De fil en aiguille vous dirigera instantanément vers une autre astuce complétant et étoffant la première.

- *Vos questions, nos solutions.* Si vous réussissez du premier coup, essayez de contenir votre étonnement. Par contre, si vous ne touchez pas encore au but, vous trouverez ici une minifoire aux questions qui aborde des problèmes courants en indiquant comment les résoudre.

Enfin, vous trouverez ici et là des paroles sages – ou folles – des maîtres de l'art – ou d'illustres inconnus –, pour vous faire réfléchir et sourire.

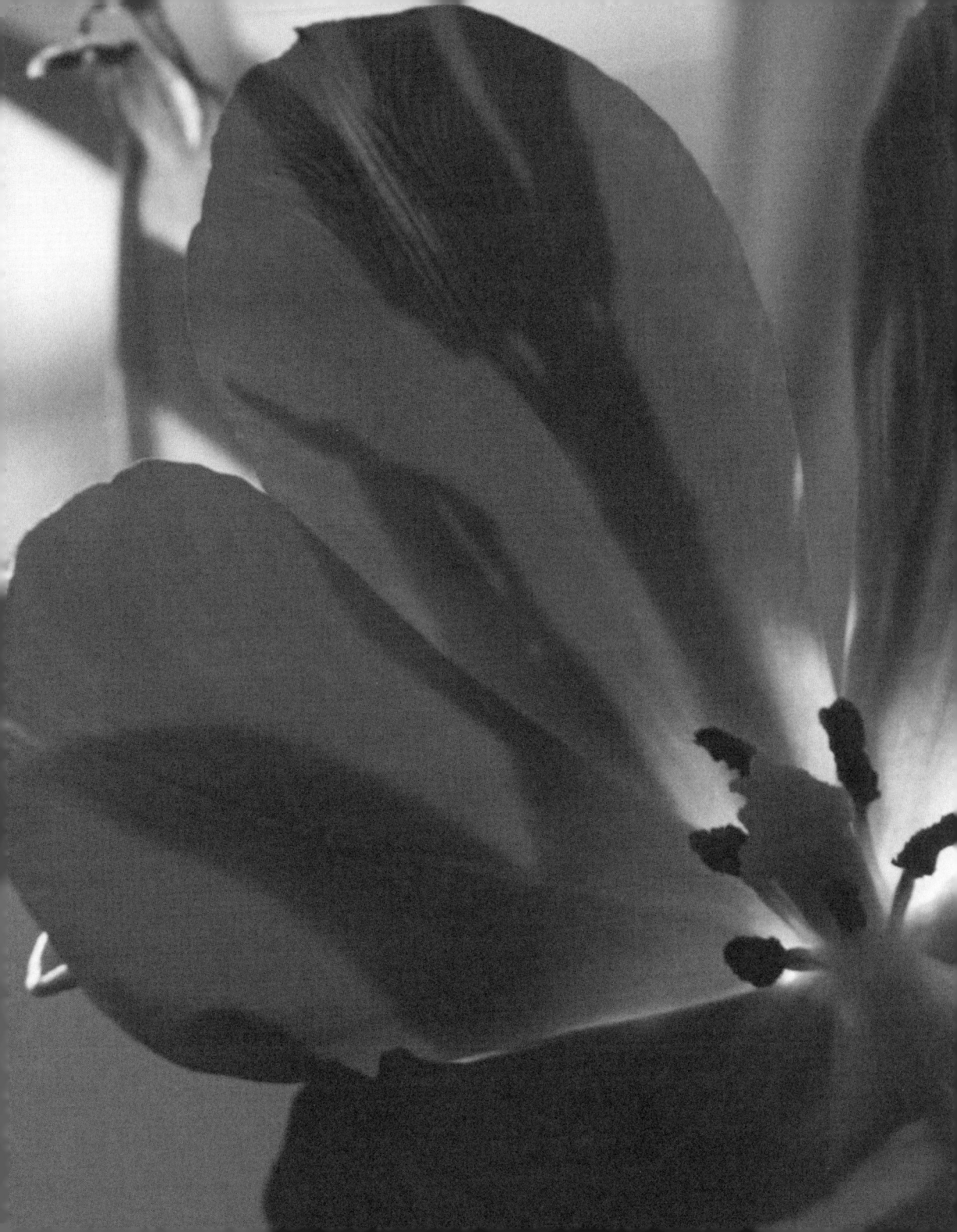

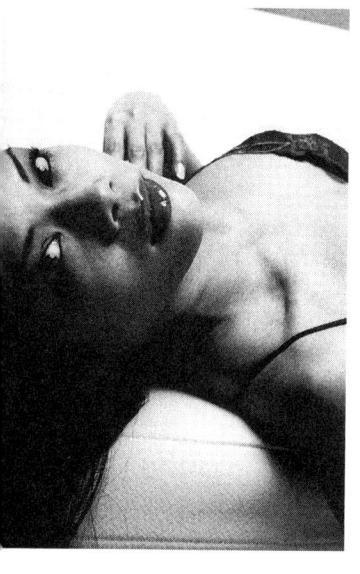

Introduction

Nous vous promettons qu'il n'y aura pas de dessins de positions ridicules, ni d'instructions détaillées sur la manière de fonder un club échangiste bisexuel, et encore moins d'illustrations de types à l'air louche en train de forniquer.

Vous savez déjà tout ce qui se trouve dans ce livre, et nous ne prétendons pas le contraire. En fait, nous en sommes fiers. Car le succès d'un ouvrage qui promet de transformer votre vie sexuelle ne repose pas sur un contenu osé. Pour être bon, il doit être réaliste, faisable. Il doit donner à la lectrice et au lecteur l'envie de passer à l'action, et non de vivre des frissons par procuration ni de lire les suggestions dans un état d'ahurissement complet.

Nous vous présentons des solutions, pas des problèmes. Vous ne trouverez pas dans ces pages des conseils de « sécurisexe ». Si vous êtes jeune, libre et célibataire, prêt à tout pour vous envoyer en l'air et repousser vos limites sexuelles, ce livre n'est pas pour vous. Continuez vos activités sexuelles en groupe. Nous vous saluons, mais nous avons déjà donné et nous préférons dorénavant le confort de nos couettes. Ce livre s'adresse aux couples qui veulent améliorer leur vie sexuelle, avec la personne qui partage leur vie. Et qui vivent ensemble depuis un bon bout de temps.

Ce que veulent ces couples (et j'en suis), ce sont des moyens rapides, fiables, simples surtout, de raviver la flamme. Ce livre ne vous propose pas d'accessoires coûteux, de rencontres embarrassantes ou d'activités qui entrent en conflit avec vos téléromans préférés. Ce qui m'amène au format de l'ouvrage.

Si j'ai choisi d'écrire ce livre, c'est que le format des 52 idées géniales est le meilleur moyen d'encourager les gens non seulement à lire, mais aussi à expérimenter. Dans mon travail, j'ai lu plus de livres sur le sexe que les gens ont d'orgasmes en général, et je sais que les conseils d'ordre sexuel ne sont utiles que si on les met en pratique. Donc, toutes les idées présentées ont été éprouvées par des vrais couples (merci, et je promets de ne pas révéler de nom).

Les idées les plus simples vous feront découvrir de nouvelles sensations ou en réveilleront d'anciennes, comme je l'ai constaté après ma première *recherche* faisant intervenir rien de plus qu'une bouteille de vodka (voir l'idée 24). Comme nous le savons tous – mais nous avons tendance à l'oublier –, une bonne vie sexuelle à long terme repose essentiellement sur cette incontournable communication. Et il n'en faut pas beaucoup pour rétablir le dialogue dans le couple. À tout le moins, ces idées vous feront mourir de rire si elles foirent, mais si elles tapent dans le mille, elles vous feront mourir de plaisir.

Le sexe n'est pas l'élément central de la plupart des relations à long terme mais, selon moi, si nous étions plus nombreux à y accorder plus de place, nous serions nettement plus heureux, car les choses qui se passent dans la chambre à coucher aident à faire passer les choses qui se passent dans la cuisine.

Avec un tout petit effort, vous améliorerez considérablement votre vie sexuelle. La couverture dit 52 idées mais, pointilleuse comme je suis, j'en compte 403. Même si vous ne donnez suite qu'à une dizaine de suggestions au cours des 12 prochains mois (ou des 10 prochaines semaines), vous ne reconnaîtrez plus votre vie amoureuse.

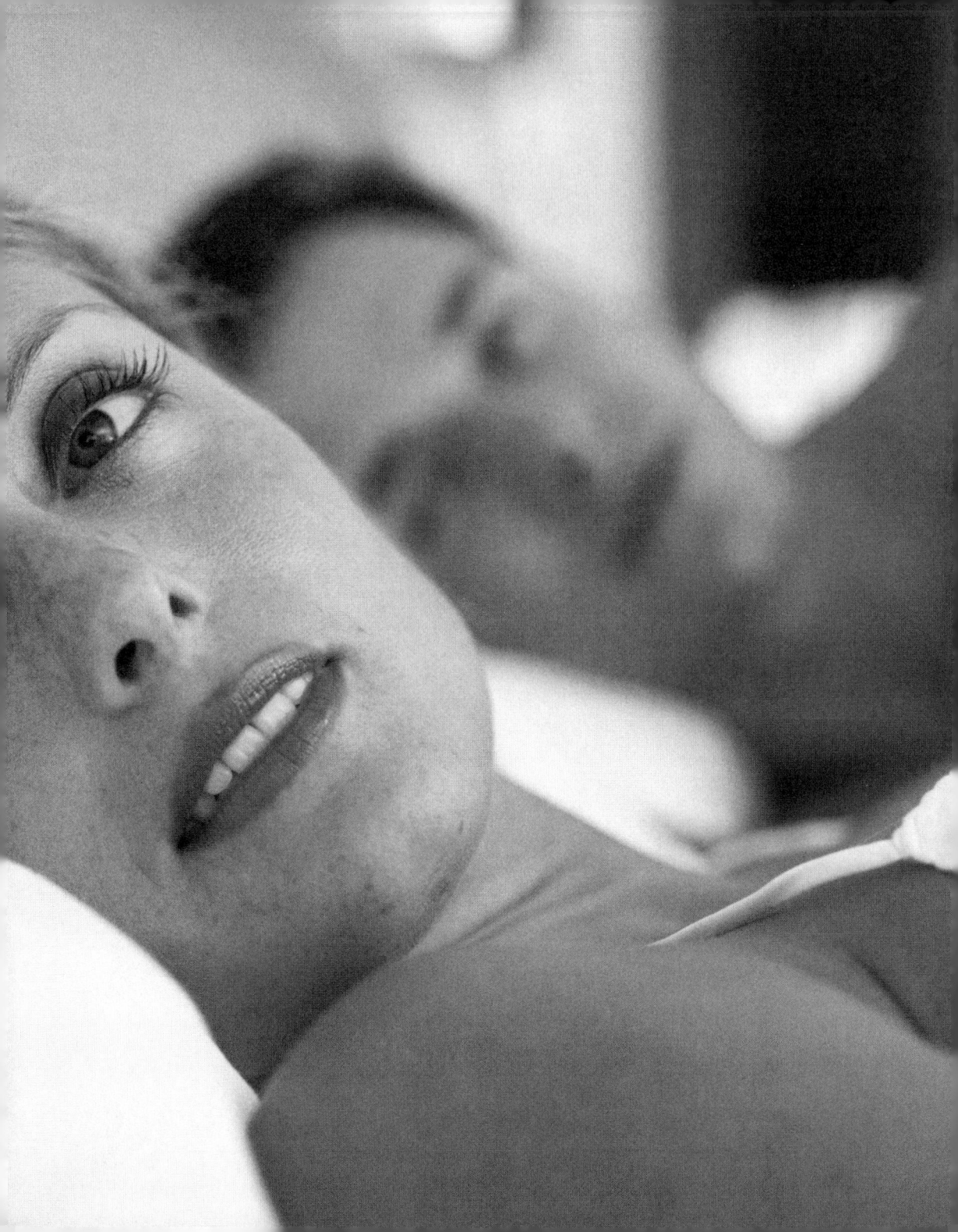

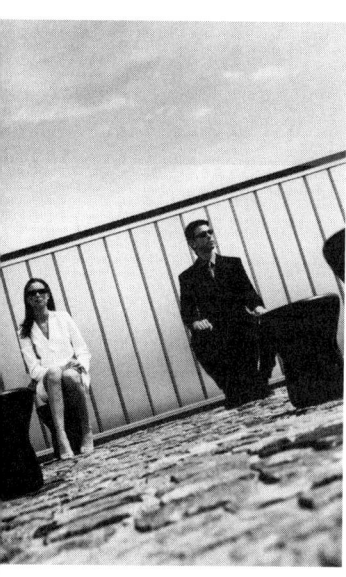

01
Pas de sexe !

Le sexe vous ennuie ? Prenez une pause.

Pensez sensualité plutôt que sexualité. Cela vous aidera à retrouver ce que vous aviez l'habitude d'aimer dans le sexe.

Le meilleur outil de la boîte à surprise du sexologue, c'est sans doute l'épreuve de concentration sensorielle. Autrement dit, pas de pénétration. On demande souvent au couple qui se présente chez le sexologue de s'abstenir jusqu'à ce qu'il ait réglé ses *difficultés*. Madame et monsieur pourront passer des semaines à se tenir l'un l'autre, à se donner des caresses non sexuelles, des massages par exemple, puis progresseront jusqu'au plaisir sexuel sans coït. Si c'est le mot *semaines* qui vous fait tiquer, rassurez-vous. Il n'est pas nécessaire de se priver si longtemps pour obtenir des résultats étonnants.

Cela paraît sans doute extrême de renoncer complètement au sexe, mais les couples qui tentent l'expérience rallument leur passion car, en oubliant leurs attentes déçues et la pression de performer, ils ont l'occasion de refaire connaissance. Débarrassés de leurs vieilles habitudes conjugales, ils reviennent à l'essentiel. Ils passent du temps ensemble, cherchant simplement à se faire plaisir. Essayez, cela vous rappellera ce qui vous avait tout d'abord attiré chez votre partenaire.

Comme le dit la sexologue Tracey Cox, le sexe, c'est comme le chocolat: on s'en lasse si on en abuse. Songez au plaisir de croquer dans un morceau de chocolat après un temps de privation. C'est la même chose pour le sexe.

> **ON PLONGE !**
>
> Ne vous préoccupez pas du résultat. Ne vous mettez pas en tête d'exciter votre partenaire. Concentrez-vous uniquement sur le toucher. La personne passive doit se laisser aller aux caresses et vivre ses sensations. Il s'agit en quelque sorte d'une méditation à deux, qui aura au moins le mérite de vous détendre si vous êtes crevé.

La plupart des couples n'ont pas besoin de thérapie sexuelle, j'en conviens, mais ils ont beaucoup à retirer de la concentration sensorielle. L'expérience favorise l'échange et fouette le désir.

Choisissez une semaine durant laquelle vous ne copulerez pas.

Jour 1 — Le premier soir, étendez-vous sur le sofa, bien enlacés.

Jour 2 — Mettez-vous au lit une heure plus tôt. Nus. Restez étendus en vous caressant l'un l'autre. Parlez de vous, rétablissez le contact.

Jour 3 — Prenez une douche ou un bain ensemble, avec huiles sensuelles si vous aimez ça.

01. Pas de sexe !

Jour 4	Madame, donnez-lui un massage complet. Prenez votre temps.
Jour 5	Monsieur, rendez-lui la pareille.
Jour 6	Madame, massez-le en stimulant les zones érogènes, mais pas au point de le faire jouir. Explorez ses réactions à diverses caresses et demandez-lui ce qu'il aime.
Jour 7	Monsieur, à votre tour maintenant.
Jour 8	La tension sexuelle devrait produire des étincelles visibles !

DE FIL EN AIGUILLE

Pour vous amuser, essayez la concentration sensorielle dans la salle de bains. Jetez un coup d'œil à l'idée 34, *Le bain d'amour*.

C'était le genre d'homme qui vous embrassait derrière l'oreille en vous donnant l'impression que c'était une pratique sexuelle un peu perverse.

JULIA ALVAREZ, auteure américaine

VOS QUESTIONS, NOS SOLUTIONS

Q **Nous n'avons pas une semaine entière à consacrer à l'épreuve de concentration sensorielle. Avez-vous d'autres suggestions ?**

R Bien sûr, la concentration sensorielle express. Choisissez une parcelle de peau privée de sensation pour mieux sentir l'effet du toucher. Lorsqu'on est tendu, c'est un excellent moyen de se rappeler que le corps est une source de plaisir incomparable. Moins on a de sens pour percevoir, plus on apprécie ceux qui restent. Bandez les yeux de votre partenaire et insistez pour qu'elle se détende complètement pendant une quinzaine de minutes. Elle peut aussi se mettre des bouchons dans les oreilles pour se plonger totalement dans son univers sensoriel. Allumez quelques chandelles, mettez une musique tranquille. Demandez-lui de s'étendre confortablement sur le lit, soutenue par des oreillers. Elle doit être nue ; vous pouvez l'être aussi ; sinon, portez une tenue légère. La pièce doit être bien chaude ! Passez une plume ou un foulard de soie sur toutes les parties de son corps, pas seulement sur les zones érogènes habituelles. Le contact doit être léger et continu. Pour terminer, soufflez délicatement sur sa peau partout où vous l'avez caressée. Maintenant, changez de place.

Q **Et si je ne suis tout simplement pas à l'aise avec tous ces trucs de sensualité démonstrative ?**

R C'est à vos risques et périls que vous ignorez votre besoin de sensualité et celui de votre partenaire. L'étreinte amoureuse est un besoin fondamental. Les scientifiques croient que le contact physique serait tout aussi indispensable à notre développement que l'eau et la nourriture. On a besoin de toucher et de se faire toucher, et le sexe est la réponse pour beaucoup d'entre nous. L'orgasme pourrait bien être la récompense que la nature nous a donnée pour s'assurer qu'on recherche la proximité physique, surtout pour les femmes chez qui l'orgasme n'est pas nécessaire à la reproduction.

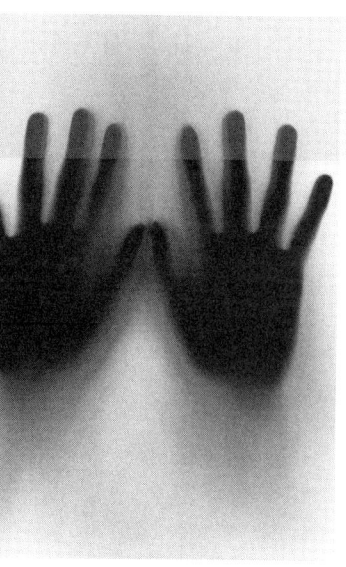

02
Savoir s'y prendre

Comment amener votre partenaire à vous aimer comme vous voulez l'être.

Ce n'est pas parce que vous êtes ensemble depuis des lustres que vous connaissez tous les désirs de l'autre. Mais la personne, homme ou femme, qui avouera vouloir être caressée autrement qu'elle l'a été des milliers de fois est un oiseau rare.

Il y a moyen de demander sans se sentir gêné ni blesser l'autre. Voici comment amener votre partenaire à vous caresser différemment, alors qu'il croyait bien s'y prendre depuis des années.

LA MAUVAISE MANIÈRE

Évitez les commentaires du genre « Pourquoi ne ferais-tu pas… » ou « Tu ne fais jamais… » Vous ne réussirez qu'à vexer votre partenaire, qui réagira défensivement. De plus, se plaindre n'est guère séduisant.

LA BONNE MANIÈRE

Étape 1 : Compliments, compliments, compliments – votre nouveau mot d'ordre

Dès aujourd'hui, vous allez être une amante reconnaissante. Vous allez vanter la performance de votre homme chaque fois que l'occasion se présente et de toutes les manières imaginables. Vous y gagnerez tous les deux, je vous en donne ma parole. Surtout, montrez-vous reconnaissante pendant que vous faites l'amour. Dites-le avec votre corps et dites-le fort. En toutes lettres : « J'adore tout ce que tu fais au lit. C'est fou ce que tu m'excites. Personne ne m'a caressée comme tu me caresses. » Après chaque séance, votre amant doit être convaincu que vous êtes parfaitement heureuse.

Si vous n'êtes pas une personne habituellement reconnaissante au lit, vous devez le devenir et le rester. Si vous cessez de vous montrer reconnaissante après avoir obtenu ce que vous vouliez, cela se retournera contre vous, et de façon assez spectaculaire. Votre partenaire croira que c'était un truc cynique, et avec raison. Tenez-vous le pour dit. Il n'y a aucune honte à vouloir donner de l'assurance à son homme.

> **ON PLONGE !**
>
> Trouvez toujours quelque chose de positif à dire, mais évitez à tout prix de vanter ce que vous n'aimez pas. C'est d'avoir fait semblant d'apprécier ce qui ne vous plaisait pas qui vous a mis dans ce pétrin !

Sa *victoire*, c'est l'ambiance que vous avez créée, une ambiance où l'échec n'existe pas. Dès lors, il essaiera volontiers des choses nouvelles, sachant que votre bonheur n'est pas en jeu. S'il se trompe, il n'aura rien à perdre car vous tenez à lui, et il le sait. Votre *victoire*, c'est qu'en plus d'être une personne charmante, vous vous préparez une vie sexuelle plus enrichissante.

Étape 2 : Rien que du positif

Une fois le climat de confiance établi, vous pouvez amener votre partenaire à vous toucher différemment en faisant des commentaires positifs. « J'adore quand tu fais ça, surtout quand tu le fais lentement/rapidement. » Cette méthode a ceci de merveilleux que même si c'est un mensonge – mais n'en mettez pas trop, tout de même –, elle fonctionne.

Par exemple, votre femme peut vous faire une fellation à la vitesse d'une toupie, mais si vous lui dites à quel point c'est agréable quand sa bouche vous caresse très lentement, elle vous croira probablement. Une chose est sûre, elle ralentira la cadence et, de votre côté, vous serez plus souvent caressé comme vous voulez.

Mais n'exagérez pas. Soyez aussi délicat et précis que possible. Surtout, servez-vous de vos mains pour diriger doucement l'action, selon votre désir.

Étape 3 : Des suggestions

Maintenant, c'est le temps de faire des suggestions. Avec grâce et légèreté, pas comme si votre bonheur sexuel en dépendait totalement (n'oubliez pas, il n'y a pas d'échec possible). Dites que vous avez lu quelque chose que vous aimeriez essayer et demandez-lui si ça lui tente…

> **DE FIL EN AIGUILLE**
>
> Pour continuer dans le même esprit, inspirez-vous de l'idée 17, *L'art du kaizen.*

> La manière de dire à son partenaire qu'il n'y a pas pire amant que lui, c'est… de ne pas lui dire. Plutôt, concentrez-vous sur ce que vous voulez, et non sur ce que vous ne voulez pas. Oubliez les maladresses de votre partenaire et pensez à vous. Faites la liste des dix choses les plus importantes que vous voulez et ne voulez pas, puis des dix nouvelles choses que vous aimeriez essayer. Il faut d'abord savoir ce qu'on veut pour l'obtenir.
>
> TRACEY COX, *Supersex*

VOS QUESTIONS, NOS SOLUTIONS

Q

J'ai essayé cette méthode, mais mon amoureux est très timide. Avez-vous d'autres idées ?

R

Certains couples utilisent le fantasme de la vierge lorsqu'ils essaient des choses nouvelles. Il y a aussi la version de l'extra-terrestre. Voici de quoi il retourne : une des deux personnes est vierge ou extra-terrestre et n'a aucune idée de ce qu'est le sexe. L'autre lui explique tout : quoi faire, comment se comporter et quoi dire. Ainsi, la personne la plus timide n'est pas responsable du jeu et peut se contenter de suivre les instructions.

Q

Son cunnilingus s'est beaucoup amélioré, mais sa technique n'est pas encore au point. Que faire maintenant ?

R

Si votre communication est bonne, vous allez simplement lui montrer. Faites-le pendant un échange plutôt échevelé où il veut tout faire pour que vous jouissiez. « Voudrais-tu essayer ceci ? Je pense que ça va me faire hurler de plaisir. » Avec la langue, montrez-lui sur son bras, dans sa paume ou sur toute autre surface plane (monsieur peut faire la même chose sur le doigt ou les orteils de sa partenaire), et assurez-vous qu'il voit le mouvement et le rythme de votre langue. Donnez-lui des instructions, mais une ou deux à la fois. Visez une amélioration de 10 % chaque fois. Et félicitez-le trois fois plutôt qu'une.

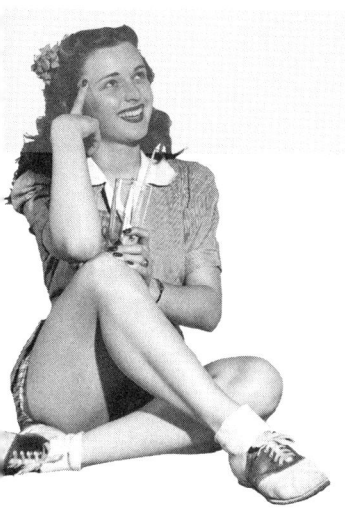

03
Le désir, c'est dans la tête

Le sexe vous intéresse moins qu'avant ? Le meilleur moyen de se sortir de l'impasse, c'est de l'avoir dans la tête, littéralement.

Les lectures que j'ai faites pour la rédaction de ce livre m'ont réservé quelques surprises, dont leur effet sur mon propre désir.

L'aiguille toujours collée à *moyen* sur le sexomètre, je ne suis pas du genre à proposer un marathon amoureux avec les voisins, mais j'avoue que les trois mois passés à réfléchir au sexe, à lire des ouvrages sur la question et à en parler ont eu un effet extraordinaire sur ma réponse sexuelle. Je n'ai pas été prise de l'envie de m'envoyer en l'air trois fois par jour, mais le fait d'avoir le sexe en tête a nettement augmenté ma libido, et je dis maintenant aux gens que le moyen le plus sûr d'avoir – et de vouloir – une vie sexuelle plus active, c'est d'y *penser* plus souvent.

Avec le temps qui passe, on se laisse envahir par les petits détails de la vie, le boulot, la réussite sociale, les enfants, les courses. Cependant, comme le dit l'auteure britannique Anne Hooper : « On peut essayer toutes les positions imaginables, aller jusqu'à se suspendre au plafond, mais si la tête n'y est pas, l'excitation ne viendra peut-être pas. »

Le truc, c'est de fantasmer. Avant toute chose, revoyons la définition du fantasme sexuel.

À quel moment de votre vie le sexe était-il à son meilleur ? La plupart d'entre nous répondrions les premiers mois d'une nouvelle relation, qui est peut-être devenue le couple que vous formez aujourd'hui. Pourquoi ? Parce que c'est un nouvel amour ou, du moins, un nouveau désir.

Au début d'une relation, le sexe est remarquable parce qu'il se nourrit de fantasmes. Chaque minute passée loin du lit, les nouveaux amoureux fantasment à propos de l'autre. Dans leur esprit, ils repassent leur soirée de la veille, puis songent à ce qu'ils feront ce soir ou demain. Ils vivent dans une fantaisie érotique qui alimente leurs rendez-vous amoureux. La minute qu'ils se voient, ils sont prêts à l'action.

> **ON PLONGE !**
>
> Lisez des romans érotiques ou pornographiques. Écoutez de la musique qui vous donne le goût de baiser, peu importe ce que c'est, pourvu que ça fonctionne. Écoutez-la fort et souvent.

> **ET ON REPLONGE !**
>
> Comptez le nombre de personnes rencontrées dans une journée que vous trouvez attirantes. Laissez-vous séduire, mais sans y donner suite, bien entendu. Vous accumulerez ainsi des réserves d'énergie sexuelle que vous pourrez libérer une fois de retour à la maison, pour le plus grand plaisir de votre partenaire.

On croit souvent que c'est l'autre qui nous donne envie du sexe, mais côté physiologie, cela a beaucoup à voir avec le cerveau qui, ne pensant qu'au sexe, envoie des signaux au corps.

Or, si les sentiments que vous éprouviez l'un pour l'autre vous rendent nostalgiques et que vous croyez ne pas pouvoir retrouver le désir d'antan, pensez au sexe plus souvent. Toutes les pensées comptent, même les plus fugaces. Pensez-y pendant la journée, et lorsque l'occasion de faire l'amour

03. Le désir, c'est dans la tête

se présentera, vous aurez beaucoup plus de chances de l'accueillir avec enthousiasme. Juste un toucher suffira à vous allumer. En revanche, si une pensée sexuelle ne vous effleure pas l'esprit de toute la journée, votre amant aura fort à faire pour vous donner ne serait-ce que le goût d'essayer, et tout cela peut-être en vain.

À ce propos, voici ce qu'en pense Sarah Litvinoff, conseillère et écrivaine britannique : « Les sexologues constatent souvent que les femmes qui disent n'avoir jamais eu d'intérêt pour le sexe ou y avoir renoncé n'ont pas de pensées sexuelles. Beaucoup donnent aux fantasmes sexuels une définition étroite : des petites scènes pornos qu'on se joue mentalement, par exemple des images excitantes de domination ou de lesbiennes, mais qu'on n'apprécierait pas forcément dans la réalité. En fait, *toute* pensée sexuelle est un fantasme. » J'ajoute que toute pensée sexuelle est efficace.

Laissez votre esprit vagabonder, recherchez la volupté et sentez les frissons du sexe qui se cachent dans les replis de vos vies compliquées. Au quotidien, cherchez à être stimulé et à vous laisser envahir par cette charge érotique ; tôt ou tard, vous passerez à l'acte. Vous ferez les premiers pas et vous aborderez votre partenaire différemment, en bredouillant de désir.

Habituez-vous à rêvasser au sexe. Dès que vous ouvrez les yeux le matin et juste avant de les fermer le soir, ayez une ou deux pensées érotiques. Dans la voiture, le métro ou l'autobus, rappelez-vous la dernière fois que vous avez fait l'amour. Repassez-vous le film de vos meilleurs exploits sexuels. N'oubliez pas, chaque fois qu'une idée sexuelle vous traverse l'esprit, c'est un fantasme, et ceux qui fantasment le plus ont les vies sexuelles les plus riches.

DE FIL EN AIGUILLE

Renseignez-vous davantage sur le pouvoir de l'esprit, à l'idée 50, *Il faut rêver, et en couleur*.

Note : Comme la guérison par la foi, il n'est pas nécessaire d'y croire pour que cela fonctionne !

VOS QUESTIONS, NOS SOLUTIONS

Q **Je me sens un peu mesquin de fantasmer sur une personne autre que ma femme. Que puis-je faire ?**

R Une femme que je connais s'imagine en train de pousser tout homme passablement séduisant qu'elle rencontre contre le mur pour l'embrasser goulûment. En réalité, elle lui serre la main et se contente de débiter les platitudes d'usage. Les hommes ne savent rien de ce qui se passe dans sa tête, mais le frisson créé par ces images nourrit son être sexuel. Les raisons qui la poussent à agir ainsi n'ont rien à voir avec l'infidélité. « Je redeviens une adolescente, dit-elle. Quand un garçon était un tant soit peu intéressant, même si je le savais peu recommandable, je me mettais à flirter et à penser à une éventuelle aventure, n'en faisant évidemment rien parce que j'avais 15 ans. Mes fantasmes me gardent jeune. » Ce n'est pas méchant, ça ne coûte rien, c'est privé. Mais rien ne vous empêche de fantasmer au sujet de votre femme. La prochaine fois que vous verrez une serveuse bien tournée, imaginez que c'est elle, en décolleté plongeant, qui vous apporte votre cappuccino.

Q **Il ne me vient aucune pensée sexuelle intéressante. Par où est-ce que je commence ?**

R D'accord. Commencez comme ceci. Imaginez-vous comme une personne aussi séduisante que possible. Dans votre esprit, vous êtes belle à croquer. Imaginez cette belle femme que vous êtes en train de faire l'amour. Repassez-vous ces images pendant un certain temps pour voir ce qui se produit.

Vous êtes ce à quoi vous rêvez… et rêvassez aussi. Les statistiques de Masters et Johnson nous disent tout et rien au sujet du sexe. Parce que le sexe, c'est dans la tête.

ERICA JONG, écrivaine américaine

04
À tout le moins...

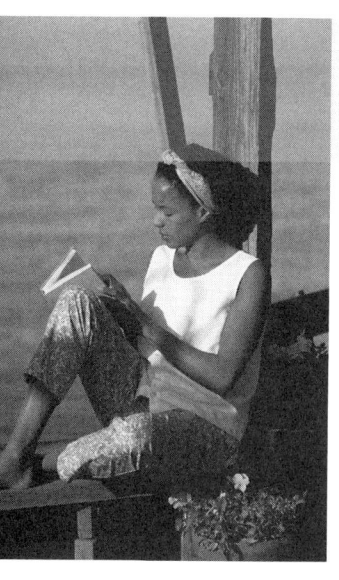

... pour garder un peu de fraîcheur dans votre relation.

Lisez, digérez et réfléchissez, puis sortez votre agenda, un stylo rouge et réservez du temps pour votre relation.

Vous trouverez dans ce chapitre les trois incontournables d'une saine relation, les conditions *sine qua non* du bonheur sexuel. Toute la technique et la créativité du monde ne régleront pas la vie sexuelle du couple qui vit ensemble sans *être* ensemble. Des partenaires qui passent du temps ensemble et qui anticipent ces moments en les planifiant perdent rarement intérêt l'un pour l'autre.

RÈGLE 1 : TOUS LES JOURS

Comment se sent votre conjoint ? Que se passe-t-il au travail ? Comment sont ses rapports avec ses amis, ses collègues, ses sœurs et frères, ses parents ? Réservez chaque jour une quinzaine de minutes pour parler. Si vos emplois du temps respectifs vous empêchent de vous dire autre chose que bonjour bonsoir pendant plusieurs jours d'affilée, couchez-vous ou levez-vous un peu plus tôt que d'habitude et déjeunez ensemble pour faire le point.

Embrassez-vous tous les matins avant de sortir du lit. Prenez le temps de vous serrer bien fort. Respirez profondément. Faites la même chose le soir. L'intimité physique ne va pas de soi. Dans cette vallée de larmes qu'on appelle la vie, vous vous êtes trouvés l'un l'autre. Assez incroyable, n'est-ce pas ? Cela vaut le coup de s'y arrêter, et il me semble qu'une caresse quotidienne, ce n'est pas trop demander.

RÈGLE 2 : TOUTES LES SEMAINES

Dans la mesure du possible, sortez ensemble une fois par semaine. Une fois par quinzaine, c'est le minimum vital. Selon les experts, c'est la chose la plus importante à faire. Les couples qui sortent ensemble couchent ensemble. À passer trop de temps à traînasser dans la même maison, l'intérêt sexuel s'émousse. Sortez. Et de préférence après une séance de pomponnage, question de rappeler à votre partenaire ce qui lui avait plu au départ. (Je n'ai jamais dit que ce chapitre allait révolutionner la vie conjugale.)

ON PLONGE !

Vous voulez faire plaisir à votre partenaire ? Ramassez un contenant de sa crème glacée préférée en rentrant du travail. Faites-lui couler un bain et apportez-lui une bière ou un scotch. Les petites attentions, ça marche : vous marquerez des points qui vous seront bien utiles dans les périodes stressantes.

DE FIL EN AIGUILLE

Je vous recommande le système des rendez-vous (voir l'idée 8, *Quand le sommeil remplace le sexe. Franchement !*) si l'envie du sexe ne vous vient plus spontanément.

> Les bons rapports sexuels commencent quand nous sommes encore tout habillés.
>
> MASTERS et JOHNSON

RÈGLE 3 : TOUS LES MOIS

Partez à l'aventure, une mini-aventure. Des souvenirs en commun cimentent la relation. L'aventure peut être fantaisiste ou rangée, mais ne vous cassez pas la tête : il faut simplement une sortie inhabituelle, une chose que vous n'avez jamais faite ensemble.

Pourquoi, dites-vous ? Eh bien, pour vous voir évoluer dans un nouvel environnement, développer de nouvelles compétences et entretenir ainsi l'intérêt de votre partenaire. Assez simple, n'est-ce pas ?

Vous levez les yeux au ciel en vous disant à quel point c'est banal ! Pfft, effacez-moi cet air de suffisance et sachez ce qu'en dit clairement la recherche. L'une des différences marquantes entre les couples solides et ceux qui dérivent, c'est la quantité d'effort et de temps qu'ils consacrent à leurs objectifs communs. Nous savons tous qu'il faut faire des choses intéressantes ensemble, mais dans les couples que vous connaissez, combien le font vraiment ? Je suis prête à parier que ce sont ces couples qui paraissent le plus heureux.

VOS QUESTIONS, NOS SOLUTIONS

Comment voulez-vous que nous sortions une fois par semaine ?

Il n'est pas nécessaire de prendre une journée complète. Une heure ou deux, c'est parfait. Même les parents d'un nouveau-né peuvent s'arranger s'ils sont suffisamment motivés.
Pas de sous ? Donnez-vous le défi de passer une bonne soirée pour dix dollars ou moins. Au pire, allez vous balader, puis boire un pot. Encore trop cher ? Une bière à deux, alors !
Personne pour s'occuper des enfants ? Faites-vous un devoir de fréquenter

d'autres couples du quartier qui ont des enfants et qui, selon vous, aimeraient sortir à l'occasion (oubliez les familles monoparentales et pantouflardes). Voici le marché : un des deux parents vient chez vous pour s'occuper des enfants une fois par semaine. La semaine suivante, l'un de vous deux renvoie l'ascenseur. Donc, pour une soirée de gardiennage, vous avez deux sorties et une soirée en solo à la maison. Pas mal !

Rien à vous dire ? Vous devriez corriger ce manque séance tenante, avant de faire quoi que ce soit d'autre.

Nous n'avons pas d'idée pour la mini-aventure. Avez-vous des suggestions ?

En voici pour une année complète :

- Randonnée à la campagne, entre deux bistrots sympas
- Promenade à vélo
- Repas en plein air, avec champagne et fraises
- Équitation
- Parapente
- Week-end dans une ville jamais visitée
- Tour de bateau à l'extérieur de la ville ou promenade en pédalo dans un parc urbain
- Cinéma l'après-midi
- Journée au spa
- Visite d'une galerie d'art
- Pièce de théâtre
- Atelier d'épanouissement personnel

À tour de rôle, choisissez l'aventure et acceptez la suggestion de l'autre, qu'elle vous plaise ou non. Même les désastres généreront des souvenirs que vous évoquerez en riant.

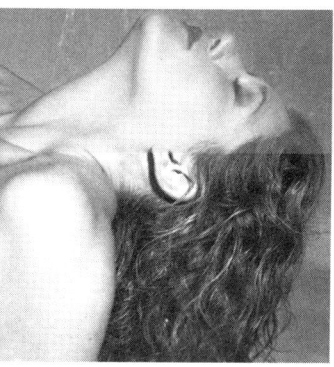

05
Le club des 30 %

Soit le pourcentage de femmes que la pénétration suffit à faire jouir. Hum !

Même 30 %, c'est beaucoup à mon avis. Ce serait plutôt aux alentours de 10 %. Des enquêtes mentionnent qu'à peu près 90 % des femmes atteignent l'orgasme seulement par le sexe oral ou la masturbation. Je dirais que c'est pas mal plus proche de la réalité.

Tout cela pour dire que la pénétration ne fait pas jouir la plupart des femmes, et on se demande bien ce qui allume celles à qui ça réussit. Peut-être la stimulation indirecte du clitoris ou le frottement rythmique de la paroi vaginale antérieure (là où se trouve l'insaisissable point G). De toute manière, assez parlé d'elles !

Ce chapitre s'adresse essentiellement à la majorité des femmes qui n'atteignent pas l'orgasme par pénétration. Il existe quelques moyens d'y parvenir, dont la méthode du pont et la stimulation du point G, mais dans les faits, une seule position assure une stimulation clitoridienne continuelle pendant la pénétration : la technique de l'alignement coïtal (TAC).

Voilà une technique que vous auriez avantage à maîtriser car, disons-le franchement, la stimulation clitoridienne continue va nettement augmenter vos chances de jouir pendant le coït. À tel point que l'homme qui a porté la TAC à notre attention au début des années 1990, le chercheur Edward Eichel, s'est quelque peu emballé et a crié sur tous les toits que c'était le seul moyen garanti d'atteindre l'orgasme simultané.

> **ON PLONGE !**
>
> Madame : Lorsque vous aurez saisi le mouvement de balancier, contractez les muscles du bassin et des cuisses aussi souvent que vous y penserez. Cela augmentera encore le frottement et la pression sur son pénis. C'est bon pour vous. C'est bon pour lui.

Je ne suis pas d'accord, si j'en crois mon expérience ainsi que des comptes rendus d'autres femmes. La TAC ne livre pas toujours la marchandise. Selon les études d'Eichel, 77 % des femmes atteignent « toujours ou souvent » l'orgasme de cette façon et 36 % des couples ont des orgasmes simultanés. Quoi qu'il en soit, avec une plus grande stimulation clitoridienne et d'autres techniques judicieusement choisies, les femmes seront plus nombreuses à jouir pendant le coït. C'est une bonne chose.

Ironiquement, par rapport à l'idéal véhiculé dans les films pornos (l'orgasme par pénétration pénienne), la TAC fait figure de mauviette. Un peu par perversité, j'aime l'idée qu'il est pratiquement impossible de réaliser la TAC dans un échange brutal et cru si cher à ces films.

À quoi s'attendre ? Un échange lent, très lent, et tendre ; une danse subtile entre amants.

À quoi ne pas s'attendre ? Aucune poussée profonde, forte et rapide, pas de cris d'encouragement du genre « Plus fort, plus fort ». En fait, vous vous sentiriez un peu tarte de crier comme cela pendant la TAC. C'est plutôt dans le registre : « Je t'aime vraiment. » « Non, c'est moi qui t'aime. » « Pas autant que moi. » Vous voyez.

Si vous êtes encore au stade de la première intimité, où vous recherchez des échanges bruyants, salaces et rapides (oh ! cessez de vous vanter !), il est probablement trop tôt pour la TAC. Si vous êtes plutôt le genre de couple qui est suffisamment intéressé pour lire ceci – en d'autres mots, vous partagez une grande intimité et vous vous aimez follement, parfois même trop –, vous allez apprécier cette occasion de contact visuel et y consacrer le temps voulu. Vous en aurez besoin. Mesdames : oubliez cette technique si vous êtes encore en colère contre lui parce qu'il s'est poussé à l'heure de la vaisselle.

VOICI LA MARCHE À SUIVRE

Dans la position du missionnaire, l'homme doit se hisser de quelques pouces sur le corps de la femme. Son bassin doit s'aligner sur sa vulve, directement au-dessus. Cela veut dire que seul le bout du pénis est à l'intérieur du vagin. Et aussi que la plus grande partie du pénis s'appuie contre la vulve, exerçant une pression sur le clitoris. Adieu la poussée, bonjour le frottement.

L'homme garde les jambes allongées l'une contre l'autre ; la femme peut enlacer les siennes autour de ses cuisses, posant les chevilles sur ses mollets de manière à garder les jambes les plus droites possible. Ce faisant, le vagin et les lèvres s'ouvrent, augmentant encore plus le frottement. En véritable *gentleman*, il devrait supporter son poids en s'appuyant sur les coudes, mais dans ce cas-ci, il placera plutôt ses bras sous les aisselles de sa partenaire et s'appuiera doucement contre elle.

> **DE FIL EN AIGUILLE**
>
> Jetez un coup d'œil à l'idée 30, *Assumer ses positions*. Vous y trouverez des suggestions qui favorisent la stimulation des deux partenaires.

Maintenant, ça se corse (vous croyez que je blague?). Il s'agit d'amorcer un mouvement de balancier. Pas de poussée. Elle incline le bassin vers le bas, s'éloignant de lui. Sa verge presque complètement sortie, il pousse à son tour son bassin vers le bas et entre en elle complètement. Elle s'incline vers le haut pour aller à sa rencontre, puis abaisse son bassin de manière à ce qu'il ressorte; il pousse vers le bas et revient en elle.

L'idée, c'est d'exercer une pression constante sur le clitoris et de poursuivre encore et encore ce mouvement de balancier. Ne pensez pas à atteindre l'orgasme, mais à vous laisser aller à cette danse rythmique. Pas de poussée. Pas de précipitation. Lentement et sûrement, voilà le secret. Ce n'est pas facile, mais lorsque vous aurez trouvé le rythme, le mouvement deviendra plus naturel. C'est plus simple si c'est la femme qui établit le rythme.

> Je blâme ma mère pour la médiocrité de ma vie sexuelle. Elle s'est contentée de me dire ceci : "L'homme est sur le dessus, et la femme en dessous." Pendant trois ans, mon mari et moi, on a dormi dans des lits superposés.
>
> JOAN RIVERS, actrice et auteure américaine

VOS QUESTIONS, NOS SOLUTIONS

Q **J'ai essayé la TAC. Elle a joui avant moi. Comment peut-on avoir un orgasme simultané par la seule pénétration ?**

R Vous ne pouvez rien faire, sinon de continuer à vous exercer.

Q **C'était agréable, mais il a fallu une éternité. Y a-t-il moyen de perfectionner la technique ?**

R Pas le temps pour la totale ? Essayez la petite TAC. Toujours dans la position du missionnaire, la femme ferme les jambes, les pieds ensemble, pendant qu'il est en elle. Il allonge ses jambes de part et d'autre des siennes. Cette position ne donne pas la même stimulation clitoridienne, mais augmente la pression sur le clitoris. Le danger, c'est que le pénis sorte complètement si la poussée est trop forte. Une autre variante : la femme est sur le dessus et prend l'homme en elle, puis ferme les jambes alors qu'il ouvre les siennes. Elle se hisse sur son corps pour augmenter la stimulation clitoridienne et poursuit le mouvement de va-et-vient.

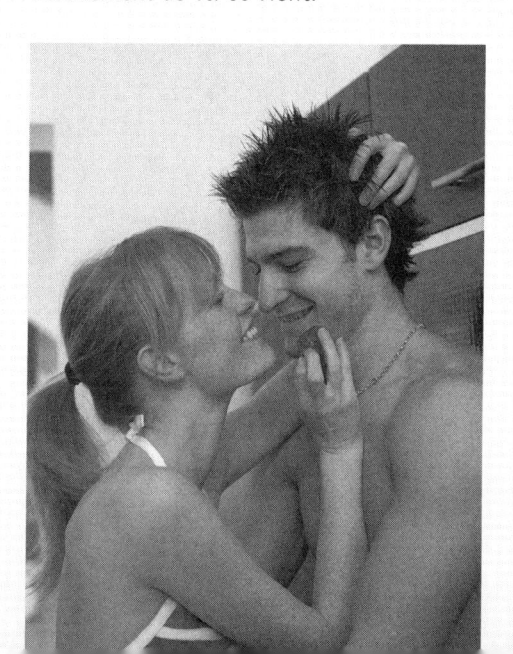

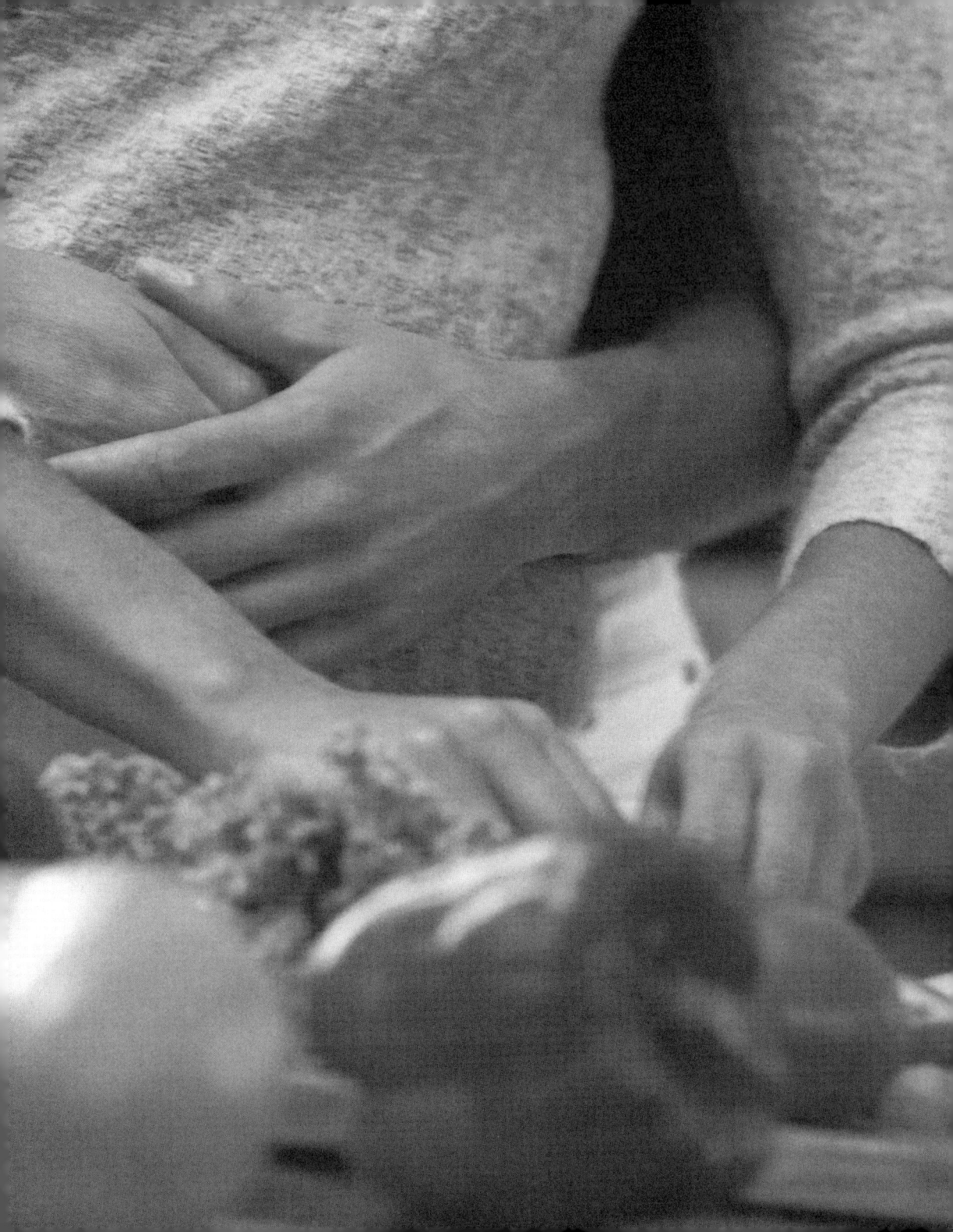

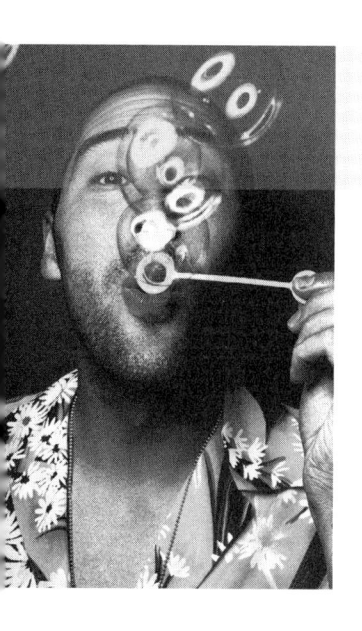

06
Une p'tite vite

En vous y prenant bien, la p'tite vite vous fera revivre les sensations fortes de l'adolescence.

De nombreux couples apprécient les p'tites vites, qui conviennent parfaitement à leur horaire. Si ça se passe dans le lit, ce n'est pas vraiment une p'tite vite, mais plutôt une baise à la hâte. En y mettant le même effort et le même temps, vous pourriez hisser votre vie sexuelle à un autre niveau.

L'essence de la p'tite vite n'est pas la rapidité, mais l'idée de faire la chose à la dérobée. On fait ça vite parce qu'on est censé faire autre chose à la place, comme préparer le souper du dimanche pour les beaux-parents, alors que belle-maman peut entrer dans la cuisine d'un instant à l'autre pour vous aider à préparer la sauce. Si vous n'avez jamais essayé, vous ne savez pas vraiment ce que c'est.

52 idées géniales – **Donnez du swing à votre vie sexuelle**

Vous doutez des qualités aphrodisiaques du risque ? Pensez à tous les couples que vous connaissez qui ont poursuivi des aventures dysfonctionnelles illicites pendant des années, convaincus qu'ils étaient passionnément épris. La vérité, c'est que leur histoire n'aurait pas duré cinq minutes si leurs rencontres sexuelles n'avaient été la plupart du temps clandestines et rapides. On développe une dépendance aux p'tites vites.

Toutefois, il y a des gens qui ne les aiment pas. Vraiment pas. Ils ont pu se montrer conciliants dans les premiers temps parce que, de toute manière, ils auraient accepté de forniquer même suspendus au plafond. Pourtant, ce n'est pas vraiment leur genre et la crainte de se faire prendre les met mal à l'aise. Ils ne peuvent tolérer l'idée d'être mis dans l'embarras (habituellement les hommes) ou d'avoir les vêtements en désordre et les cheveux ébouriffés (habituellement les femmes). Et ils n'ont même pas d'orgasme (presque certainement les femmes).

Donc, si vous reconnaissez votre partenaire dans ces descriptions, vous devez accepter son refus avec grâce ou persévérer en vous attendant à de nombreux rejets. Sinon, vous pourriez devenir un as de la négociation en persuadant votre partenaire qu'il n'y a rien pour battre le sexe rapide et passionné contre un mur.

DE FIL EN AIGUILLE

Toujours pas convaincu ? Vous seriez étonné du pouvoir aphrodisiaque de l'effet de surprise (voir l'idée 14, *Surprise !*).

> J'adore les formules que les hommes utilisent pour nous amener à la couchette.
>
> "S'il te plaît, juste une minute !" C'est quoi l'idée ? Ai-je l'air d'un micro-ondes ?
>
> *BEVERLY MICKINS, humoriste américaine*

ON PLONGE !

Madame – En initiant une petite vite, vous pouvez rester proche de votre homme dans les périodes où il est distant et où vous êtes débordée. Les femmes sont généralement assez nulles pour donner aux hommes le sentiment d'être désirés. Nous nous attendons à ce qu'eux manifestent un intérêt sexuel inépuisable pour nous, mais la réciproque est rarement vraie. Rien comme une petite vite pour qu'il se sente désirable et désiré. C'est l'équivalent d'une douzaine de roses pour vous.

IMAGINEZ...

Les invités sont sur le point d'arriver. Vous avez vérifié qu'il reste assez de propane dans la bombonne et de bière dans le frigo lorsque votre femme, ravissante comme jamais, passe devant vous. Vous l'attrapez par le bras, la poussez contre le mur, la couvrez de baisers, la caressez un peu partout. Elle est étonnée, mais vous embrasse passionnément à son tour. La combustion spontanée, je vous dis.

Vous jetez un coup d'œil à votre montre. Plus que cinq minutes avant l'arrivée des invités. Pas le temps de se déshabiller. On peut sonner à tout moment. Vous tâtonnez maladroitement, repoussez les sous-vêtements, déboutonnez et dégrafez, exposez la peau, retroussez la jupe… et enfin la pénétration. Une baise rapide et déchaînée, c'est tout le temps que vous avez. À l'arrivée des invités, seul un léger essoufflement pourrait vous trahir.

DES ACCESSOIRES ?

Aucun. Sauf si vous êtes une femme qui a une prédilection pour les p'tites vites, porter des petites culottes simples aidera. Il y a quelque chose de délicieux à les pousser de côté ; cela contribue à la charge érotique. Les *strings* aussi, mais votre partenaire risque d'avoir des brûlures de frottement. Les *slips* de coupe française ? Excellent !

LA BONNE POSITION ?

Debout, on a les genoux qui tremblent et, de toute manière, cette position n'est pas terrible pour toute femme qui fait plus de 50 kilos. C'est encore pire pour son homme. Cependant, on ne vise pas la totale. Plutôt que d'appuyer tout son poids sur lui, elle peut mettre une jambe sur une chaise ou une table.

Encore mieux, il peut la prendre par derrière et elle, en se penchant légèrement, lui donne une vue plongeante sur le mouvement de sa verge. En l'attrapant pendant qu'elle monte l'escalier et en la poussant contre les marches, il est plus facile de s'appuyer, mais attention aux brûlures causées par le tapis.

VOS QUESTIONS, NOS SOLUTIONS

Q L'idée de me faire surprendre ne me plaît pas vraiment. Au lieu de m'exciter, ça me rend malade. Avez-vous des suggestions ?

R Essayez la pseudo p'tite vite. Son pouvoir séducteur n'a rien à voir avec l'idée de se faire prendre, mais elle donnera à votre partenaire le sentiment qu'il n'y a rien dans la vie qui vous tente plus que de le sauter. Sur-le-champ ! Personne ne peut résister à cela. Voici le scénario parfait : vous vous préparez à sortir, idéalement pour une soirée mondaine, plus importante pour vous que pour lui. Harcelez-le pour qu'il soit prêt à l'heure. Vous voulez à tout prix éviter d'être à la dernière minute. Soyez prête avant le temps pour lui mettre un peu de pression. Lorsque vous le pousserez dans le dos au moment de sortir, faites une pause comme si une idée venait de vous assaillir, puis regardez-le droit dans les yeux, prenez-le et chuchotez-lui à l'oreille : « Eh bien, je pense qu'ils peuvent attendre encore dix minutes. » Il devrait être ravi. S'il y a une gardienne à la maison, faites preuve d'ingéniosité. Le cabanon ? La voiture ? À quelques pas du restaurant où vous avez rendez-vous ? Éclatez-vous un peu, mais ne vous faites pas prendre.

Q J'ai pris l'initiative de deux p'tites vites, couronnées par deux désastres. Ma blonde n'a manifesté aucun intérêt pour la chose. Que devrais-je faire maintenant ?

R Laissez tomber l'élément d'être pris sur le fait et concentrez-vous plutôt sur la manière d'amener votre partenaire à faire la chose spontanément dans un endroit inhabituel. Si elle ne voit pas l'intérêt, c'est peut-être que l'idée la laisse complètement froide. Mais parlez-en. Pourquoi est-elle si peu intéressée ? A-t-elle de bonnes raisons ? S'il vous est difficile d'en discuter ensemble, travaillez la communication.

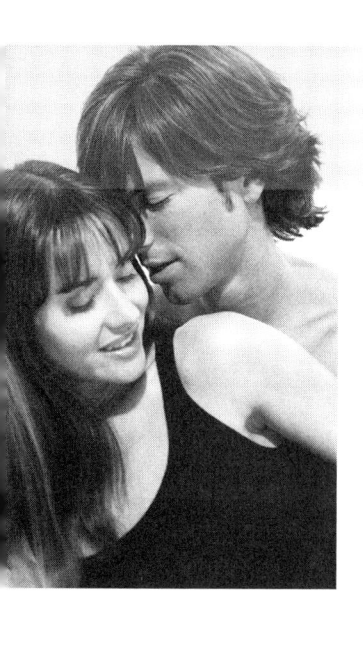

07
Où il y a de la gêne, il n'y a pas de plaisir ! L'art de susurrer de petites obscénités

Je sais. Vous n'y arrivez que lorsque vous avez beaucoup bu. À tel point que le lendemain, vous ne savez plus ce que vous avez dit. D'où la présente idée géniale.

Rien de tel que quelques obscénités bien senties, à un moment bien choisi, pour déclencher chez votre partenaire un orgasme tonitruant. Sachez toutefois que si vous ratez votre effet, elle risque de prendre ses jambes à son cou.

Avec un peu d'adresse, quelques paroles obscènes et lascives offrent le moyen le plus simple d'égayer votre vie sexuelle, sans accessoires ni frais afférents. Si vos ébats se font surtout dans le silence ces jours-ci, n'ouvrez pas les vannes sans d'abord prévenir votre partenaire, qui sera perplexe au mieux, dégoûté au pire.

*QUATRE MOYENS D'AJOUTER DE LA VALEUR
AUX PROPOS*

1. Donner une rétroaction

La façon la plus simple de dire des cochonneries, c'est de décrire ce qu'on vous fait et ce que vous ressentez. « J'adore quand tu m'embrasses dans le cou comme ça. » « Ça m'excite beaucoup de voir tes seins sous cet angle. » Le commentaire suivi de l'action, rehaussé de vos sensations et de vos appréciations, permet aussi de vivre dans *l'ici et maintenant*. Vous serez moins tenté de commencer à vous demander si vous aurez la promotion désirée, s'il reste du lait pour les céréales du petit, etc. Donc, les mots d'ordre sont : encouragements, éloges, commentaires.

2. Créer des attentes, se faire supplier

Dites à votre amoureux ce que vous allez lui faire juste avant de le faire. Demandez-lui si ça lui plaît. Dites-lui de demander gentiment ce qu'il aimerait. Dites-lui de le demander un peu moins gentiment. Vous avez pigé ! En moins de deux, vous échangerez de jolis propos indécents. Mais n'exagérez pas. Un interrogatoire soutenu peut déraper et devenir carrément agaçant. Vous ne voulez surtout pas vous faire dire : « Non mais, ça vient ou quoi ? »

3. Faire semblant : le jeu de rôle à la rescousse

Imaginez combien plus facile ce serait si vous faisiez semblant d'être quelqu'un d'autre.

> **ON PLONGE !**
>
> Mettez-y du cœur. Sentez les paroles que vous dites. Les obscénités viennent plus spontanément dans les premiers temps de la relation, pour la simple raison que c'est plus facile avec des étrangers. Cela devient plus difficile après des centaines de réunions de parents et de querelles pour la télécommande. Faites tout votre possible pour encourager les efforts de votre partenaire. De grâce, évitez les moqueries.

4. Se faire la lecture au lit

C'est parfois le manque d'inspiration, et non l'inhibition, qui fait obstacle. Le soir venu, on n'a plus la force de concocter un petit scénario grivois pour s'émoustiller. D'où l'importance d'avoir quelques magazines pornos sous le lit. Les femmes sont souvent excitées par les histoires destinées aux hommes, et la lecture de pornographie légère sera source d'inspiration pour la plupart des couples.

Si vous trouvez ça un peu trop direct, procurez-vous des magazines qui s'adressent aux deux sexes. Pour terminer, un classique : *Mon jardin secret*, de Nancy Friday, une anthologie des fantasmes sexuels féminins.

EN TERMINANT

C'est à vous de développer ensemble vos propres échanges, car les dialogues des autres vous paraîtront toujours ridicules. L'important, c'est de se jeter à l'eau. Une fois les premières paroles prononcées, même si vous les empruntez à d'autres pour commencer, vous finirez par trouver vos propres mots.

> **DE FIL EN AIGUILLE**
>
> Pour vivre des orgasmes explosifs, jumelez cette idée-ci avec l'idée 28, *Des raccourcis pour de meilleurs orgasmes.*

VOS QUESTIONS, NOS SOLUTIONS

Q **Je ne trouve pas le courage de dire des obscénités. J'aimerais ça, mais je doute que mon copain embarque. Il ne dit jamais un mot au lit. Comment m'y prendre pour ne pas avoir l'air ridicule ?**

R L'amant silencieux est une espèce répandue. Si votre ami est du nombre, il se peut que vous ne réussissiez jamais à lui faire murmurer une grossièreté à votre oreille. Mais vous ne perdez rien à essayer. Un son pour commencer. Soupirez, grognez et chuchotez des paroles tendres au moment de jouir et demandez-lui d'en faire autant pour vous. Dites-lui qu'il pourrait vous encourager par un peu de rétroaction non verbale. Après les soupirs, travaillez pour lui arracher quelques mots. *Oui* et *s'il te plaît* sont un bon début. Venant d'un amant silencieux, ce sera déjà bien.

Q **Et si les grossièretés de l'autre vous déplaisent ? C'est mon cas. Mon amoureux me dit des choses qui me dégoûtent un peu, surtout quand il me parle comme un bébé.**

R Selon moi, ou bien il est mal à l'aise de dire des cochonneries, ou bien il se croit très fort. S'il est mal à l'aise, vous devez lui parler franchement et déterminer si ça l'excite vraiment ou si c'est une façon de se montrer enthousiaste. Hélas, il se peut que ce soit la seconde possibilité : il se croit doué. Il faut toujours se méfier des gens qui pensent maîtriser l'art de dire des obscénités. Inévitablement, ils nous mettent dans l'embarras, même quand on les aime. Amenez-le à changer, mais subtilement.

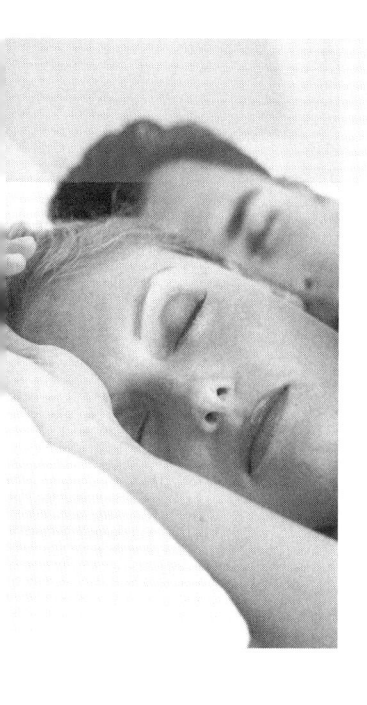

08
Quand le sommeil remplace le sexe. Franchement !

Je connais une femme qui a essayé de convaincre son amant que les gens vraiment branchés délaissent le sexe pour le sommeil. Mais il n'a rien voulu entendre, et moi non plus d'ailleurs.

*Vous aimeriez **vraiment** avoir une vie sexuelle plus active, mais la fatigue vous en empêche. Recourir à cette excuse est un phénomène relativement nouveau, et déplorable : tout le monde y perd, et adieu les parties de jambes en l'air.*

Dans les couples écrasés sous le poids des objectifs qu'ils se fixent eux-mêmes, on est toujours plus fatigué. On a bûché pendant des années pour arriver là où on se trouve, c'est-à-dire dans une vie si remplie qu'on n'a plus d'énergie pour la bagatelle.

Ce n'est pas une vie sexuelle ennuyeuse, parfois inexistante, pendant un certain temps qui tuera le couple. Les relations ont des hauts et des bas, bien sûr, mais comme excuse pour ne pas faire l'amour, la fatigue est inquiétante, car elle acquiert une étrange force contraire. Avec le temps, l'inertie s'installe. Il faut réagir en lui opposant une riposte en deux temps.

PRIMO : PASSER PAR-DESSUS

Faire l'amour quand on est fatigué ne va pas à l'encontre de la Convention de Genève. Si ça commence dans l'indifférence, ça s'améliore souvent en cours de route. Et même si ce n'est pas le cas, je suis de celles qui croient mordicus que, dans une relation à long terme, des rapports sexuels indifférents sont préférables aux rapports inexistants. On peut au moins travailler sur quelque chose.

SECUNDO : REVOIR SON EMPLOI DU TEMPS

Voici mon appréciation de la situation, essentiellement fondée sur ma connaissance de nombreux couples dans la trentaine qui ont de jeunes enfants et pas de vie sexuelle. À l'origine du problème, l'une des deux personnes éprouve habituellement du ressentiment à l'égard de l'autre. Le plus souvent la femme. Elle travaille, à temps plein ou à temps partiel, et doit s'occuper des enfants. Les femmes qui ont cessé de travailler pour s'occuper des enfants sont peut-être moins hostiles, mais ont tout de même le sentiment que leur homme n'apprécie pas tout ce qu'elles font. C'est mon expérience, et deux enquêtes récentes la confirment.

ON PLONGE !

Si vous avez l'habitude de faire l'amour en vous couchant et de façon plutôt machinale et insatisfaisante parce que vous êtes tous les deux crevés, prenez un rendez-vous galant hebdomadaire, couchez-vous tôt et faites-vous mutuellement plaisir. Selon les thérapeutes, ce système de rendez-vous est le moyen le plus simple de redémarrer une vie sexuelle.

DE FIL EN AIGUILLE

Lisez l'idée 44, *Ce n'est pas toujours dans la tête*. Votre fatigue a peut-être des causes médicales.

Faire la lessive	H ☐	F ☐
Faire la vaisselle	H ☐	F ☐
Jardiner	H ☐	F ☐
Veiller à l'entretien de la voiture	H ☐	F ☐
Organiser les activités sociales	H ☐	F ☐

En lisant ceci, vous vous dites sans doute que vous êtes le principal gagne-pain de la famille, que vous vous démenez au travail et que vous n'allez tout de même pas vous occuper des enfants par-dessus le marché.

Pourtant, vous devez consentir à un compromis pour le bien-être de votre relation. Ensemble, revoyez la répartition des tâches, accordez-vous suffisamment d'espace pour que chacun ait une vie à soi et réservez du temps pour le couple. Si vous vous dites à l'instant qu'il n'est pas nécessaire de répondre à un questionnaire pour savoir que c'est vous qui faites tout, arrêtez une minute et observez votre syndrome du martyr. Oui, oui, vous jouez les martyrs. Vous devez cesser, coûte que coûte, sinon votre petite rengaine – *Je suis trop fatiguée* – aura raison de votre vie sexuelle.

Pour les parents surprotecteurs: une autre personne peut très bien s'occuper de vos enfants, alors que personne, sinon vous et votre conjoint, ne peut s'occuper de votre relation de couple.

Pour les bourreaux de travail: si vous rendez l'âme demain, lundi prochain, on aura trouvé quelqu'un pour vous remplacer. Mais dans votre couple, personne ne peut prendre votre place.

« Il dit: "Je ne me souviens pas de la dernière fois qu'on a fait l'amour."
Et je dis: "Moi si, et c'est pour ça qu'on ne le fait plus." »

ROSEANNE BARR, comédienne américaine

VOS QUESTIONS, NOS SOLUTIONS

Q Pour moi, fixer un rendez-vous galant pour faire l'amour ne fait qu'allonger ma liste de choses à faire. Ne trouvez-vous pas que cette approche est un peu trop terre à terre ?

R Oui, je comprends ce que vous dites. Je ne veux pas me montrer insensible, mais j'insiste : vous ne pouvez pas compter sur la spontanéité et le désir pour passer à l'acte. Le conseil que je vous donne est celui que je donne aussi aux femmes enceintes (qui le demandent) : cessez de compter sur vos hormones, commencez à compter sur votre homme. Relaxez et donnez à votre partenaire la chance de vous mettre en appétit; le résultat pourra vous étonner. Promettez-vous de le laisser faire tout son possible pour qu'il vous sorte de votre léthargie. Vous serez agréablement surprise de constater que ça marche souvent et que votre libido s'occupera du reste. Mais si après une dizaine de minutes de préliminaires, il n'arrive toujours pas à vous faire changer d'idée, tant pis. Dites-le lui avec ménagement. Neuf fois sur dix cependant, vous ferez l'amour.

Q Nous avons de jeunes enfants et nous travaillons à temps plein tous les deux. C'est à peine si on a le temps de se voir, alors pour le sexe, on repassera. Avez-vous des conseils pour réveiller nos ardeurs ?

R C'est une femme dans la quarantaine, très sophistiquée, qui m'a donné le meilleur conseil à ce sujet. Elle avait de grands enfants et un mari superbe qui lui était dévoué après vingt-cinq ans de mariage, malgré (à ma connaissance) les tentatives de séduction désespérées d'un cortège de jeunes femmes. Voici ce qu'elle m'a dit : « Eh bien, ma chère, nous nous mettons toujours au lit en même temps, assez tôt, vers les dix heures. [Pause lourde de sous-entendus] Et je me couche toujours nue. » Essayez, vous verrez !

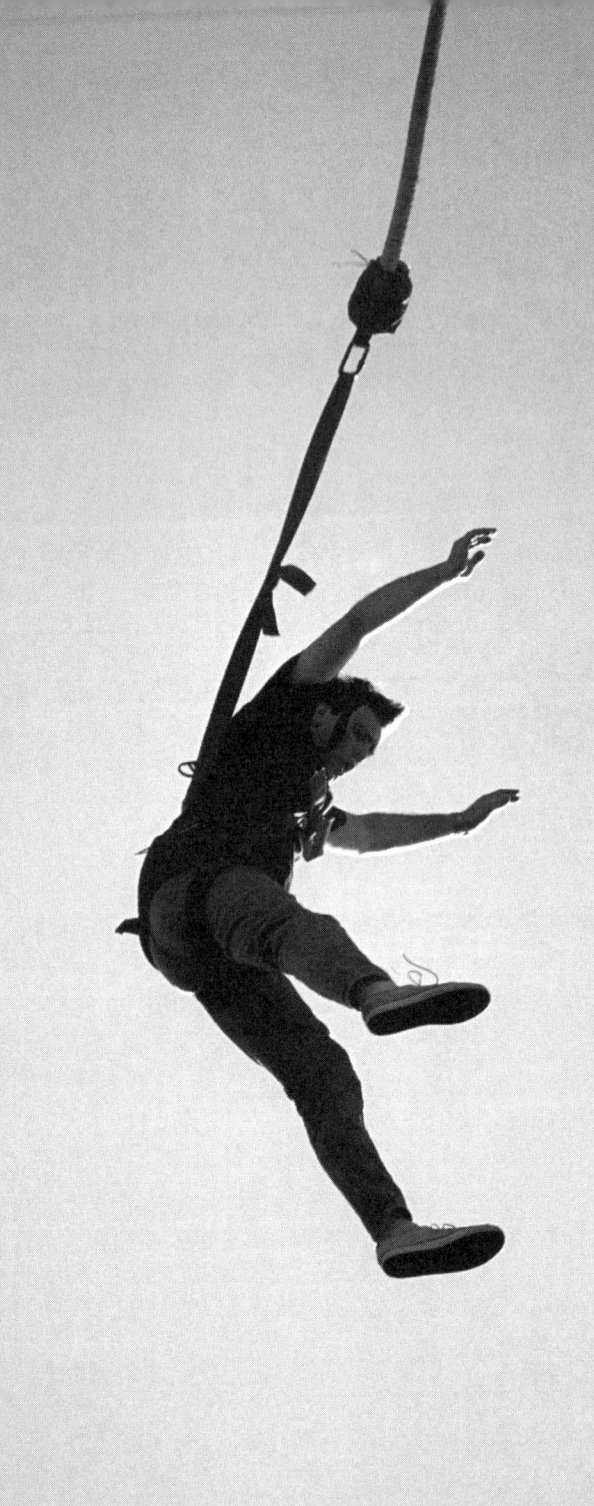

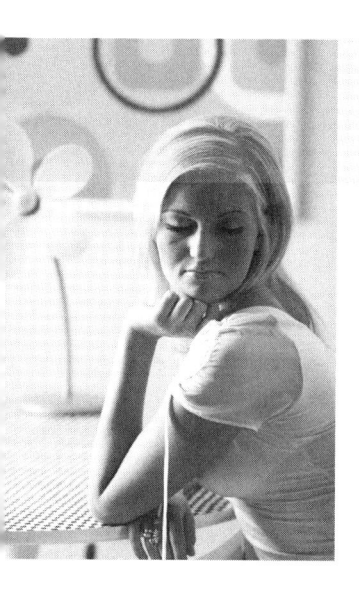

09

Quand on s'écoute un peu trop

Si le saut en bungee pouvait nous transporter comme le sexe, nous ferions la queue pour essayer.

Des raisons superficielles et profondes expliquent pourquoi le sexe ne nous dit pas grand-chose à certains moments. Parfois, on ne veut tout simplement pas s'en donner la peine.

Répondez à ces questions par oui ou non.

1. Est-ce que le sexe vous plaît quand vous commencez à être excité, puis vous vous dites ensuite que vous devriez faire ça plus souvent ?

2. Est-ce que des raisons physiques vous empêchent de faire l'amour ?

3. Est-ce que des raisons psychologiques vous empêchent de faire l'amour ?

4. Préférez-vous feuilleter un catalogue ou regarder la télé plutôt que faire l'amour ?

Si vous avez répondu oui aux questions 2 et 3, les conseils suivants ne vous aideront pas. Mais si vous avez répondu oui aux questions 1 et 4, un peu de fermeté affectueuse vous remettra sur la voie. Votre corps a besoin de faire l'amour, votre tête aussi et, très certainement, votre relation.

Dans une relation durable, la fornication est à la fois un impératif physique et une disposition mentale. La prochaine fois que vous résisterez à l'idée du sexe, rappelez-vous les paroles de Tom Hopkins, auteur à succès de *La vente* : « Les gagnants font presque toujours la chose qu'ils croient être la plus productive, ce que les perdants ne font pas. » Parfois, dit-il, la façon la plus productive d'employer son temps, c'est de regarder un coucher de soleil ou de discuter avec son conjoint.

> **ON PLONGE !**
>
> Si vous avez le cafard, faites l'amour. Le sexe libère des hormones ayant un effet antidépresseur, ce qui pourra vous redonner de l'aplomb. C'est un moyen particulièrement puissant d'exprimer des émotions difficiles à vivre, et les couples y trouvent parfois un exutoire à des expériences traumatisantes, comme le deuil.

Moi, je dis que la façon la plus productive d'employer son temps, c'est de faire l'amour. Une demi-heure de sexe – avec passion et enthousiasme – est l'équivalent de plusieurs heures d'autre chose. C'est bon et pour la relation et pour les deux partenaires. La prochaine fois que vous hésiterez, relisez ce chapitre et pensez à tout ce que le sexe peut vous apporter. Puis, demandez-vous si vous êtes un gagnant ou un perdant.

Votre mission

En finir avec l'attitude *à prendre ou à laisser* envers le sexe.

Votre tâche

Lire les quelques pages qui suivent tous les jours pendant une semaine, puis une fois par semaine.

LE SEXE DÉSAMORCE LE STRESS

La relaxation progressive consiste à contracter et à relâcher l'ensemble des muscles de façon contrôlée. Après quelque temps, on finit par s'endormir. Le sexe orgasmique suit à peu près le même principe. C'est aussi une question de contraction et de relâchement musculaire, mais à une autre échelle d'intensité. Résultat : les gens qui ont une vie sexuelle satisfaisante sont généralement moins stressés, moins anxieux, moins hostiles et, bizarrement, nettement plus portés à assumer la responsabilité de leur propre vie (soit dit en passant, l'une des qualités premières de la personne qui a du succès).

LE SEXE RENFORCE L'ESTIME DE SOI

La personne satisfaite de sa vie sexuelle a une meilleure opinion d'elle-même, étant donné la qualité intime de l'expérience. Vous vous dévoilez devant une autre personne et si cette personne aime ce qu'elle voit, c'est très gratifiant pour votre amour-propre. On en retire un sentiment d'accomplissement rarement éprouvé à

> **DE FIL EN AIGUILLE**
>
> Reportez-vous à l'idée 44, *Ce n'est pas toujours dans la tête,* si vous vous demandez où votre libido a bien pu s'égarer.

moins d'être une personne très évoluée. Mais attention, si l'autre ne vous accepte pas sans réserve, le contraire peut se produire et vous laisser un goût très amer. C'est d'ailleurs pourquoi vous devez éviter de coucher avec des gens qui n'apprécient pas votre abandon ou, pire encore, qui sont si égocentriques qu'ils remarquent à peine ce que vous faites. Mais, il s'agit là d'un tout autre livre.

LE SEXE EST THÉRAPEUTIQUE

Les Chinois croient qu'on peut tout traiter par le sexe, du rhume à l'eczéma. Une chose est sûre, c'est bon pour le cœur, au sens propre comme au sens figuré. Une étude s'est penchée sur la vie sexuelle des femmes hospitalisées après une crise cardiaque. Or, 65 % d'entre elles ont mentionné qu'elles n'éprouvaient pas de sentiments sexuels ou qu'elles étaient insatisfaites de leur vie sexuelle. Lorsque les chercheurs ont interrogé des femmes hospitalisées pour des problèmes non cardiaques, seulement 24 % d'entre elles ont dit avoir une vie sexuelle inexistante ou insatisfaisante.

LE SEXE FAVORISE LA CRÉATIVITÉ

Dans un monde idéal, nous serions tous là à noircir des pages et des pages ou à exprimer nos émotions par la danse et le dessin. La société s'en trouverait plus heureuse et moins refoulée. Mais qui s'occuperait des enfants, hein ?

LE SEXE PROLONGE L'ESPÉRANCE DE VIE

C'est vrai. Des études ont montré que les personnes qui ont une vie sexuelle saine résistent mieux à la maladie et aux effets néfastes du stress. Après l'orgasme, on constate une hausse des globules blancs (qui combattent les infections) pouvant aller jusqu'à 20 %. Pourvu que ce soit une vie sexuelle heureuse. Des relations sexuelles pitoyables, dépourvues de plaisir, ne dégagent probablement pas de bienfaits, même si personne n'a vraiment étudié la question. On ignore l'origine des bienfaits du sexe, mais cela a sûrement quelque chose à voir avec les caresses amoureuses. Le système immunitaire est friand de caresses et d'étreintes.

« Le sexe n'est pas la réponse. C'est la question. Et la réponse est oui. »

ANONYME

VOS QUESTIONS, NOS SOLUTIONS

Q **Voulez-vous dire qu'il faut serrer les dents, pensez aux bienfaits de l'amour et baiser quand on n'en a pas envie ?**

R Tout à fait. L'envie de baiser est une fleur timide qui s'épanouit rarement. Oubliez l'envie, et faites-le. Il y a toutes sortes de raisons psychologiques complexes qui font qu'on arrête de faire l'amour avec un conjoint de longue date. Si vous laissez les choses aller, il ne se passera plus rien. L'idée, c'est de se transformer le paysage mental, et c'est pourquoi vous devez lire et relire des choses sur les bienfaits du sexe. C'est le principe du lavage de cerveau.

Q **Ma partenaire et moi sommes parfaitement comblés de faire la chose environ une fois par mois. Est-ce qu'on nuit à notre santé ?**

R Si une vie sexuelle peu ou pas active vous comble de bonheur, tant mieux. Par contre, s'il y a une certaine insatisfaction (et je suppose que vous ne liriez pas ceci si vous étiez tous les deux satisfaits), faites quelques efforts pour cultiver l'envie. Pensez plus souvent au sexe, accordez-vous plus de plaisir, intégrez la sensualité à votre vie quotidienne. Si le problème tient à ce que votre partenaire ne vous donne pas ce dont vous avez besoin pour aimer le sexe, parlez-en ensemble. N'oubliez surtout pas que le sexe, comme bien d'autres choses, ça sert ou ça se perd.

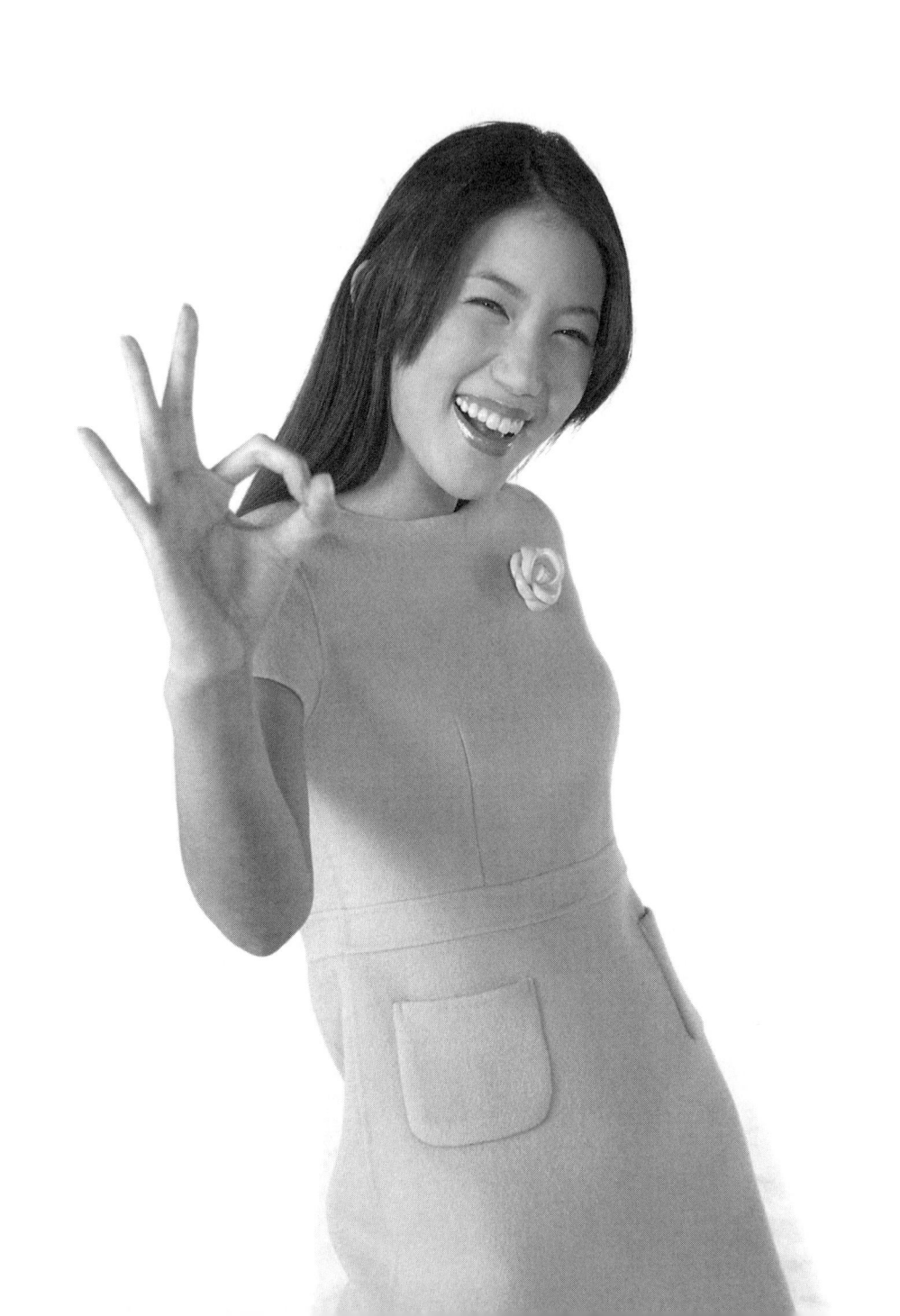

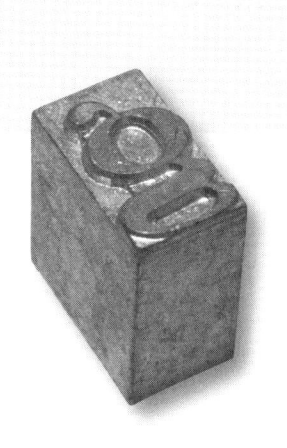

10
Quand le point G vous fait gigoter

Pensez au point G comme au *sex-appeal* d'Elvis Presley. Il vous laisse peut-être insensible, mais ça ne veut pas dire qu'il n'existe pas.

C'est un fait reconnu que Freud et les années 1950 ont détruit le point G.

La stimulation de ce point chaud interne, situé à l'intérieur du vagin, peut donner lieu au soi-disant orgasme vaginal. Mais en disant que l'orgasme clitoridien était immature par rapport à l'orgasme vaginal, Freud a fait en sorte que, une fois la révolution sexuelle venue, un tas de femmes têtues et soulagées d'être capables de jouir, décideraient de ne pas perdre de temps à rechercher un insaisissable orgasme vaginal et renoncer aux délicieux orgasmes clitoridiens parce qu'un type mort depuis des lustres jugeait cette jouissance inadéquate.

L'orgasme clitoridien est devenu la fille populaire dans les soirées et l'orgasme vaginal, celle qui languit dans son coin. Même les sexologues ont jeté l'éponge. En voici un exemple : « Il ne fait aucun doute que les femmes n'ont qu'un type d'orgasme, bien que des orgasmes obtenus par différents moyens peuvent sembler différents. Et l'orgasme n'est attribuable qu'à une seule chose, l'excitation du clitoris. »

Donc, même si vous étiez l'une des 30 % de femmes qui prétendaient jouir par pénétration, l'opinion générale voulait que vous vous trompiez ou que vous faisiez semblant. Puis, dans les années 1990 où il était bien vu de se dire « bi », les jeunes femmes partaient de chez leurs copines pour enseigner à leurs copains ce qu'elles venaient d'apprendre. Pendant ce temps, des femmes plus âgées, sexuellement plus expérimentées (grâce à la méthode des essais et erreurs avec leur amoureux de longue date) connaissaient l'existence du point G, mais n'en faisaient pas tout un plat.

Voilà pour la leçon de sociologie. Il est tout de même fascinant de penser qu'il y a des modes dans les orgasmes comme dans tout le reste.

La plupart des femmes, sinon toutes, ont un point G. Certaines sont très excitées par la stimulation du point G, tandis que d'autres éprouvent une sensation de chaleur voluptueuse et excitante. Certaines sont royalement agacées par la stimulation du point G. D'autres ne ressentent à peu près rien. D'autres encore éprouvent une envie irrépressible d'uriner qui, selon leur tempérament sexuel, peut être très désagréable ou très stimulante. La seule façon de découvrir si votre point G mérite votre attention, c'est d'essayer.

Pour les hommes qui lisent ceci et qui s'excitent à la pensée d'un orgasme féminin par pénétration, il y a une bonne nouvelle et une mauvaise nouvelle. La bonne : toute cette histoire n'a strictement rien à voir avec la taille du pénis, le point en question se situant à moins de huit centimètres de l'entrée du vagin. La mauvaise : ce n'est pas en se faisant aller comme un diable qu'on parviendra au but. Votre compagne ne jouira pas par des poussées profondes répétées comme on en voit dans les films pornos classiques. Il faut une pénétration superficielle, de l'habileté et un minimum de concentration pour trouver le point G avec le pénis, alors, pour ce qui est de la faire jouir, ne rêvez pas en couleur.

MADAME

Accroupissez-vous et insérez un doigt dans votre vagin. Le point G se situe à quelques centimètres sur le devant de la paroi vaginale, au tiers ou à la moitié de la distance entre l'entrée et le col de l'utérus. Il est un peu rugueux au toucher, et ne fait pas plus de deux centimètres de largeur.

Vous ne le trouvez pas ? Cherchez quelque chose qui a la forme d'une crête plutôt que d'un rond. En appuyant sur le point, vous sentirez quelque chose de spongieux, car à travers la peau de la paroi vaginale, vous sentez la gaine qui isole l'urètre (par où est évacuée l'urine). Cette gaine se compose de nombreuses glandes qui gonflent sous l'effet de l'excitation sexuelle et, avec la bonne stimulation, il jaillira de l'urètre un liquide clair semblable à l'urine. Mais c'est totalement différent de l'urine. En fait, c'est le soi-disant éjaculat féminin.

> **ON PLONGE !**
>
> Pour ne pas avoir la sensation de devoir uriner pendant l'exploration du point G, videz-vous la vessie avant de commencer. S'il sort quelque chose après, ce sera de l'éjaculat.

> **DE FIL EN AIGUILLE**
>
> Pour le bonheur de votre point G, jetez un coup d'œil aux idées 36, *Les joies du magasinage,* et 37, *On s'éclate !*

Bien des gens n'aiment pas l'idée d'éjaculation chez les femmes, dont de nombreuses femmes. Mais du calme, mes amies. Acceptez vos fluides corporels. Même si vous ne voulez pas aller jusqu'au bout, la stimulation du point G est agréable pour la plupart. Cette partie du corps procure un grand plaisir à bien du monde, dont beaucoup ne sont pas des hommes.

MONSIEUR

L'homme qui veut exciter sa femme en lui stimulant le point G fera mieux d'utiliser son doigt plutôt que son pénis. Ce sera moins fatigant. Avec votre partenaire assise ou étendue devant vous, insérez l'index dans son vagin et appuyez fermement à répétition. Il vous faudra peut-être faire ce geste assez rapidement, mais si elle aime ça, demandez-lui de vous faire une démonstration pour éviter de la blesser. On recommande de courber légèrement le doigt, comme si vous faisiez signe à quelqu'un de venir (ce qui est un peu le cas).

Si vous trouvez le temps long et décidez d'y aller carrément avec le pénis, n'oubliez pas que la pénétration, superficielle, doit viser le nombril. La position en levrette et la position de la cuillère (les deux partenaires étendus sur le côté, l'homme derrière) est la plus confortable. Il ne se passe rien ? Essayez avec un vibrateur conçu pour le point G. La femme sentira peut-être le besoin d'uriner durant la manœuvre, car la stimulation du point G exerce une pression sur l'urètre. Mais persévérez, car cela veut dire que ça s'en vient.

Est-ce que ça en vaut la chandelle ? Toutes les femmes ou presque aiment cette stimulation de la paroi antérieure du vagin, pourvue de nombreuses terminaisons nerveuses. En prenant conscience des réactions à différents types de stimulation – manuelle, pénienne, vibrateur –, on enrichit son répertoire de sensations. Mais il ne faut pas en faire une obsession. Les femmes s'inquiètent déjà assez d'autres parties de leur corps.

10. Quand le point G vous fait gigoter

VOS QUESTIONS, NOS SOLUTIONS

Q

Nous avons essayé pendant 10 minutes. Il ne s'est pas produit grand-chose, mais j'ai aimé ça. Était-ce suffisant ?

R

C'est amplement suffisant pour une première fois. Essayez de nouveau lorsque vous aurez un échange particulièrement long et animal. Plus vous êtes excitée, mieux ce sera. La performance à tout prix n'a rien de bon, alors achetez-vous un vibrateur et expérimentez par vous-même.

Q

Nous ne l'avons pas trouvé. Qu'est-ce qu'on fait de travers ?

R

Lorsqu'on cherche le point G à deux, il faut beaucoup de préliminaires. Le point G gonfle sous l'effet de l'excitation et ce n'est qu'à ce moment qu'on peut le trouver. Donc, lorsque madame est en bonne voie de jouir, appliquez une pression ferme et constante sur le point G. En fait, il y a un autre point chaud au-dessus du point G, en direction du col de l'utérus. Stimulez la paroi antérieure du vagin. Vous serez étonné des découvertes à faire.

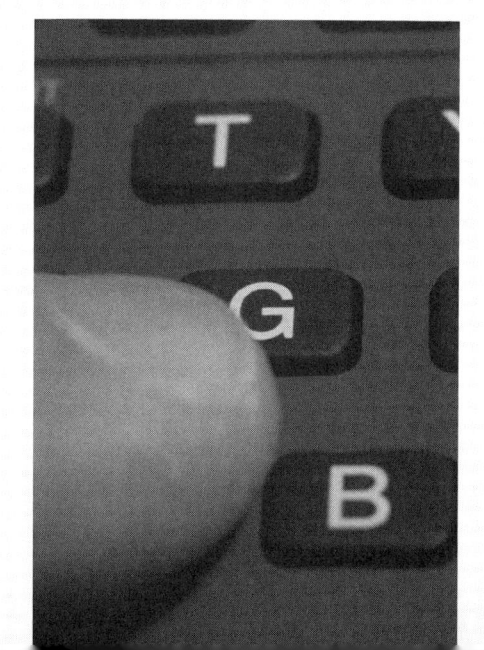

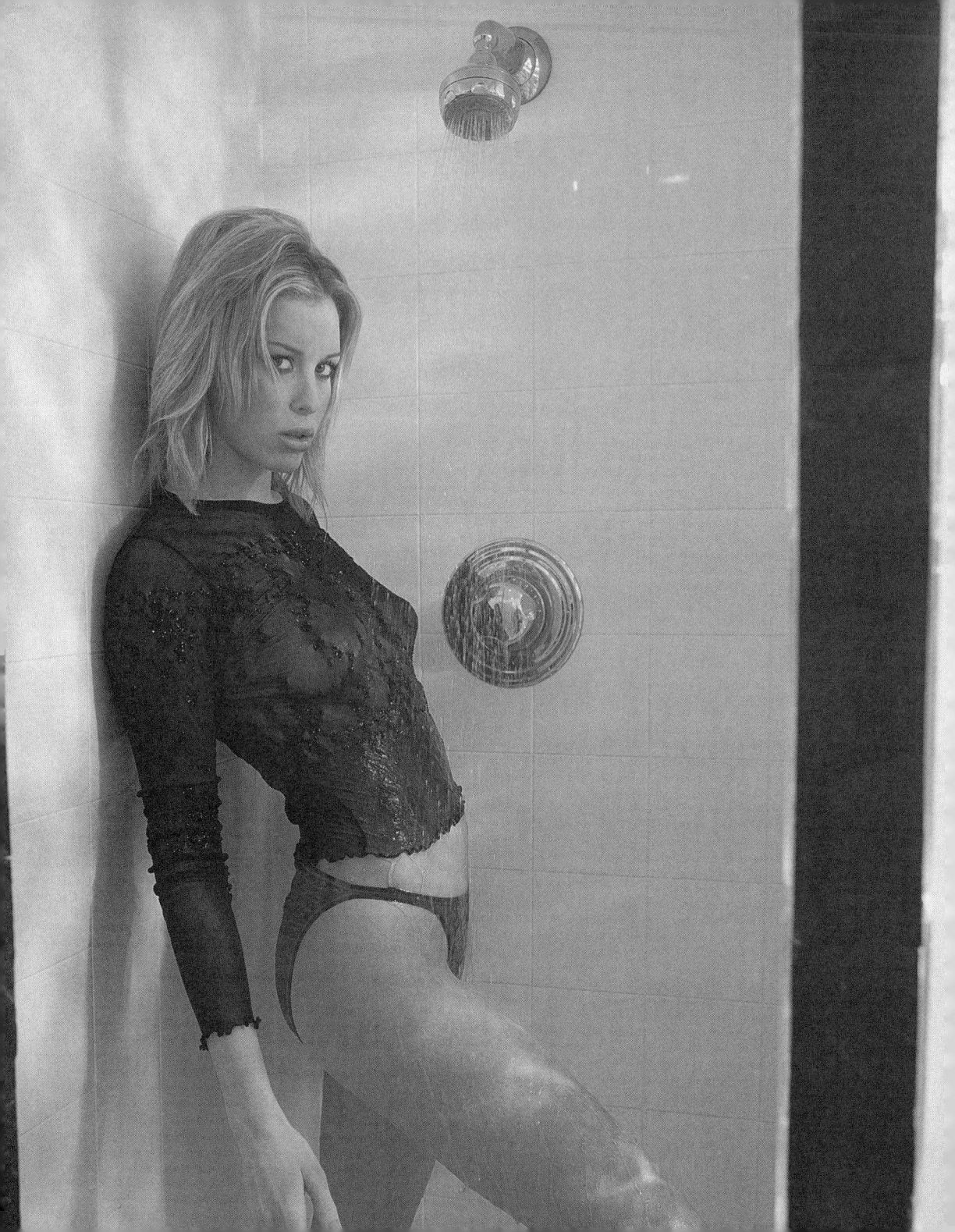

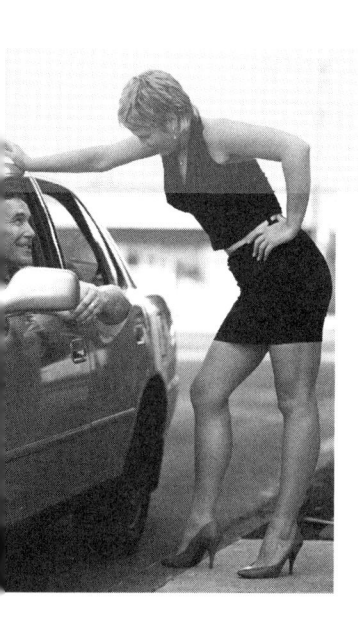

11
Une affaire payante

Le sexe avec une prostituée peut être une expérience excitante pour les deux.

Les fantasmes sur la prostitution explorent nos attitudes envers le pouvoir et le contrôle (dont la charge érotique est souvent forte) et procurent parfois un plaisir fou aux hommes comme aux femmes. Leur mise en scène nous invite à imaginer une rencontre sexuelle sans lendemain, où toutes les règles sont abolies.

Pour le *client,* c'est le frisson de la transaction, la liberté de demander ce qu'il veut, le contrôle. Pour la *prostituée,* c'est la preuve visible qu'il apprécie ce qu'elle fait au lit. (Par souci de clarté, je respecte la tradition et je suppose que monsieur est le client et madame la prostituée, mais rien ne vous empêche d'inverser les rôles. La cliente dominatrice et le type baraqué qui loue ses services est un fantasme tout aussi porteur.)

Ce sera beaucoup plus facile si vous prenez d'abord un verre ou deux, l'alcool éliminant la gêne du jeu de rôle, et pour que cette idée soit réellement efficace, vous devez vous abandonner complètement à votre personnage.

LES SCÉNARIOS

1. La classique

Donnez-vous rendez-vous au coin d'une rue, à une heure précise. Évitez de choisir un quartier fréquenté, car vous pourriez vous attirer des regards non sollicités. Madame, portez la tenue la plus sexy possible que vous oseriez mettre en public; le seul fait de retirer votre slip contribuera à pimenter l'expérience.

À l'heure dite, monsieur approche en voiture et demande à la dame si elle est libre. « Pour quoi faire? » répond-elle. Il lui donne un aperçu détaillé. Elle lui donne son prix. Un petit marchandage ajoute du piquant à la transaction, et elle ne doit pas monter dans la voiture avant que le marché ne soit conclu. De là, retournez à la maison, en faisant semblant qu'il s'agit de son appartement, ou si vous êtes plus osé, faites-le dans la voiture (dans un lieu assez privé, bien sûr, sinon ça risque de devenir un peu trop réaliste).

2. La rencontre fortuite

Elle est assise au bar de l'hôtel, l'allure sexy mais sage. Ce sera plus facile si elle transforme un peu son look – plus de maquillage, une nouvelle coiffure, des talons plus hauts – et se donne des airs de quelqu'un d'autre. Ses dessous doivent être flambant neufs, il ne les a jamais vus. Elle commande un *drink* inhabituel, prend un nouveau nom et affiche une personnalité différente. Plus son nouveau personnage lui viendra facilement, plus elle sera convaincante. Même chose pour lui : il doit s'inventer un personnage et le rendre crédible.

> **ON PLONGE !**
> Il y a un truc bien simple pour rendre le fantasme encore plus réel : elle garde l'argent.

> « Le sexe coûte toujours quelque chose, mais pas forcément de l'argent. »
> ANONYME

Il s'approche d'elle et après quelques commentaires anodins ou flatteurs, ils échangent des propos plus mercantiles. Maintenez le contact visuel, c'est plus sexy. Une fois les modalités de la transaction réglées, retournez à la maison ou, mieux encore, louez une chambre. Ne parlez pas trop.

3. La chambre d'hôtel

Réservez une chambre et réglez d'avance. Madame arrive la première et se change : une perruque si ça lui chante, une lingerie fine qu'il n'a jamais vue, des talons hauts, un parfum différent, un négligé si elle n'a pas tellement envie de se balader toute nue dans la chambre. Pour l'atmosphère, elle allume des chandelles et met une musique enivrante. Elle doit se préparer mentalement : elle est une *call-girl* sophistiquée et sa tâche est d'amener son « client » au septième ciel. Les *call-girls* sont chèrement payées, car ce sont de brillantes actrices. Donc, elle doit y mettre du cœur.

Il frappe à la porte, elle le fait entrer. Ils se présentent, en utilisant leurs noms fictifs. Ils débouchent le champagne. Il peut être nerveux, ce qui convient à son personnage. Elle agit avec assurance et le taquine, l'allume ou se jette voracement sur lui. Elle doit étudier son client et agir en conséquence (lui, bien sûr, doit se comporter comme l'homme qui fréquente les prostituées). Elle doit lui faire bien comprendre qu'elle est là pour une raison : lui offrir la meilleure expérience sexuelle de sa vie. Que faudra-t-il ? De quoi a-t-il envie ? Elle donne son prix, qui doit être élevé. Elle incarne le luxe ultime. Elle coûte *cher*. Une fois le montant convenu et les dollars changés de main, elle l'amène vers le lit et passe à l'action.

> **DE FIL EN AIGUILLE**
>
> Jumelez cette idée-ci à l'idée 15, *Un week-end improvisé*. Un nouveau décor se prête à merveille à ces scénarios.

Elle ne devrait jamais oublier que c'est son métier, qu'elle est une pro du sexe. Si elle peut faire deux ou trois petites choses auxquelles il ne s'attend pas du tout, tant mieux. Il faut jouer le jeu jusqu'à ce qu'il referme la porte derrière lui.

VOS QUESTIONS, NOS SOLUTIONS

Q **Je pense que ce fantasme de sexe payant est très désagréable. Suis-je trop prude ?**

R Les femmes qui font payer le sexe fascinent beaucoup de gens, mais vous ne semblez pas être du nombre. Cependant, pour avoir interviewé des hommes au sujet de leurs fantasmes, je sais que l'idée de coucher avec une prostituée interpelle les hommes totalement fidèles. Cela pique leur curiosité. Quant aux femmes, même les plus féministes, elles frissonnent à l'idée de transgresser un puissant tabou de notre société en se transformant en objet sexuel à l'entière disposition de leur partenaire. Dans notre culture, comme ce sont les femmes qui décident avec qui elles coucheront et quand, il y a quelque chose de très érotique dans cette désobéissance sociale, où elle fait semblant qu'elle n'a d'autre choix que de s'offrir comme joujou sexuel à quiconque peut payer ses services. L'impuissance prétendue est très excitante pour de nombreuses femmes, quoi que vous en pensiez. Tournez la page si un élément de votre passé fait en sorte que la pensée de la prostitution est désagréable, voire douloureuse, et je suis désolée que vous ayez été offensée. Mais si ce n'est pas le cas, vous pourriez vous y aventurer prudemment. Ce qui nous offense nous oblige à repousser nos limites, et c'est terriblement érotique.

Q **Nous avons aimé la baise, mais toute la mise en scène semblait un peu empruntée. Avez-vous des suggestions ?**

R Réessayez. Introduisez d'autres éléments ou inversez les rôles. Promettez-vous de tout faire pour vous encourager mutuellement. Pas de ricanements, pas de moqueries. Aussi, la prochaine fois, faites chacun une chose à laquelle l'autre ne s'attend pas. Après tout, si vous étiez des étrangers, vous vous étonneriez l'un l'autre dans la vie réelle. Si rien ne fonctionne, il se peut que ce ne soit pas votre truc. Passez à autre chose.

08. Quand le sommeil remplace le sexe. Franchement!

QUI FAIT LE PLUS APRÈS LE TRAVAIL ?

Voici un questionnaire qui donne aux couples un aperçu de la répartition des tâches. Cochez le sexe de la personne qui accomplit le plus souvent une tâche donnée. Les réponses peuvent être révélatrices pour les couples qui croient avoir une relation plutôt égalitaire. Si ce n'est pas le cas, vous devez y voir, en déléguant des tâches ou en les répartissant plus équitablement, sans quoi votre vie sexuelle ne reprendra pas son cours normal de sitôt.

Tâche	H	F
Préparer les enfants pour la journée	☐	☐
Préparer le déjeuner	☐	☐
Préparer les lunchs	☐	☐
Conduire les enfants à l'école	☐	☐
Superviser les devoirs	☐	☐
Assister aux réunions scolaires	☐	☐
Aller à la clinique pour les vaccins, les consultations	☐	☐
Faire les arrangements avec la gardienne	☐	☐
Donner les bains, mettre les enfants au lit	☐	☐
Lire une histoire avant le coucher	☐	☐
Coordonner les sorties avec d'autres parents	☐	☐
Faire les courses	☐	☐
Préparer le souper	☐	☐
Ranger la maison en fin de soirée	☐	☐
Régler les factures	☐	☐
Faire les travaux de réparation, d'entretien, etc.	☐	☐
Faire le ménage	☐	☐
Sortir les déchets	☐	☐
Acheter les vêtements des enfants	☐	☐

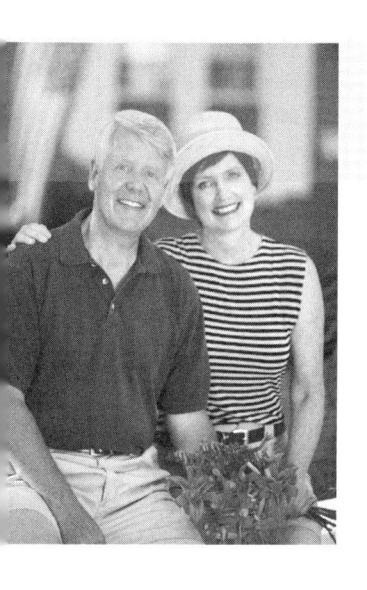

12
L'amour est là, mais le désir est en panne

Hé ! les pionniers de la révolution sexuelle, c'est à vous que je parle.

Tout baby-boomer qui a entretenu une relation sexuelle pendant plus de neuf ans a brisé un record. La race humaine ne sait pas trop comment s'y prendre pour réussir cet exploit, c'est-à-dire des relations qui durent.

Voici ce qu'écrit le D#r# Alan Altman dans son ouvrage *Making Love the Way We Used To… or Better* : « Beaucoup de gens sont déçus lorsqu'ils n'arrivent pas à recréer la passion des premiers temps. Il existe peu de modèles capables de nous inspirer et de nous montrer comment conserver l'intérêt sexuel dans une relation qui dure depuis 25 ans ou plus. Au tournant du siècle, à 47 ans, un homme était considéré âgé. »

Sommes-nous programmés pour nous ennuyer avec un partenaire à long terme ? Certaines données semblent aller dans ce sens. Selon les psychologues, dans presque toutes les cultures, le puissant tabou qu'est l'inceste est l'une des raisons qui nous inciteraient à abandonner le sexe avec un partenaire de longue date. En fait, dans une famille dite fonctionnelle, les frères et les sœurs élevés ensemble ne se désirent pas malgré leur incroyable proximité. Mais chez ceux qui ne sont pas élevés ensemble, l'attirance est fréquente. Il se peut qu'à force de vivre aux côtés d'une personne du sexe opposé, on ne réagit plus à son charisme sexuel. Voilà pourquoi on doit conserver une certaine distance et éviter une trop grande familiarité.

> **ON PLONGE !**
> Une relation sexuelle durable traverse des cycles, elle est tantôt vibrante, tantôt faiblissante. Il est possible de ranimer le désir, mais assurez-vous que votre partenaire est sur la même longueur d'onde que vous. Les premières ivresses du désir passées, le goût du sexe ne reviendra pas sans volonté et compassion réciproques.

Nous rêvons de revivre les émois du début. Nous avons la nostalgie de l'époque où l'autre nous aimait follement. Et cette nostalgie est parfois si grande qu'elle nous pousse vers une nouvelle relation, dans l'espoir de revivre ces sensations fortes. Mais est-ce vraiment la solution ? Le défi, c'est de décider ce qu'on va faire.

En entrevue, les pionniers sexuels, ces femmes et ces hommes qui sont heureux de vivre ensemble depuis belle lurette, parlent de manière touchante de la force qu'acquiert une vie sexuelle longtemps partagée avec la même personne.

Une femme interviewée par l'auteure Brigid McConville, dans *My Secret Life,* dit ceci : « Nous sommes ensemble depuis si longtemps, et je le regarde pas seulement comme mon homme vieillissant, mais comme l'homme qui m'a fait l'amour sur la plage en Grèce et dans tous les trains d'Europe, qui m'a attachée aux montants du lit dans un hôtel espagnol. Ces souvenirs intimes n'appartiennent qu'à nous. Personne d'autre ne sait de quoi il est capable. Ce lien est très fort, presque autant que le lien parent-enfant. Rien ne peut changer l'histoire de notre intimité, ce que nous avons fait et partagé. Je peux évoquer les images de nos amours quand ça me plaît. »

Comment en arriver à ce moment où l'expérience amoureuse de toute une vie contribue à définir votre partenaire ? En deux mots : ne devenez pas une personne fade. Regardez-vous bien en face. Si vous aimez encore votre conjoint, mais qu'il ne vous excite plus, changez les choses. Êtes-vous une personne excitante ? passionnée ? Vu de l'extérieur, diriez-vous que vous êtes quelqu'un d'attirant ? plein de vie ?

Est-ce que votre travail ou vos activités vous passionnent ? Avez-vous des intérêts ? Avez-vous du plaisir avec vos enfants, vos amis ? Aimez-vous discuter avec eux ? Vos projets d'avenir vous emballent-ils ?

Si vous ne savez pas quoi répondre, il est grand temps que vous retrouviez votre joie de vivre, car sans elle, vous n'avez pas l'ombre d'une chance de ranimer la passion que vous aviez pour votre conjoint. Et sachez que changer de partenaire dans l'espoir de retrouver votre joie de vivre fonctionnera peut-être à court terme, mais jamais à long terme. Retrouver la joie de vivre ne règle pas entièrement le dilemme de l'amour sans désir, mais c'est la première étape, et la plus importante.

> **DE FIL EN AIGUILLE**
>
> Pour en savoir plus sur la façon de conserver son indépendance et d'entretenir la flamme, lisez les idées 39, *Que la femme soit une femme, et l'homme un homme,* et 47, *S'entourer de mystère sexuel.*

VOS QUESTIONS, NOS SOLUTIONS

Q **Comment puis-je ranimer ma passion pour la vie quand je manque de temps ?**

R Si vous ne prenez pas le temps voulu, c'est que ce n'est pas votre priorité, et c'est dommage. Une femme très sage, mère de cinq enfants dont l'horaire de travail est à faire pleurer, m'a conseillé un jour d'éteindre tous les appareils – ordinateur, fer à repasser, lave-vaisselle – à 20 h 30 le soir, tous les soirs. Bien sûr, la maison est souvent sens dessus dessous et je dois parfois me lever tôt, m'asseoir dans la voiture pour me sauver des enfants et finir le travail que j'aurais dû faire la veille. Mais, et ce mais en vaut la peine, j'ai le temps presque tous les soirs de décompresser toute seule (habituellement), en compagnie de mon homme (souvent) ou avec des amis (à l'occasion). Oui, même un soir de semaine. Pour commencer, réservez-vous une heure par jour pour refaire le plein, et après vous verrez. Les premières fois, vous vous tournerez probablement les pouces en vous disant que vous devriez plutôt nettoyer la salle de bains. Mais ça ne durera pas. Bientôt, vous attendrez votre heure avec impatience.

Q **Je n'ai rien à redire de notre vie sexuelle, mais on ne fracasse pas de record. Pouvez-vous m'expliquer pourquoi ?**

R On ne peut pas toujours fracasser des records, mais on peut se sentir aussi sexuellement vivant qu'au début de la relation, sinon plus. Le truc, c'est de ne pas compter uniquement sur le désir spontané. Si vous voulez que le sexe soit excitant, c'est à vous d'y voir. Des raisons nombreuses et complexes font qu'on ne s'intéresse plus au sexe lorsque la chose, sans être interdite, est plus ou moins mal vue par la société – c'est-à-dire lorsqu'on est casé –, et on ne fait que les effleurer ici. Combattez votre conditionnement. Il y a de nombreuses façons de lutter contre l'inertie sexuelle, mais le meilleur conseil, c'est d'oublier la combustion spontanée. Pensez au sexe, demandez-en, appréciez-le. Voyez dans le sexe un moyen d'ajouter de la saveur à votre vie et amusez-vous.

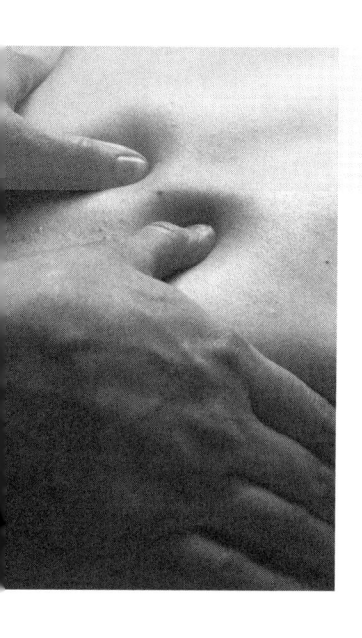

13
Des sensations partout partout

La sensualité qui s'exprime par tous les pores du corps.

Pensez à des moyens de développer à deux la conscience de votre corps et de vos sensations. Voici quelques idées qui vous mettront la sensualité en tête pour la semaine à venir.

ÉTAPE 1

On prend une douche à deux dans les débuts de la relation, mais l'habitude se perd petit à petit, à mesure que l'hypothèque grossit et que les cheveux grisonnent. Cette semaine, réservez une surprise à votre partenaire. Attendez que la salle de bains soit torride et toute embuée, déshabillez-vous, tirez le rideau, entrez et savonnez l'occupant partout partout.

Bien que je sois accro aux bains à la chandelle, je pense que la douche est préférable, car en se mouillant ensemble, l'intimité est plus grande sous la douche que dans la baignoire. Le bruit de la douche nous coupe du monde extérieur, rend la conversation moins propice et nous oblige à entrer en contact physique avec l'autre, à la condition que le jet soit assez puissant ; mais s'il faut déloger l'autre pour avoir droit à un peu d'eau, laissez faire. Si vous cherchiez une bonne raison d'installer une douche décente, dites-vous que c'est pour votre vie amoureuse.

> **ON PLONGE !**
>
> Messieurs : Plutôt que de la masser avec les mains, servez-vous de l'intérieur des avant-bras, où la peau est plus sensible. Un peu de nouveauté pour les deux.

Madame : enfilez de somptueux dessous légers et entrez dans la douche lorsqu'il ne s'y attend pas. Toute nue, c'est bien aussi. Très bien même. Mais avec la sensation et le look du tissu mouillé qui vous collera au corps tout glissant et le plaisir qu'il aura à repousser vos vêtements pour vous caresser, vous voudrez probablement répéter l'expérience.

ÉTAPE 2

Songez à différentes façons de vous surprendre :

- Portez des vêtements inhabituels. Si vous avez l'habitude de dormir nu, portez un bas de pyjama en soie. Si vous portez toujours une jaquette, mettez plutôt un slip et un maillot de coton blanc.

- Caressez votre partenaire avec une plume. Demandez-lui de fermer les yeux et faites glisser la plume sur sa peau. Certains détestent, d'autres adorent, mais tous reconnaissent que la plume sensibilise la peau et la rend plus réceptive à d'autres stimulations.

- Chauffez une serviette avec le séchoir à cheveux pendant qu'elle prend sa douche et offrez-la lui lorsqu'elle en sort. C'est un geste délicieux, inattendu, qui vous vaudra des bons points pour la prévenance. Veillez à ce que l'attention vous soit retournée.

- Prenez un cube de glace pour frotter le dos ou les mamelons de votre partenaire pendant que vous faites l'amour. Arrêtez-vous aux sensations, qui iront du choc au plaisir. Accompagnez le geste de petites tapes si vous vous sentez un peu pervers. La chaleur suivie du froid décuple les sensations.

ÉTAPE 3

Marilyn Monroe, comme le veut la légende, demandait à son amant de s'étendre sur le ventre et de rester immobile. Dès qu'il était installé, elle le chevauchait et lui chuchotait à l'oreille qu'il allait l'aider à jouir. Elle s'enduisait d'huile et en appliquait une généreuse quantité sur le dos de son homme, puis commençait à glisser sur lui en un mouvement de va-et-vient, se frottant la vulve et le clitoris contre son dos et ses fesses, encore et encore, trouvant juste le bon endroit où appuyer le bassin pour obtenir la bonne pression, lui susurrant sans arrêt à quel point elle était excitée, qu'elle était chaude, qu'elle était proche, jusqu'à ce que, inévitablement, elle jouisse. Le type devait probablement aimer ça aussi.

DE FIL EN AIGUILLE

Pour d'autres péripéties dans la douche, voyez l'idée 34, *Le bain d'amour,* et pour en savoir plus sur les techniques de massage, lisez l'idée 45, *La pression, c'est parfois bon.*

La signature sexuelle de Marilyn n'avait rien à voir avec sa beauté (son partenaire ne la voyait pas) ou le degré de satisfaction sexuelle du type (il ne jouissait pas), mais tout à voir avec le pouvoir électrifiant du toucher sur un mâle adulte moyen, souvent privé de longues caresses profondément sensuelles.

Pas bête, la Marilyn. Quoi de mieux pour rendre votre homme fou de vous que de lui dire qu'il vous rend malade de désir, tout en le laissant s'allonger gentiment pendant ce temps ?

Mesdames : essayez votre propre version de la technique Marilyn.

Messieurs : pour réveiller le sens du toucher (le but de cet exercice), vous pourriez masser votre femme en lui demandant de rester parfaitement immobile. Lorsqu'elle se mettra à fondre, usez de votre imagination et de son corps pour l'exciter jusqu'à l'orgasme, sans qu'elle ait à bouger le petit doigt. Accordez-vous des points supplémentaires si vous réussissez à jouir, mais sinon, assurez-vous qu'elle jouisse.

« Je propose qu'on trouve un autre mot pour le sexe, qui devrait tout englober, autant les baisers que les soirées passées côte à côte sur le sofa. »

SHERE HITE, chercheure

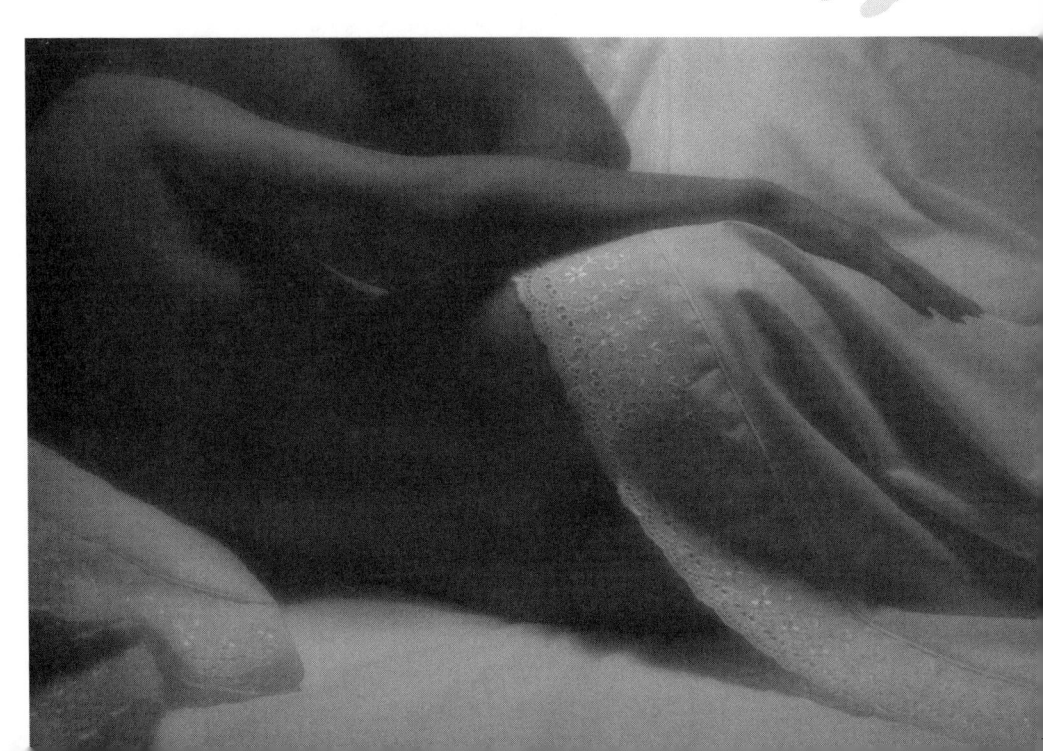

VOS QUESTIONS, NOS SOLUTIONS

Q **Mon homme trouve ces histoires insoutenables. Même la douche à deux lui paraît plus agaçante qu'intéressante. Que puis-je faire ?**

R Votre homme est dans le déni de quelque chose, mais de quoi, je n'en sais rien. Certains scénarios proposés dans ces pages peuvent placer les hommes dans des situations gênantes, déstabilisantes. Ce n'est pas facile. Faites-lui comprendre que c'est pour vous, pas pour lui. Est-il prêt à donner un peu pour vous rendre heureuse ? Ce devrait être une raison suffisante pour tenter l'expérience. Soyez patiente et entre-temps, traitez-vous avec sensualité aussi souvent que possible. Demandez-lui de partager ces moments avec vous. Vous finirez bien par briser sa résistance.

Q **Tout ça, c'est bien beau, mais est-ce que ça améliore vraiment notre vie sexuelle ?**

R Vous avez raison. La plume sur la peau ne vous donnera pas d'orgasme inoubliable. Mais en prenant conscience du plaisir du toucher, vous serez plus sensible pendant vos ébats et plus porté à expérimenter. De même, la mise en pratique de ces suggestions favorise la communication dans le couple. Vous serez un meilleur amant, et cela va très certainement améliorer votre vie sexuelle.

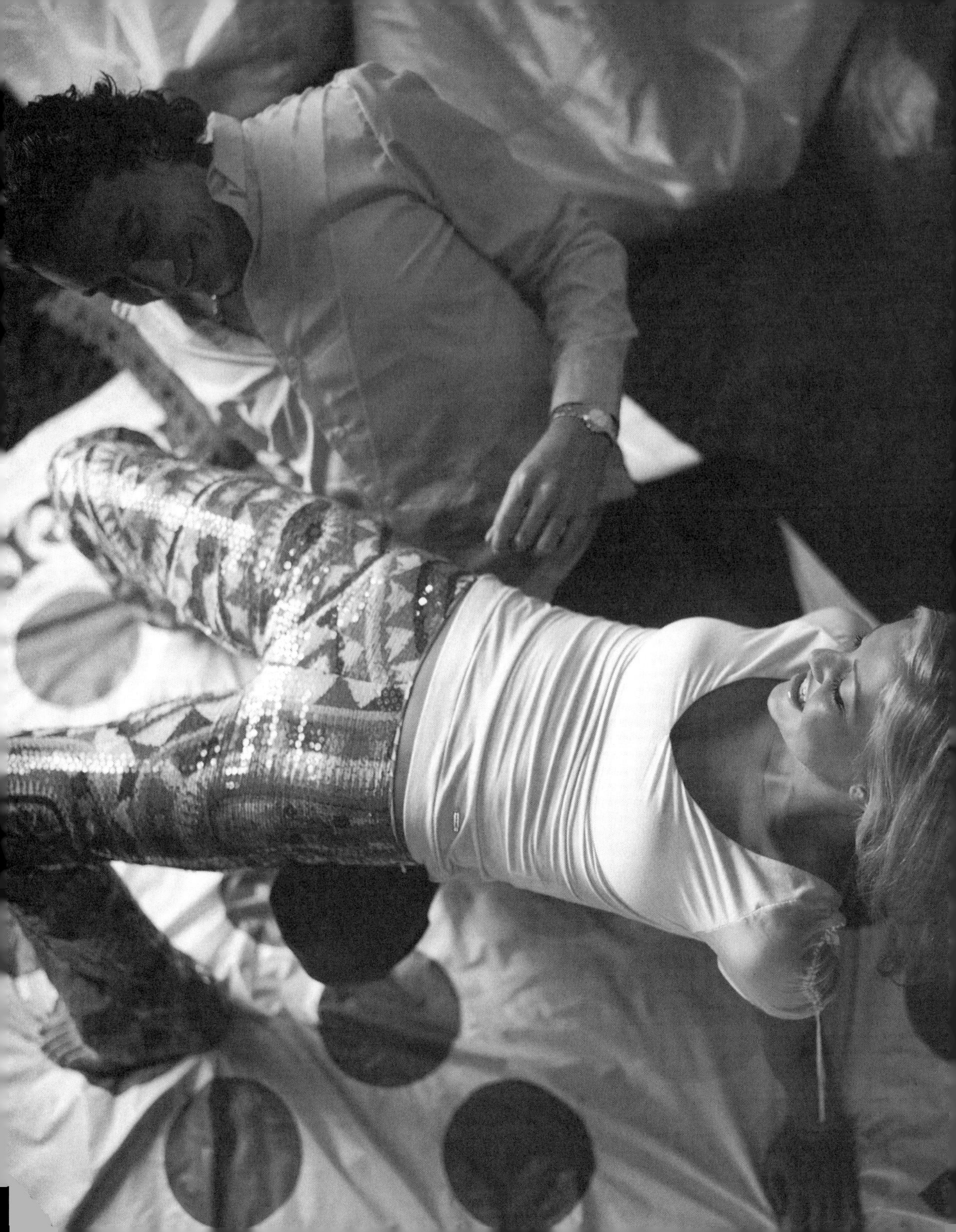

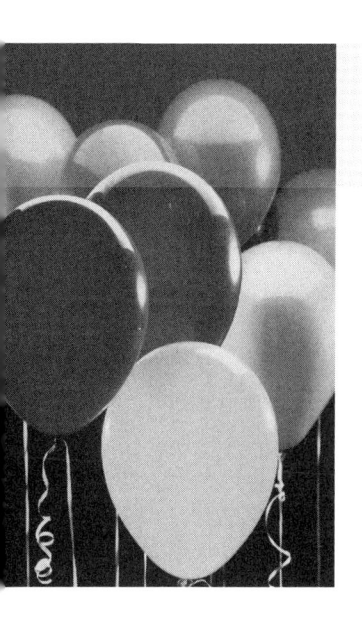

14
Surprise !

Il est grand temps que vous preniez contact avec votre fibre créative.

Laura Corn, auteure de 101 Nights of Grrreat Sex, *s'est inspirée d'un seul concept, assez simple, pour écrire son livre à succès : la surprise. Ses 101 suggestions reposent chacune sur le fait que l'autre n'a aucune espèce d'idée du délice sexuel que vous lui préparez.*

C'est une combine astucieuse, et efficace. Réservez à votre conjoint une surprise sexuelle toutes les semaines pendant un an, et vous verrez qu'on ne vous décernera pas le premier prix de l'ennui au lit. En misant sur l'élément de surprise dans votre vie sexuelle, vous resterez jeune et enjoué, vous vous sentirez apprécié et votre partenaire sera fou de vous.

De petits efforts pour surprendre votre amant avec une caresse, une manœuvre séductrice, une tenue ou un comportement qui brisent la routine apporteront des améliorations notables. L'important, c'est l'inattendu de la chose, qu'elle soit drôle, perverse sur les bords, douce et romantique, ou même un peu plus embarrassante qu'une soirée de karaoké.

L'EFFICACITÉ DE LA SURPRISE

Certaines surprises sont faciles à organiser, d'autres exigent un peu plus d'effort. Vous pourriez passer une heure ou plus à préparer une splendide scène de séduction, ce qui n'est pas rien, j'en conviens, mais il s'en souviendra (et je n'exagère pas) jusqu'à la fin de ses jours. Voilà l'effet d'une expérience sexuelle extraordinaire.

> **ON PLONGE !**
>
> Faites quelque chose de légèrement différent *chaque* fois que vous faites l'amour. Incorporez un élément de surprise en prime. Les nouvelles combinaisons deviendront une seconde nature après quelques semaines, et les résultats en vaudront la peine.

Encore plus inoubliable pour votre homme que le sexe extraordinaire que vous connaîtrez ensemble, c'est le sentiment d'être aimé. Les hommes, tout autant que les femmes (en fait, si l'on en croit les psychologues, les hommes encore *plus* que les femmes), sont ravis de savoir qu'ils inspirent à leur partenaire un désir si fort qu'elle se donne la peine de les séduire de cette manière. Qui n'aime pas se sentir spécial ?

QUE FAIRE POUR QUE ÇA RÉUSSISSE ?

Un engagement mutuel. Vous devez tous deux trouver que c'est une bonne idée. Sinon, qui se fendra en quatre pour transporter l'autre au septième ciel si l'autre n'a pas l'intention d'en faire autant ?

Je recommande le livre de Laura Corn, à la fois pour le nombre de suggestions et la marche à suivre qu'on y trouve. L'élément de surprise ne peut être spontané, du moins pas dans les débuts. Sans planification, on devient paresseux et on ne fait plus l'effort. L'idée, c'est d'offrir à l'autre une *surprise garantie*, si vous voyez ce que je veux dire. Autrement dit, l'autre doit avoir hâte d'être surpris, mais sans savoir de quoi il s'agit.

Si vous croyez pouvoir vous passer des suggestions de Laura Corn, concoctez les vôtres ou inspirez-vous des suggestions suivantes pour enclencher le processus.

Madame

- Il est dans la douche. Attendez que la salle de bains soit tout embuée, puis entrez dans la douche, revêtue de votre lingerie la plus légère et satinée. S'il y a une chose qui risque de l'exciter davantage que votre corps nu, c'est sûrement ces petits bouts de tissu qui vous moulent le corps. (Monsieur peut essayer, mais il doit porter un slip ou un short en soie; les caleçons en coton qui baillent sont carrément déconseillés.)

- Lors de votre prochaine sortie, gardez votre manteau. Vous ne voulez quand même pas que tout le restaurant sache que vous êtes toute nue en dessous. Seulement lui.

Monsieur

- Achetez quelques bouteilles de son vin préféré. Autour du goulot de chaque bouteille, placez une enveloppe scellée contenant les détails de l'endroit et du moment où vous boirez la bouteille. Ce sont des plaisirs à venir. Donnez libre cours à votre imagination.

> **DE FIL EN AIGUILLE**
>
> Il sera très difficile d'avoir une vie sexuelle ennuyeuse si vous jumelez cette idée-ci avec l'idée 17, *L'art du kaizen*.

- Un soir, lorsque vous vous sentirez tout amoureux et tendre, changez soudainement de personnalité, genre Dr Jekyll et Mr Hyde. Cessez de sourire. Devenez méchant. Maîtrisez-la. Attachez-lui les poignets aux montants du lit et bandez-lui les yeux. Maintenant, vous pouvez lui faire tout ce dont vous avez envie, mais si vous voulez vraiment qu'elle se souvienne de cette soirée (et surtout si elle vous en veut à mort), léchez-la jusqu'à ce qu'elle cesse de vous engueuler et qu'elle commence à vous supplier.

- Passez environ une heure à lui offrir des joies sensuelles, par exemple faites-lui minette, lavez-lui les cheveux, appliquez du vernis sur ses ongles d'orteil, enduisez de lotion chaque centimètre de sa peau, prenez-la dans vos bras ou passez-lui la main dans les cheveux jusqu'à ce qu'elle s'endorme.

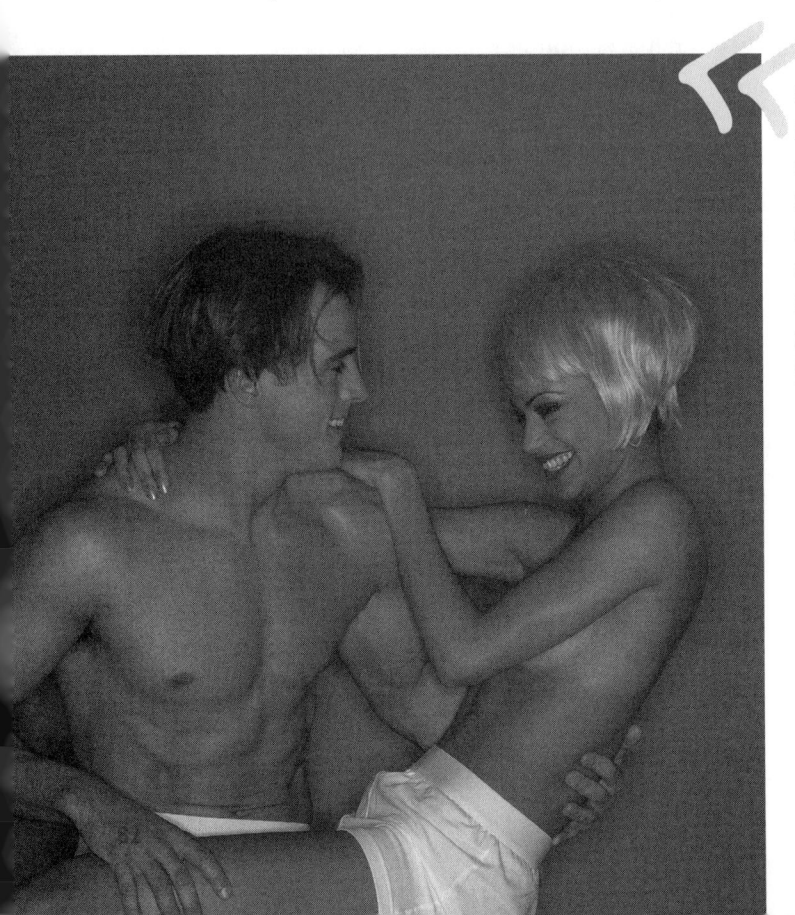

> On veut savoir comment exciter nos hommes. On veut aussi qu'ils sachent comment nous exciter. On voudrait plus de variété, de préliminaires, de surprises, d'attentions, de nouveaux trucs et, de temps à autre, on aimerait que ce soit l'autre qui fasse tout le travail !
>
> *LAURA CORN, auteure américaine*

VOS QUESTIONS, NOS SOLUTIONS

Q **J'ai essayé d'être un peu brutal, mais ma femme a détesté ça. Que devrais-je faire maintenant ?**

R Demandez-lui ce qu'elle a pensé de votre brutalité pour savoir si c'est cela qui a posé problème, ou si c'est votre changement de personnalité qui l'a bouleversée. Surprenez-la avec des trucs moins extrêmes. La chose la plus importante dans cette idée de surprise, c'est que votre partenaire doit savoir qu'une surprise s'en vient. Vous devez en parler d'abord et convenir d'introduire un élément de surprise dans les jeux de l'amour. Si ça vient de nulle part et que votre femme se retrouve attachée au lit, ça risque d'être un peu trop.

Q **J'ai acheté à ma femme de la lingerie très chère et je l'ai posée sur le lit. Elle a ri et a dit qu'elle la porterait pour une occasion spéciale. Qu'ai-je fait de mal ?**

R Elle a probablement senti que vous exerciez une pression. La surprise ne doit pas se limiter à la lingerie. En fait, oubliez la lingerie pendant un temps et donnez-lui un massage la prochaine fois qu'elle sera fatiguée. Surprenez-la en vous montrant tendre et attentionné pendant quelques semaines et expliquez-lui que vous cherchez à améliorer votre relation. Si vos attentions semblent lui plaire, proposez-lui de vous surprendre un jour avec cette lingerie, lorsqu'elle en aura envie. Ne mettez pas de pression, c'est très important. Dites-le simplement, en passant, puis continuez avec la tendresse, les petites attentions et la manœuvre érotique occasionnelle à laquelle elle ne s'attend pas. Bientôt, elle entrera dans le jeu.

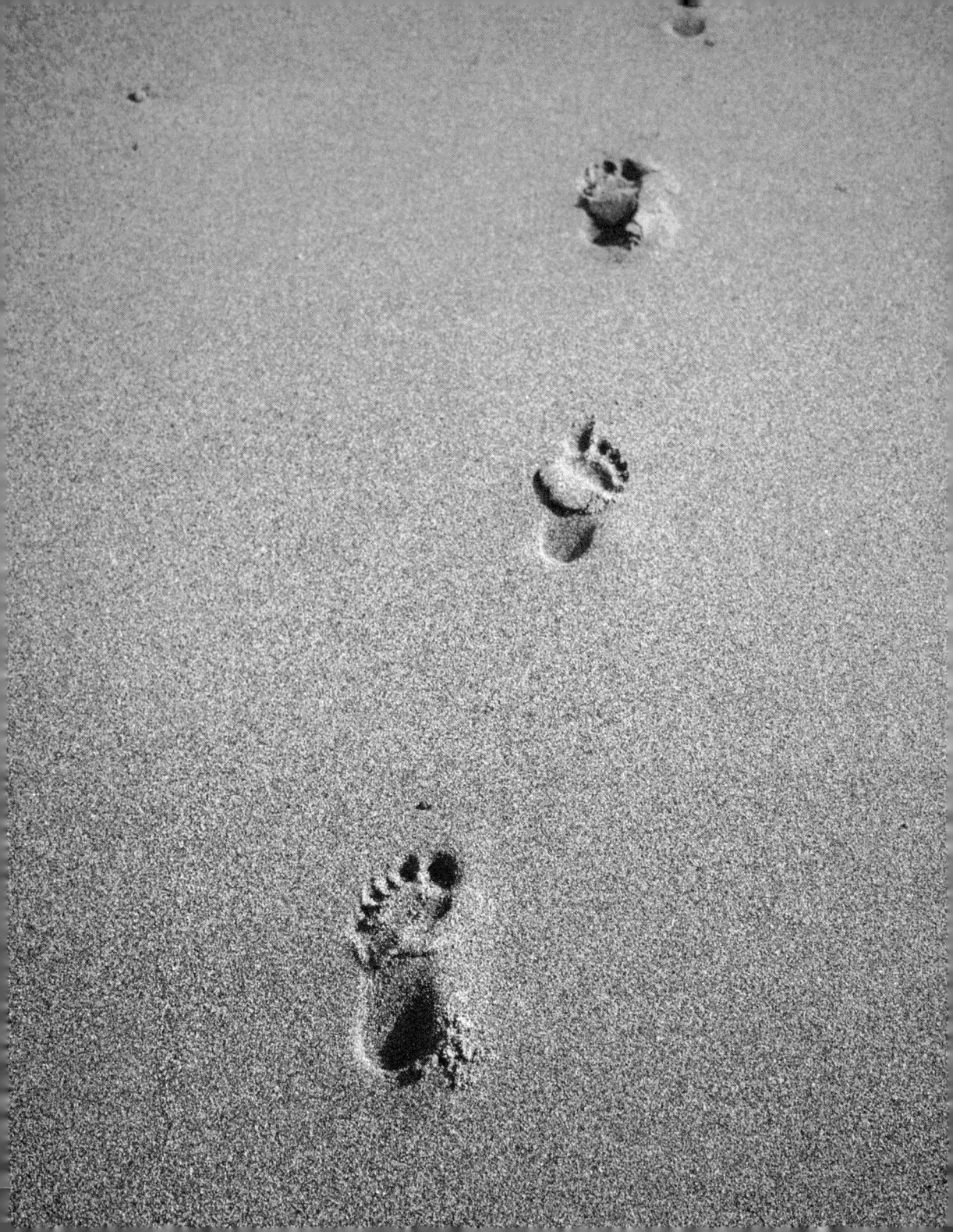

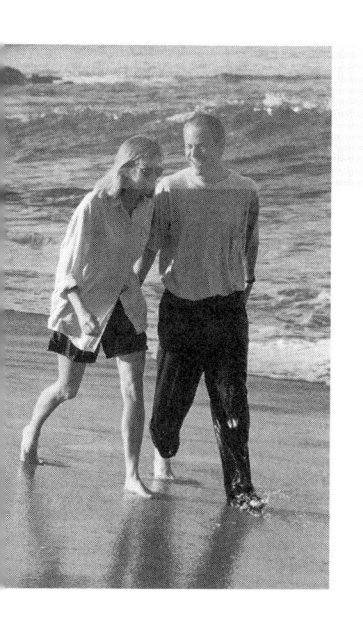

15
Un week-end improvisé

Un changement de décor intensifie les expériences. Et si le sexe est au menu du week-end, ça ravigotera votre vie sexuelle.

Si votre relation bat de l'aile ces temps-ci, quelques jours d'évasion seront l'occasion rêvée de ressourcer vos jeux érotiques.

En donnant la priorité au sexe plutôt qu'au tourisme ou à la gastronomie, vous aurez des réserves d'enthousiasme pour des mois à venir. Tout simplement parce que la nouveauté est mère de la… réinvention de soi. Vous oserez davantage et vous accorderez plus d'attention à l'autre. Si votre couple fait face à des problèmes, pourquoi ne pas profiter du week-end pour les régler ?

Voici quelques suggestions utiles à la résolution de deux problèmes répandus. Inspirez-vous-en pour établir votre propre thérapie amoureuse.

PROBLÈME : VOUS ÊTES EN TRAIN DE DEVENIR DE « BONS AMIS », SANS PLUS

Objectif : Redevenir des amants

Il est si facile de se contenter d'être de bons compagnons plutôt que des amants enthousiastes. L'escapade devrait privilégier les choses sensuelles de la vie. Oubliez les visites culturelles, à moins que l'art moderne ne vous excite extrêmement. Pensez plutôt à des lunchs bien arrosés qui s'étirent jusqu'au retour à l'hôtel pour la sieste puisque, de toute façon, il fait trop chaud pour faire quoi que ce soit d'autre.

> **ON PLONGE !**
> Réservez une chambre et donnez libre cours aux fantasmes de prostitution qui vous intriguent depuis longtemps.

Redécouvrir le plaisir d'être avec l'autre et cultiver des liens érotiques, voilà le thème sexuel du week-end. Voici des suggestions :

Jour 1. Faites monter l'excitation. Embrassez-vous, touchez-vous, pelotez-vous, adonnez-vous aux préliminaires pendant des heures, mais sortez du cadre habituel en ne faisant pas l'amour. Faites semblant que vous êtes de nouveaux amants encore hésitants à passer à l'acte. Montrez-vous un peu timide – fermez la porte de la salle de bains. Soignez votre apparence. Agissez l'un envers l'autre comme vous le faisiez dans les premiers temps. Revenez aux sentiments de compassion et d'affection pour l'autre, voyez votre partenaire avec les lunettes roses de jadis. Soyez déterminé à trouver l'autre terriblement attachant, même s'il vous agaçait au plus haut point la veille. Laissez-vous charmer.

Jour 2. Prenez la résolution de faire quelque chose que vous n'oublierez jamais. Vous vous souvenez probablement de détails très nets de vos ébats des six premiers mois. Ce sont les six dernières années qui sont plus délicates. Après les préparatifs de la veille, générez ensemble des souvenirs sexuels qui vous accompagneront une fois de retour à la maison et que vous pourrez faire revivre pour nourrir le désir lorsque le train-train prendra le pas sur la passion. Profitez au maximum du nouvel espace. Déplacez les miroirs pour vous voir pendant que vous faites l'amour. Projetez votre homme contre un mur dans une petite impasse. Loin des lumières, faites l'amour dans un parc ou sur la plage.

PROBLÈME : VOTRE VIE AMOUREUSE EST PRÉVISIBLE

Objectif : Rallumer la flamme

En règle générale, lorsque le sexe est prévisible, c'est que vous avez temporairement perdu ce sentiment d'intimité qui vous donne la confiance voulue pour initier de nouvelles choses et explorer votre sexualité. Choisissez un endroit propice à la relaxation et à la conversation. Évitez tout ce qui comporte beaucoup de planification, donc pas d'excursion de canot-camping. Pensez plutôt à une petite auberge dans un décor bucolique.

Jour 1. Créez une ambiance d'intimité. Transformez votre chambre en un sanctuaire sensuel. Apportez des huiles et des chandelles dans vos bagages. Passez quelques heures dans la baignoire, puis douchez-vous et massez-vous l'un l'autre avant de sortir pour le souper. Ne vous précipitez pas dans une partie de jambes en l'air (mais si c'est ce que vous voulez, revenez au contact sensuel par la suite). Vivez le moment présent. Redécouvrez l'autre. Tenez-vous les mains. Maintenez le contact visuel le plus possible. Pendant une heure ou deux, parlez de votre travail, de la famille, des amis, de votre relation. Il s'agit de faire sentir à l'autre qu'il est aimé et écouté.

52 idées géniales – **Donnez du swing à votre vie sexuelle**

Jour 2. Changez la routine. Prenez une feuille de papier et écrivez chacun trois choses que vous aimeriez essayer. Pensez-y un peu d'avance pour apporter les accessoires dont vous pourriez avoir besoin. À tour de rôle, réalisez les désirs de l'autre. Si vous trouvez que ce don de soi est trop difficile, transformez l'exercice en jeu : soyez tour à tour l'esclave sexuel de l'autre.

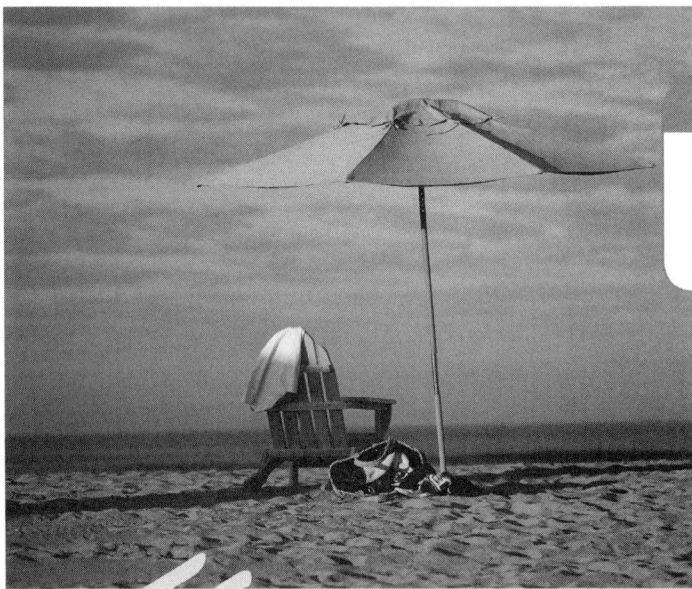

DE FIL EN AIGUILLE

S'il est difficile de partir pour le week-end, jetez un coup d'œil à l'idée 51, *Des soirées fantasmatiques*.

« Lorsqu'on fait quelque chose d'un peu pervers, peu importe ce que c'est, on s'en souvient pour toujours. Même si ce n'était pas si bon. C'est le souvenir qui compte. »

BETH LAPIDES, humoriste américaine

VOS QUESTIONS, NOS SOLUTIONS

Q **Tout va pour le mieux pendant l'escapade et la semaine suivante. Mais les sentiments tendres s'estompent, et c'est le retour au train-train habituel. Comment conserver ce sentiment amoureux ?**

R Voici la nouvelle consigne : changer pour le plaisir du changement. Appliquez-la dans tous les aspects de votre vie. Elle favorisera la spontanéité. Par exemple, changer la position de votre lit pourrait vous rappeler, à un niveau inconscient, de garder les choses fraîches dans la chambre à coucher. Tout comme le fait de changer de côté de lit. Qui a dit qu'il devait toujours dormir à gauche, hein ? Est-ce que vous mangez toujours à table ? Eh bien, faites un pique-nique devant la télé. Est-ce toujours la même personne qui nettoie la voiture ? Que ce soit l'autre qui le fasse pendant un mois. Si vous apportez régulièrement de petits changements subtils dans votre quotidien, l'idée vous suivra jusque dans la chambre à coucher, ou sur la table de la cuisine si vous y tenez. Quand le changement fait partie de la vie de tous les jours, il devient plus facile de suggérer un nouveau jeu érotique à votre partenaire.

Q **Il est difficile pour nous de partir ensemble. Avez-vous un plan B ?**

R Bien sûr. Réservez deux jours ensemble à la maison et planifiez votre agenda amoureux. Si vous n'arrivez pas à trouver le temps d'être ensemble à la maison, vous avez un sérieux problème. Très peu de gens sont pris à un point tel qu'ils ne peuvent trouver une solution s'ils sont suffisamment motivés. Si c'est la motivation qui fait défaut, voilà votre problème. Parlez-en d'abord.

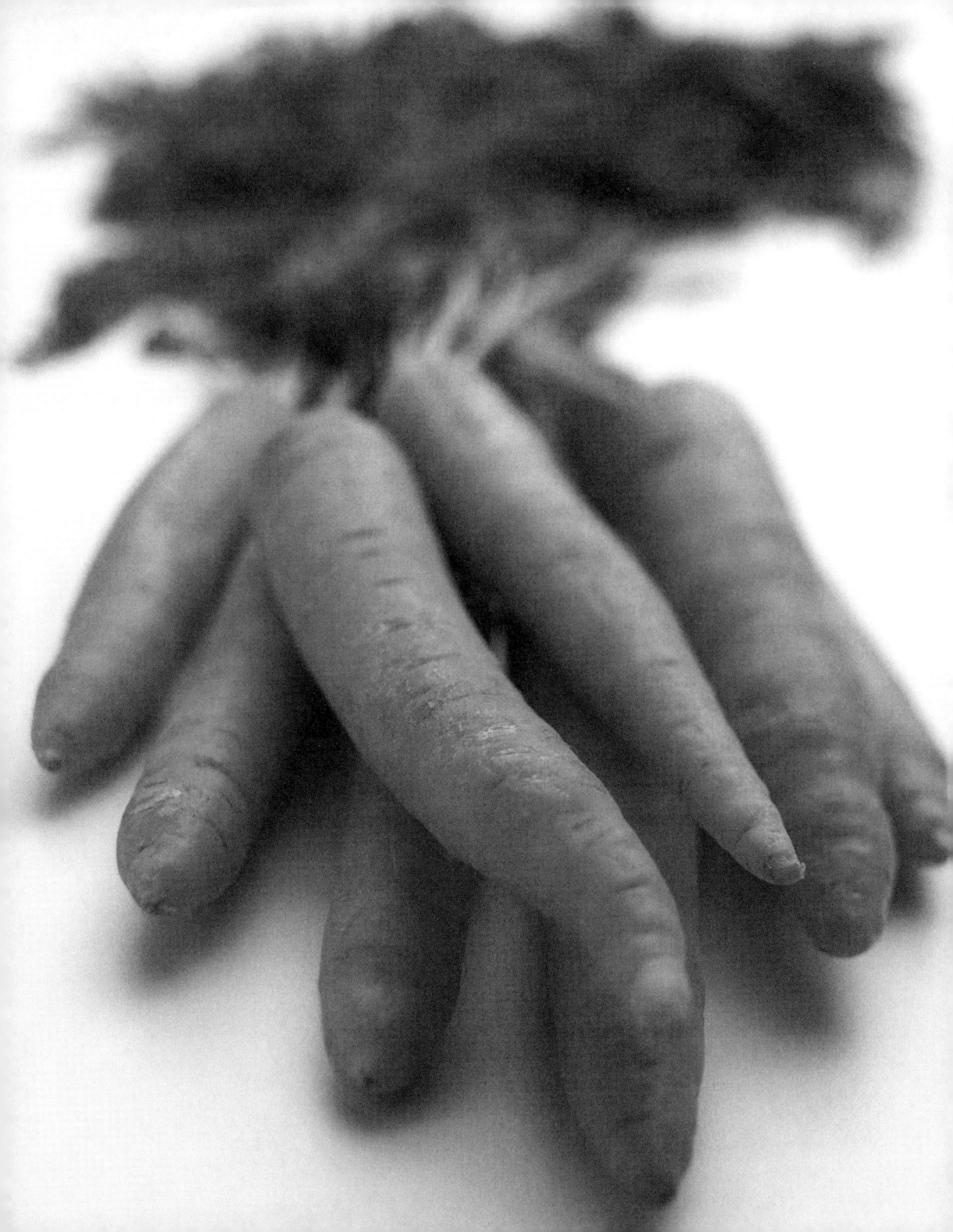

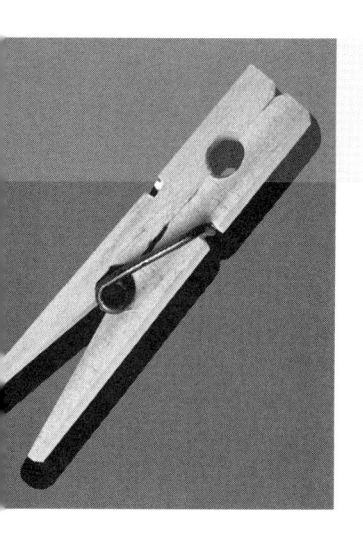

16
Des petits plaisirs pervers

On n'a pas toujours ce qu'on veut. Mais on peut toujours demander.

Votre mission, si vous deviez l'accepter, consiste à demander à votre partenaire d'essayer quelque chose qu'il n'a jamais fait auparavant. L'idée qui suit est la marche à suivre pour demander ce quelque chose, que ce soit le sexe en groupe ou dans un endroit public, la pénétration du poing, le thé au Ritz, etc.

UNE VÉRITÉ DE LA PALICE

Si vous voulez essayer quelque chose hors norme, vous devez le dire à votre partenaire, verbalement ou physiquement.

1. Pour commencer, faites un peu de théâtre en simulant une crise existentielle ou quelque chose du genre. Dites à votre conjoint que vous avez peur qu'il vous abandonne – les couples se défont autour de vous

91

(donnez des exemples). Adoptez un ton léger en prenant un verre, ou un ton inquiet après avoir simulé une humeur maussade pour qu'il se demande ce qui ne va pas. Je recommande le premier scénario, mais à vous de choisir. Dites-lui que votre vie amoureuse va bien, mais que vous avez peur qu'il finisse par s'ennuyer. Modifiez le scénario selon son niveau de crédulité, mais *grosso modo*, l'idée consiste à présenter la chose comme étant votre problème, et non le sien. Ensuite, apportez des changements à votre vie amoureuse.

> ### ON PLONGE !
> Si ça vous intimide encore de demander ce que vous voulez vraiment, dites-vous que le tabou d'aujourd'hui risque de devenir la norme de demain. Réjouissez-vous à la pensée d'être un pionnier du sexe, et prenez en pitié tous ces types qui, dans les années 1950, se mouraient d'envie d'une pipe mais n'osaient pas le demander, de peur de passer pour pervers.

2. Lorsque vous aurez un peu mêlé les cartes et que vous essayez régulièrement de nouvelles choses, proposez un jeu qui se veut une première étape vers l'objectif final. Si vous voulez vous faire fouetter avec un chat à neuf queues, suggérez d'expérimenter une douleur légère, comme des gouttes de cire chaude pour commencer.

3. Préparez graduellement le terrain jusqu'à l'objectif ultime. Soyez patient. Six mois s'il le faut.

À NE PAS OUBLIER

Pour persuader votre amante de vous faire quelque chose de pervers, qui ne l'intéresse pas particulièrement, vous devez lui faire bien comprendre que c'est *elle* faisant la chose perverse qui vous intéresse, et non la chose perverse en soi. Usez d'imagination, de tact et de flatterie pour bien faire passer la différence.

Oui : « C'est fou ce que le cuir peut faire pour tes formes. »

16. Des petits plaisirs pervers

Non : « Je ne peux m'enlever de la tête l'image de Michelle Pfeiffer dans son habit de la femme-chat. »

Le truc, c'est de toujours donner à l'autre le sentiment d'être spécial et de le convaincre qu'il est spécial pour vous. Avec cette stratégie des plus simples, certaines gens arrivent à en convaincre d'autres de faire des choses que vous auriez du mal à imaginer. Croyez-moi, j'ai vu les rapports de police.

À ÉVITER

J'ai reçu une lettre d'un type qui ne comprenait pas pourquoi sa nouvelle blonde refusait de prendre un sauna nue avec lui et ses cinq amis. Cela l'excite vraiment beaucoup, et son ex-femme n'y voyait rien de mal. Se faire lorgner par cinq hommes et comparer à l'ex-femme a dû être une perspective peu réjouissante pour la nouvelle ! De toute évidence, il ne s'intéressait pas autant aux femmes comme telles qu'à leur disposition à se mettre nues devant ses copains. À mon avis, cet homme va connaître bien des déceptions.

> **DE FIL EN AIGUILLE**
>
> Vous ne savez pas à quelle perversion vous vouer ? Inspirez-vous des idées 21, *En arrière toutes !*, et 31, *Attache-moi !*

LE DERNIER MOT

La plupart des couples peuvent ajouter un peu de piquant à leur vie sexuelle en intégrant quelques éléments secondaires des principaux fétiches. Tentez l'expérience mais, si ce n'est pas votre genre, oubliez ça.

> Le sexe pervers ne veut pas dire d'abandonner le sexe "normal", d'adopter un nouveau mode de vie, de rallier une communauté ou de devenir un excentrique. C'est plutôt de rendre le sexe plus torride, de laisser s'exprimer le côté plus sombre et peut-être légèrement dérangeant de vos désirs en explorant des sensations nouvelles, des fantaisies et des jeux érotico-psychologiques. C'est d'intégrer la perversion à votre vie sexuelle de tous les jours… D'accord, des week-ends et des vacances.
>
> *EM et LO, chroniqueurs sexuels sur nerve.com et auteurs de* The Big Bang

VOS QUESTIONS, NOS SOLUTIONS

Q J'aimerais regarder d'autres couples faire l'amour. J'en ai parlé à ma femme à quelques reprises, mais elle n'est pas partante. Que dois-je faire maintenant ?

R J'ai peu de sympathie pour l'amant tyrannique, et je crains que vous en soyez un. Les tyrans sexuels jouent des variations sur le thème suivant: « J'aime ma femme. Je l'aime profondément. J'ai toujours voulu voir un groupe de gens faire l'amour dans une voiture, et elle n'est tout simplement pas intéressée. » Les tyrans commencent toujours par le « Je t'aime » et finissent par le « Si tu refuses, je vais trouver quelqu'un qui veut. » Donc, si vous vous dirigez vers cela, demandez-vous quel type d'homme vous êtes.

Q À quel moment la perversion devient-elle problématique ?

R Si votre amant dit qu'il aimerait que vous vous rasiez les poils du pubis, que vous lui marchiez sur le dos avec des talons aiguilles ou que vous lui entriez des Smarties dans l'anus, c'est à vous de décider si c'est un amant qui veut que vous pimentiez sa vie sexuelle ou si le rasage, les talons et les Smarties sont un préalable à ce qu'il considère une bonne baise avec vous (ou n'importe qui d'autre). Si c'est la seconde raison, vous êtes en présence d'un fétichiste et devez déterminer si vous voulez que ce comportement soit un facteur constant de votre vie amoureuse. Si vous ne pouvez accepter et intégrer les perversions de votre amant, il vous aimera en retour. Et il vous aimera vraiment. Il n'y a pas plus dévoué qu'un fétichiste assez chanceux pour rencontrer une personne qui tolère son obsession. Mais si vous ne voulez ce type de sexe qu'une fois de temps en temps, c'est à vous de fixer vos limites et de les faire respecter.

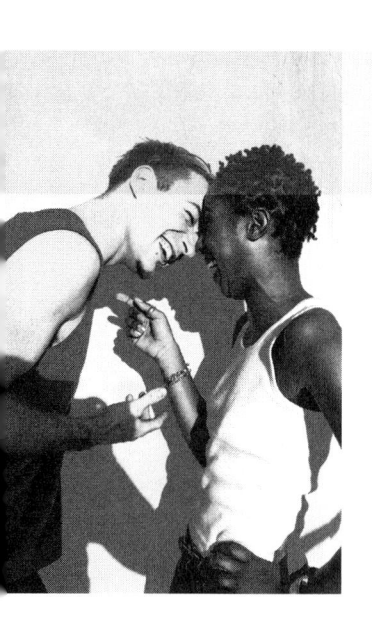

17
L'art du kaizen

« Petits changements, grandes différences », voilà ce que préconise le kaizen, un concept japonais qui pourrait bien révolutionner votre vie.

Les psychologues disent qu'on tiendra la démence à distance en restant alerte. Le cerveau fonctionne selon des chemins bien établis, et vous avez intérêt à vous en éloigner pour améliorer vos chances de conserver votre vigueur mentale.

Vous vous brossez sans doute les dents comme vous avez appris à le faire dans l'enfance, mais en les brossant de l'autre main, vous forcerez votre cerveau à travailler plus fort et à conserver sa souplesse. Un petit changement dans la routine – prendre un nouveau chemin pour le travail, embrasser les amis au lieu de leur serrer la main, manger votre repas principal le midi – vous donnera un regard nouveau sur les choses. Un petit remue-ménage dans votre vie sexuelle sera tout aussi bénéfique.

Dans la mesure du possible, promettez-vous d'appliquer la règle de la différence la prochaine fois que vous ferez l'amour. Si vous commencez toujours par embrasser votre partenaire, retournez-le sur le ventre pour lui masser les épaules ; si vous préférez être sur le dessus, étendez-vous sur le dos ; si vous jouissez toujours la première, laissez-le jouir avant ; si vous initiez toujours le sexe, laissez-la choisir le moment et l'endroit la prochaine fois.

Vous sentirez une résistance, l'instinct vous poussant dans la direction habituelle, mais ne cédez pas. Rien – l'infidélité, les enfants, une maladie vénérienne – ne peut mieux ruiner une vie amoureuse que de baiser plus ou moins de la même manière la plupart du temps.

Efforcez-vous l'un et l'autre de varier un peu chaque fois que vous faites l'amour. Pas un grand chambardement, mais une petite différence par rapport à la dernière fois ou… aux dix dernières fois. Avec la bouche et les mains, vous pouvez stimuler votre partenaire de cent manières, essayez-en quelques-unes. Dites « non » en soupirant si vous dites toujours « oui ». Passez-lui un foulard de soie entre les jambes avant de le caresser. N'importe quoi pour rassurer votre partenaire que vous n'êtes pas sur le pilote automatique.

En règle générale :

1. Chaque fois que vous faites l'amour, faites quelque chose que vous n'avez pas fait au cours du dernier mois.

> **ON PLONGE !**
> Pendant un mois, interdisez-vous de jouir comme vous le faites normalement. Il vous faudra travailler plus fort et faire appel à vos ressources d'inventivité.

> **ET ON REPLONGE !**
> Regardez les objets de la vie de tous les jours avec un intérêt renouvelé. Incorporez-en dans vos jeux érotiques si possible, sans exagérer bien sûr.

17. L'art du kaizen

2. Ne jouissez pas dans une position donnée si vous vous souvenez d'avoir joui dans cette position la dernière fois.

DE FIL EN AIGUILLE

Passez à l'idée 30, *Assumer ses positions,* pour varier un peu les bonnes vieilles positions.

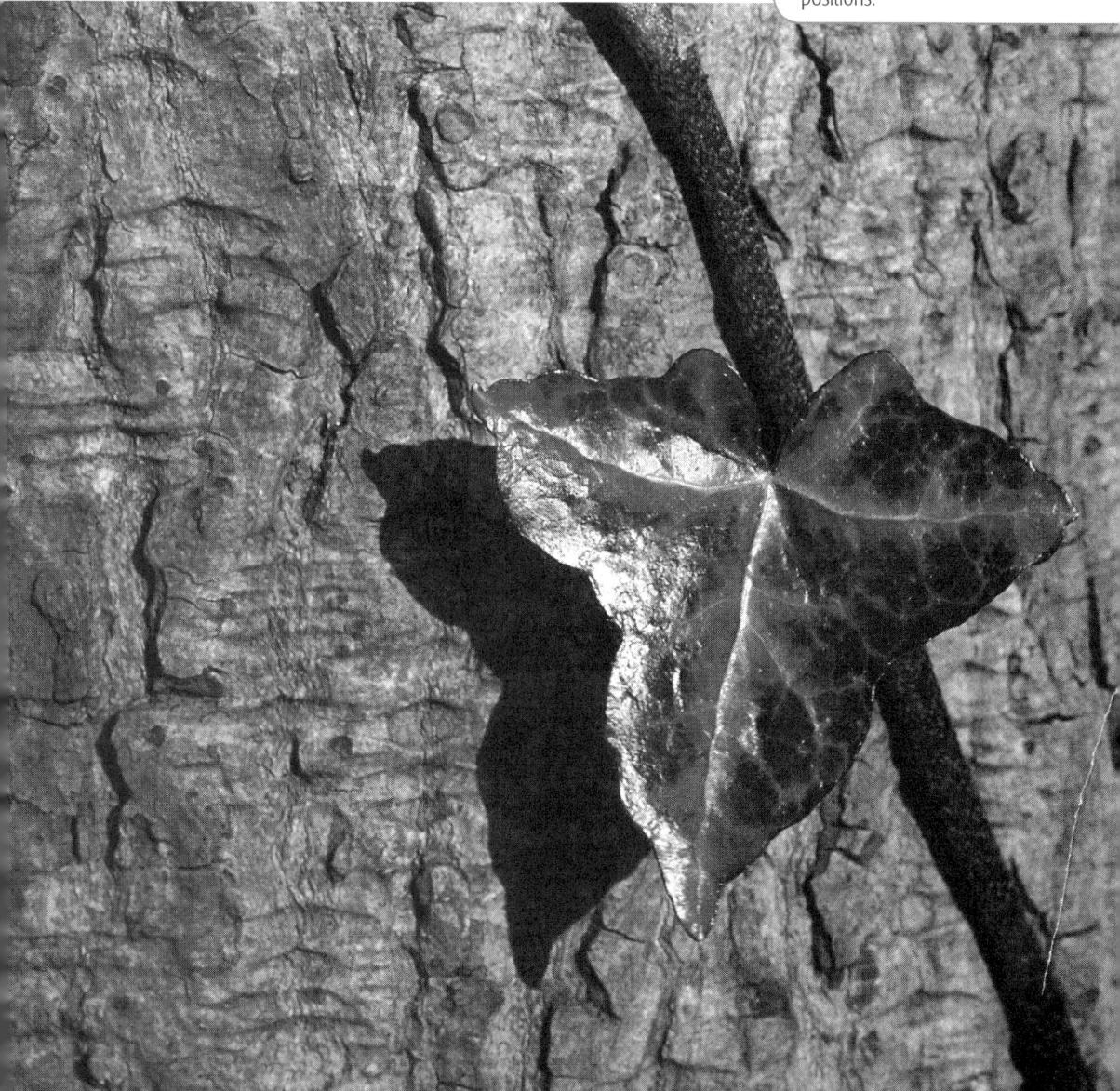

VOS QUESTIONS, NOS SOLUTIONS

Q **Le changement qui me plairait le plus, ce serait de voir ma femme faire les avances. Si j'attends qu'elle vienne vers moi, j'attendrai indéfiniment. Pouvez-vous m'expliquer pourquoi ?**

R Prenez conscience de vos propres réponses d'abord. Votre femme vous a-t-elle déjà embrassé, approché pour se faire prendre, ou pris la main tendrement alors que vous n'étiez pas réceptif ? Qu'avait-vous fait ? Vous êtes-vous écarté d'elle ? Les hommes souhaitent souvent que leur partenaire prenne plus souvent l'initiative, mais quand ils ont eux-mêmes envie de faire l'amour. Bien sûr, pas pendant le match de hockey, ce qui serait totalement agaçant. Et c'est agacée que se sent votre femme lorsque vous bondissez sur elle pendant qu'elle fait le repassage. En général, les hommes vivent très bien le rejet, la plupart ayant eu beaucoup de pratique pendant l'adolescence, et sont disposés à attendre un moment pour que leur partenaire se mette sur la même longueur d'onde qu'eux. Les femmes, beaucoup plus susceptibles, considèrent cette réaction d'hésitation comme un rejet catégorique et tournent les talons. Parfois pour de bon. Soyez réceptif à tout contact tactile, même s'il y a peu de chances que ça aboutisse au sexe. Le fait qu'elle vous prend la main pendant que vous faites les courses pourrait être le début des préliminaires dont la conclusion ne viendra qu'après le souper. Si vous suivez mes conseils et réagissez à tous ces gestes d'affection, vous pourrez alors lui dire que de devoir toujours prendre l'initiative vous donne l'impression de la harceler. Demandez-lui de vous surprendre juste une fois dans le mois qui vient. Ne lui mettez pas de pression et continuez de communiquer ouvertement et gentiment.

Q **Cette histoire de kaizen n'est-elle pas épuisante ?**

R Si vous l'abordez comme un jeu, vous vous amuserez. Surtout, le concept vous oblige à focaliser sur votre sexualité et, chaque fois, ça se traduira par une amélioration de votre vie sexuelle.

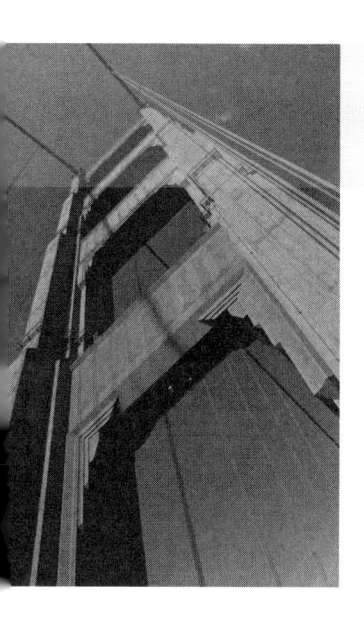

18
Jeter des ponts

Que faire pour que la femme jouisse comme l'homme ?

Madame, si vous pouviez jouir aussi facilement que votre homme, ne voudriez-vous pas faire l'amour plus souvent ? Monsieur, si votre femme jouissait aussi facilement que vous, ne seriez-vous pas reconnaissant ?

Des préliminaires à la tonne sont évidemment nécessaires. Le sexe oral, bien sûr. Puis des soupers à la chandelle, de la causette en masse et l'effort de plaire à l'autre sont des ingrédients essentiels à une relation amoureuse durable. Mais parfois, après une dure journée, on veut juste, l'un comme l'autre, baiser et jouir sans trop se forcer.

Comme le dit le *Rapport Hite* – la description la plus complète de la sexualité féminine à ce jour –, la grande majorité des femmes ont besoin de stimulation clitoridienne (main ou vibrateur) pour jouir pendant la pénétration. Pourtant, l'idéal veut que la pénétration pénienne nous rende toutes multiorgasmiques.

Entre vous et moi, c'est de la foutaise. Au plan anatomique, enfoncer le pénis dans le vagin, c'est comme tirer sur les testicules. On pourrait tôt ou tard faire jouir l'homme de cette manière – chaque saccade ferait bouger la peau du gland et fournirait la stimulation nécessaire –, mais ça prendrait une éternité. Et pour certains, ça ne donnerait rien. Donc, le seul espoir pour la femme de jouir pendant la pénétration pénienne, c'est par la stimulation clitoridienne.

Dans son livre intitulé *Five Minutes to Orgasm Every Time You Make Love: Female Orgasm Made Simple,* l'auteure Claire D. Hutchins écrit de sa plume irrésistiblement directe ces mots inoubliables : « Des millions de femmes atteignent l'orgasme durant les relations sexuelles grâce à la stimulation additionnelle du clitoris. Or, on se demande si c'est correct ? Si ça se corrige ? Mais ce n'est pas la bonne question. La question, c'est : pourquoi pose-t-on une question si stupide ? Pourquoi essayer tout ce qu'on trouve dans les livres – des chandelles parfumées aux bains moussants en passant par la psychanalyse et la

ON PLONGE !

Contractez les muscles du vagin à mesure que vous approchez de l'orgasme. Vous jouirez plus facilement et ça maintiendra l'excitation lorsque vous cesserez la stimulation clitoridienne. Tôt ou tard, les contractions suffiront à déclencher l'orgasme sans autre stimulation clitoridienne. Quelques mots obscènes chuchotés à votre oreille ne feront pas de tort non plus.

thérapie sexuelle – pour vouloir atteindre l'orgasme autrement? Mesdames, passons à autre chose, je vous en prie. Si l'idée de vous toucher devant votre partenaire vous effraie, il va falloir en revenir.»

Bravo, Claire Hutchins. Cependant, femmes et hommes persistent à vouloir jouir par stimulation pénienne. Il existe un moyen d'y parvenir : le pont entre la stimulation clitoridienne et la stimulation pénienne. La technique est simple : avec la stimulation clitoridienne – nécessaire à la majorité des femmes pour atteindre l'orgasme –, la femme s'excite jusqu'à ce qu'elle soit sur le point de jouir, puis cesse et finit par jouir après quelques poussées de l'homme. C'est un processus en trois temps facile à apprendre, mais qui demande un peu de pratique. Sur une note personnelle, j'ajoute que si vous parvenez à l'étape deux et que vous jouissez, c'est déjà très bien.

> **DE FIL EN AIGUILLE**
>
> Pour celles qui ne savent pas trop sur quoi fantasmer (eh oui, ce sont des choses qui arrivent), nous avons préparé l'idée 50, *Il faut rêver, et en couleur*.

ÉTAPE 1 : SE METTRE EN POSITION

Trouvez une position qui favorise au maximum la stimulation clitoridienne. Peu importe laquelle, pourvu que vous puissiez vous caresser avec la main. Voici la meilleure : chevauchez votre partenaire, ouvrez les lèvres et penchez-vous vers l'avant de manière que votre clitoris frotte directement sur l'os de son bassin, ou restez bien droite et masturbez-vous tout en étant sur lui.

ÉTAPE 2 : METTRE L'ESPRIT EN JEU

Vous êtes sur le dessus (sous lui, pendue au plafond ou dans toute autre position qui vous excite), vous vous contorsionnez, vous vous caressez. Sentez-vous l'orgasme à l'horizon? Non? D'accord. Fantasmez un peu. Pour cesser de penser… à votre ventre flasque, au petit dernier qui a perdu son devoir, à votre homme qui commence sans doute à trouver le temps long, à vos efforts peut-être vains, etc. Fantasmez pour vous concentrer sur le sexe. Imaginez que vous êtes ravissante, une vraie déesse du sexe. Ou, comme le dit la réalisatrice, productrice et scénariste américaine Nora Ephron : « Dans mon fantasme, ce n'est pas l'intelligence qu'on apprécie chez moi. » Pensez à votre jouissance. Fermez les yeux. Oubliez votre homme s'il le faut. N'arrêtez pas avant de jouir. Mais si vous voulez faire le pont…

ÉTAPE 3 : FAIRE LE PONT

Amenez-vous jusqu'au bord de l'orgasme, puis cessez la stimulation clitoridienne. Continuez de vous exciter en vous écrasant contre son corps. C'est en partie mental. Lorsque vous croyez que la seule pénétration va vous faire jouir, il y a plus de chances que ça se produise.

> Les femmes ne pouvant transformer leur physiologie pour se conformer à ce qu'on attend d'elles, elles adoptent d'innombrables stratégies pour concilier la réalité aux attentes, et feindre l'orgasme en est une. Mais qui est perdant ? Les femmes, et les hommes aussi. Plutôt que de faire semblant, pourquoi ne pas tout simplement accepter son corps et passer à autre chose ? Adaptons-nous !
>
> CLAIRE D. HUTCHINS, *auteure américaine*

VOS QUESTIONS, NOS SOLUTIONS

Q

R

J'ai déjà essayé, mais sans succès. Avez-vous d'autres idées brillantes ?

Masturbez-vous davantage. Il est essentiel pour la plupart des femmes qui veulent jouir pendant la pénétration de perfectionner leur réponse sexuelle en apprenant à jouir le plus efficacement possible. Si vous vous masturbez jusqu'à l'orgasme, calculez le temps qu'il vous faut. Entre deux et quatre minutes ? C'est la moyenne, tout comme pour les hommes. Si ça prend plus de temps, exercez-vous jusqu'à ce que vous ne dépassiez pas les quatre minutes. Ensuite, intégrez cette technique à celle du pont. Désolée si ça sonne mécanique et très peu romantique. En réalité, c'est un peu compétitif, un peu stressant et un peu orienté sur la performance. Un peu comme le sexe pour les hommes, en fait. Et c'est l'objectif visé : jouir efficacement chaque fois que vous faites l'amour !

Q

R

Pourquoi la masturbation est-elle si importante ? Pourquoi mon homme ne peut-il pas me stimuler ?

Cela n'a rien à voir avec les caresses de votre homme. Des études montrent que l'anorgasmie est cinq fois plus fréquente chez les femmes qui ne se masturbent jamais que chez les autres ; que des quelque 10 % de femmes qui ne jouissent jamais, 95 % ne se sont jamais masturbées ; que les femmes qui se masturbent plus souvent jouissent plus souvent avec leur partenaire. Je pourrais continuer… Essayez donc.

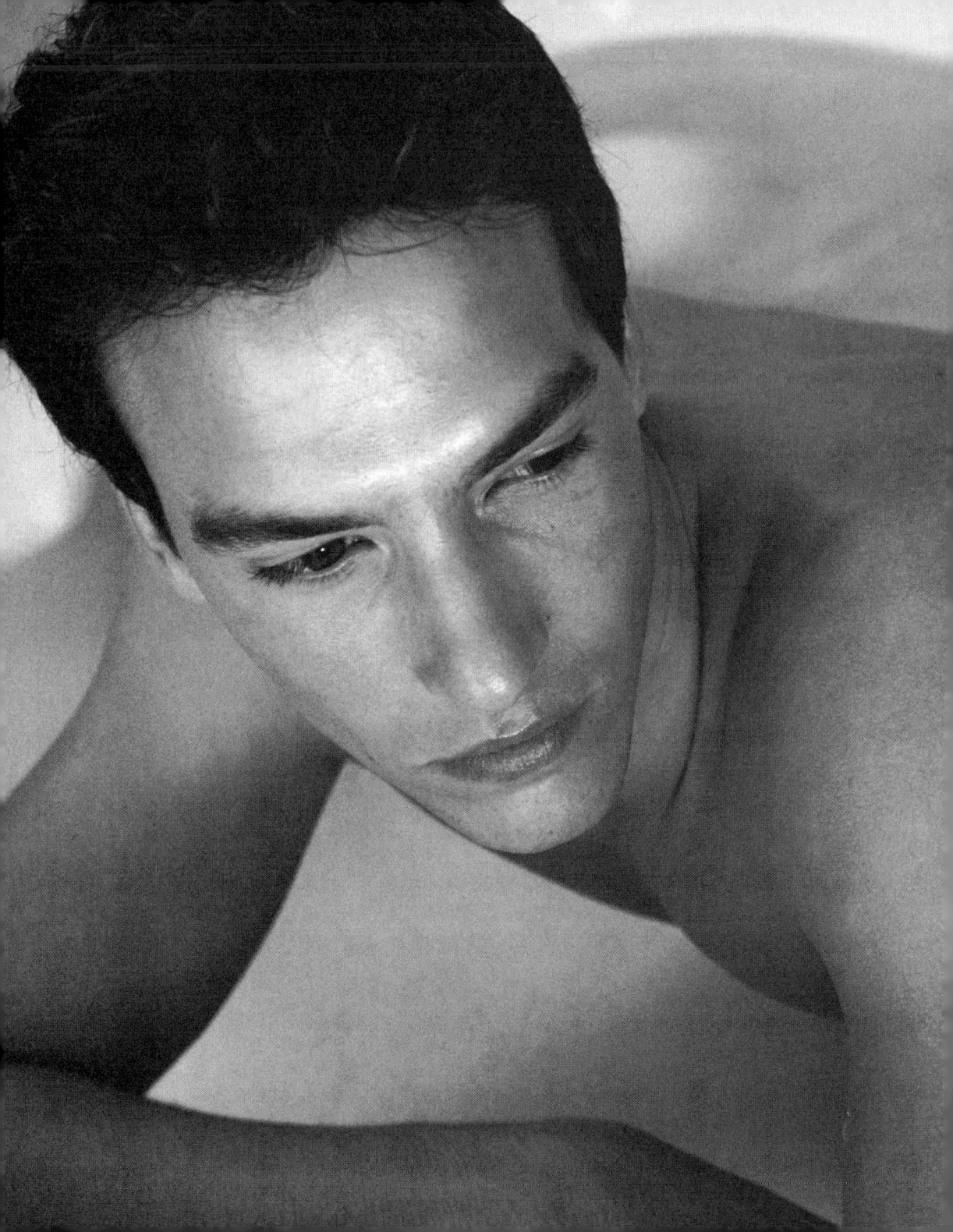

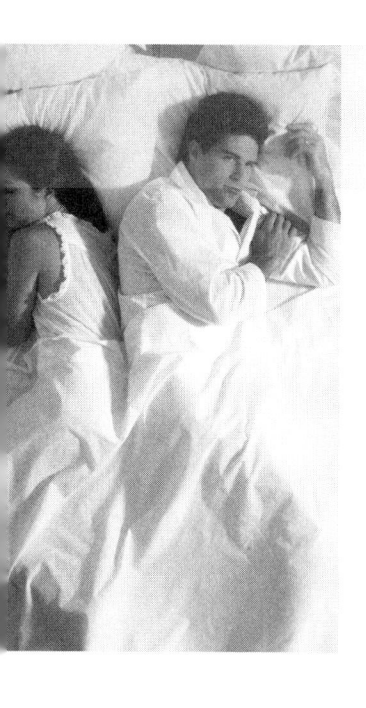

19
Quand les pulsions sexuelles s'accordent mal

Vous recherchez un compagnon ? Choisissez-en un qui est aussi intéressé ou aussi peu intéressé à la chose que vous. Oh ! pardon, vous pensiez que c'était le cas !

Dans toute relation, il y a des périodes où l'un des deux veut faire l'amour plus souvent que l'autre – vous êtes exténué mais votre femme n'a qu'une chose en tête, ou bien le contraire.

ÇA VOUS DIT QUELQUE CHOSE ?

Je n'ai plus envie de baiser, c'est tout.

Ça ne veut pas dire que vous en avez fini pour de bon avec le sexe ou que le désir est éteint à tout jamais. Et il n'y a rien qui cloche avec vous. Le plus probable, c'est que vos priorités ont changé et autre chose, le travail, les enfants, les problèmes d'argent, prend toute la place.

Sinon, il se peut que vous considériez le sexe comme une expression de votre intimité et, ces temps-ci, vous sentez une distance dans le couple. « Nous vivons sur deux planètes, mais il veut quand même qu'on baise. » Si, quand vous étiez célibataire, vous préfériez coucher avec une personne avec qui vous étiez en relation, pourquoi serait-ce différent maintenant ? Mais comme tout le monde le sait, dans une relation durable, on n'est pas toujours sur la même longueur d'onde que notre partenaire.

Que le problème soit le stress ou le sentiment d'éloignement, le remède est le même. Rapprochez-vous. Parlez à l'autre et expliquez-lui ce qui se passe. Collez-vous. Faites de la place dans votre vie pour retrouver votre intimité. Fermez la télé et allongez-vous devant le foyer. Couchez-vous une demi-heure plus tôt pour vous cajoler sous la couette. En vous rapprochant physiquement et émotionnellement, vous finirez par vouloir faire l'amour plus souvent. Ce sera peut-être maladroit au début mais, tôt ou tard, vous trouverez un terrain d'entente et vos libidos s'accorderont mieux.

> **ON PLONGE !**
>
> Souvent, c'est le sens du jeu qui fait la différence capitale entre les couples qui baisent souvent et ceux qui ne baisent presque jamais. Jouez au strip-poker ou au médecin et à l'infirmière. Allez au cinéma et bécotez-vous. Faites quelque chose qui vous amuse et la passion reviendra presque inévitablement.

Ma partenaire ne veut plus de moi !

Êtes-vous sûr qu'il ne s'agit pas plutôt d'une question de *timing* ? Je ne cesse de m'étonner du nombre d'hommes qui se disent blessés et pleins de ressentiment après les refus répétés d'une femme qui s'endort à neuf heures trente soir après soir. Après un interrogatoire serré d'une minute, il appert que le type n'a jamais fait le lien entre son épuisement à elle et son comportement à lui : il est là, affalé devant la télé, pendant qu'elle plie le linge, remplit le lave-vaisselle, ramasse les traîneries, et j'en passe. Le courant se remettra à passer quand vous serez également reposés.

19. Quand les pulsions sexuelles s'accordent mal

Cessez d'agacer votre partenaire pour une baise, mais pas pour l'intimité physique. On n'a pas le droit d'exiger le coït, mais dans une relation aimante, on est en droit de demander un contact physique affectueux, qui mènera probablement au sexe. Rapprochez-vous physiquement, faites l'amour juste un peu plus souvent et patientez jusqu'à ce que votre partenaire retrouve sa libido. Votre patience et votre persévérance feront des miracles.

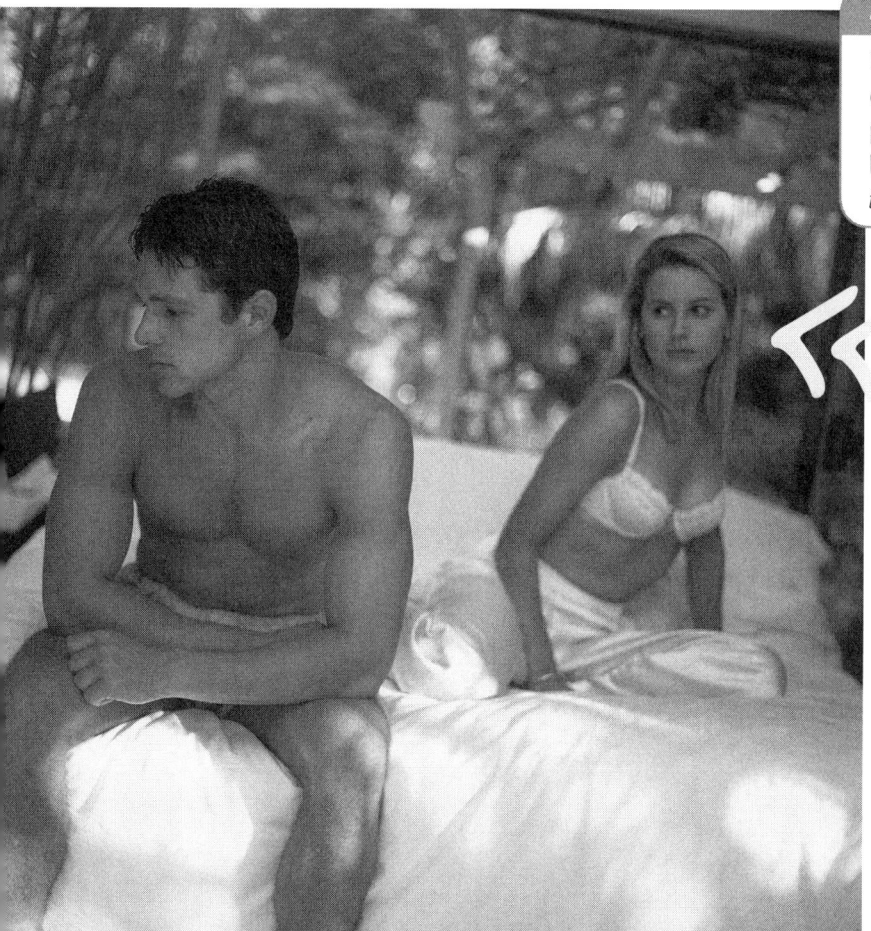

DE FIL EN AIGUILLE

La fatigue, comme les enfants, peut éteindre la passion. Lisez attentivement l'idée 44, *Ce n'est pas toujours dans la tête.*

Le désir est l'appétit de l'agréable.

ARISTOTE

VOS QUESTIONS, NOS SOLUTIONS

Q **Je n'aime pas l'idée de faire l'amour si ça ne me procure pas de plaisir. Que dois-je faire ?**

R Le conseil qui me vient tout de suite à l'esprit, c'est de vous assurer de jouir chaque fois que vous faites l'amour, et je suis prête à parier que ce n'est pas le cas en ce moment. Masturbez-vous après qu'il a joui (sortez du lit si vous être trop gênée de le faire devant lui, mais pourquoi diable le seriez-vous ?), achetez-vous un vibrateur ou enseignez doucement à votre mari comment s'y prendre. Continuez de faire l'amour, mais veillez à toujours en retirer quelque chose. Le sexe peut être très bon sans orgasme, mais le moins souvent possible. Autrement, vous finirez par vous ennuyer et vous accumulerez beaucoup de ressentiment à son égard.

Q **J'ai essayé d'être patient. On se colle et on se bécote. On fait aussi l'amour un peu plus souvent, et elle semble croire que c'est suffisant, alors que moi, je veux que ça redevienne comme c'était avant. Comment puis-je rétablir la situation ?**

R L'heure est à l'honnêteté, au rapprochement, à la génération de nouveaux souvenirs. Partez ensemble. Restez à la maison ensemble. Recréez votre relation de A à Z. Faites semblant que vous vous fréquentez de nouveau. Soyez patient. Si rien ne fonctionne, allez consulter.

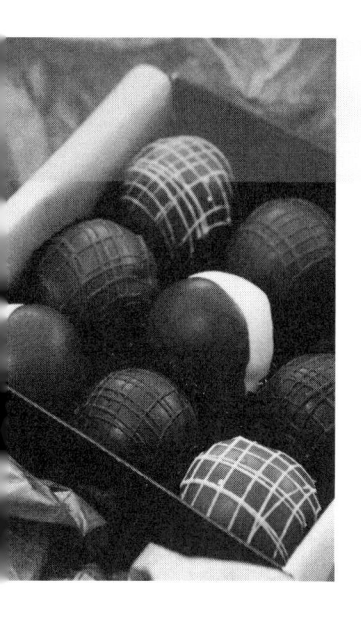

20
Quel est votre QA ?

Imaginez que vous participez à un quiz où l'on vous interroge sur les habitudes de votre partenaire. Quel serait votre quotient amoureux (QA) ?

C'est bizarre, n'est-ce pas ? Voilà dix ans qu'on vit ensemble et qu'on en sait plus sur les goûts de son collègue de travail que sur ceux de la personne avec qui on vit.

Il y a plusieurs années, j'ai lu un livre de John Gray qui m'a épargné beaucoup d'ennuis. Dans *Les hommes viennent de Mars, les femmes viennent de Vénus,* l'auteur explique aux hommes la chose suivante : si votre femme adore le chocolat et considère que c'est la preuve éternelle de votre amour pour elle, pourquoi lui achèteriez-vous des roses ? Pourtant, le monde est rempli de types qui se pointent avec une douzaine de roses et qui se demandent pourquoi elle se met en colère. Morale : si votre partenaire a besoin de chocolat pour se sentir aimée, donnez-lui du chocolat. Que vous pensiez que les roses sont plus romantiques est sans importance. Vous devez donner à l'autre ce dont il ou elle a besoin, sinon à quoi bon.

En étant attentif à ce genre de comportements, vous commencerez à remarquer un peu partout des gens qui se dépensent pour l'être aimé, mais en vain.

Quel n'a pas été mon étonnement le jour où j'ai compris qu'après une scène de ménage avec mon conjoint, je n'avais qu'à lui faire à manger pour qu'il se calme. Pour je ne sais quelle raison tordue, ce ne sont pas des livres, des CD, des prostituées thaïlandaises ou des week-ends à la campagne qu'il lui faut pour se sentir aimé, mais plutôt de me voir enfiler le tablier. Lorsque j'étais en colère contre lui, c'est ce qu'il faisait pour moi. Il préparait le souper.

> **ON PLONGE !**
>
> Vous sentez que votre partenaire ne vous écoute pas ? Installez-le dans un fauteuil et parlez-lui calmement. Râler et bouder sont des comportements passifs-agressifs qui ne mènent nulle part. Mettez les points sur les i.

Pendant longtemps, ça ne lui a servi à rien car, pour me calmer, il me faut une longue conversation entre quatre yeux (un bijou, ça ne nuit pas non plus…). Blague à part, il a fallu que je lise l'ouvrage de John Gray pour comprendre. Nos quotients amoureux étaient faibles. Maintenant, quand j'ai besoin de l'amadouer, je n'ai qu'à lui faire cuire un steak. Et quand il me contrarie, il serre les dents et se prépare à une longue soirée d'épanchements.

En somme, pour bien aimer la personne avec qui l'on vit, il faut comprendre ce dont elle a besoin pour se sentir aimée. Pour conserver son amour, il faut lui donner ce qu'elle veut dans la mesure du possible. Vous vous demandez ce que vient faire le sexe dans tout cela ? Je vous le donne en mille : il est au cœur même de la connaissance de l'autre. Des tonnes de couples baisent peu ou prou, non pas parce qu'ils ne s'allument plus l'un l'autre, mais parce qu'ils ne se sentent pas aimés depuis des lustres. L'exemple classique est celui du type qui, devant sa femme malheureuse, va «faire» quelque chose de pratique pour elle – lui poser des tablettes, laver la voiture, régler les factures –, alors qu'elle veut qu'il trouve une gardienne et l'invite au resto.

Quand votre partenaire se sent insécure, stressé, inquiet, que faites-vous pour le rassurer? Est-ce que ça fonctionne? Sinon, savez-vous ce qu'il faudrait faire? Si oui, pourquoi ne le faites-vous pas? Aimez-vous faire la mesquine pour le plaisir? Vous croyez peut-être que ça fonctionne et que ça vous apporte une certaine *supériorité* dans le couple, mais le prix à payer est élevé. Votre partenaire ne sera plus capable de vous faire confiance et, sans cette confiance, il n'y aura plus rien pour maintenir une vie sexuelle vibrante une fois les premiers frissons passés.

Votre amoureux préfère-t-il un souper romantique ou une tournée des bars comme prélude à l'amour? Est-ce que vous lui donnez satisfaction de temps à autre, même si ce n'est pas ce que vous préférez?

Votre partenaire se sent-elle plus proche de vous lorsque vous riez ensemble ou lorsqu'elle est contrariée? Dans le second cas, réagissez-vous de manière à la satisfaire ou est-elle déçue de votre comportement? Et, dans le premier cas, à quand remonte la dernière fois où vous avez tout essayé pour vous bidonner ensemble?

Comment votre partenaire aime-t-il se réconcilier après une dispute (ce n'est pas nécessairement la manière que vous préférez)?

> **DE FIL EN AIGUILLE**
>
> Le rapprochement physique non sexuel facilite le rapprochement émotionnel. Revenez à l'idée 1, *Pas de sexe!*

Vous devez connaître la réponse à ce genre de questions. Bien sûr, votre partenaire doit aussi savoir ce qui fonctionne pour vous. Au plan émotionnel, il nous faut recevoir du chocolat une fois de temps en temps, sinon nous nous fermons et nous nous laissons tenter par quelqu'un qui nous en offre sur demande. Si vous êtes avec une personne pour qui le chocolat est synonyme d'amour, toutes les roses du monde ne régleront pas vos problèmes conjugaux ni sexuels.

VOS QUESTIONS, NOS SOLUTIONS

Q **On s'entend bien sans avoir à s'analyser l'un l'autre trop étroitement. Pourquoi commencer à le faire ?**

R Merveilleux. J'espère que ça va durer. Mais la perte de contact avec la vie intérieure de l'autre est l'un des chemins qui mènent à une relation ennuyeuse. Le couple a besoin d'un objectif commun, sinon il stagne. Même si vous avez horreur de vous analyser (ou, plus probablement, l'un des deux déteste cela et impose le silence à l'autre), au moins une fois par année, parlez de ce que vous voulez dans les 12 mois à venir. Qu'aimeriez-vous essayer ? visiter ? réaliser ? Pouvez-vous travailler ensemble à une œuvre commune ?

Q **Mon conjoint ne veut rien partager. Comment puis-je changer la situation ?**

R Lorsqu'une distance sépare le couple, faites comme si la relation était parfaite. S'il ne vous parle jamais, parlez-lui comme s'il avait l'oreille la plus attentive du monde. S'il n'a jamais de geste affectueux envers vous, continuez de le prendre dans vos bras. Par un phénomène d'osmose, en quelque sorte, votre comportement positif influencera votre partenaire, du moins le temps que vous lui demandiez de se montrer plus affectueux et d'entendre ce que vous avez à dire. Continuez de lui demander de s'ouvrir, mais s'il refuse, je crains que vous ne deviez consulter. Ou encore, vous pourriez vous en accommoder et trouver ailleurs des gens qui répondront à votre besoin d'échange affectif. Je maintiens cependant que ça va être l'enfer pour votre vie sexuelle à long terme.

« Le sexe, c'est une conversation sans parole. »

PETER USTINOV,
auteur britannique

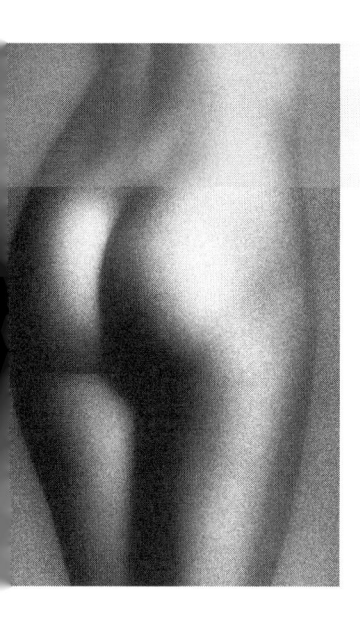

21
En arrière toutes!

Difficile de trouver un titre pour cette idée sans faire de mauvais jeux de mots!

Il y a 20 ans, le sexe anal était choquant et personne n'en parlait dans les salons. Aujourd'hui, il en est régulièrement question à la télé. Même si on évitait d'en parler, le sexe anal a toujours fait partie des mœurs. C'est la forme originale de contrôle des naissances!

Beaucoup de couples essaient le sexe anal pendant les premiers mois de leur union, quand le désir ne démord pas, puis passent à autre chose. Si vous avez mis le sexe anal sur votre liste de trucs à essayer et qu'il ne vous a pas vraiment emballés, il serait peut-être temps d'y repenser. Ça peut donner du tonus à vos jeux sexuels.

CE N'EST PLUS OSÉ, SEULEMENT RISQUÉ

Puisque que vous êtes en train de lire ce livre, il y a de fortes chances que vos liquides corporels aient déjà fusionné, mais dans le cas contraire, protégez-vous. Précisons que tout contact avec l'anus – langue, doigt, godemiché ou vibrateur – exige la grande toilette. Ce n'est pas une question de jugements, mais de gros bon sens. Les bactéries d'un anus bien propre peuvent causer une vilaine infection vaginale.

Il est conseillé à ceux qui n'aiment pas interrompre leurs ébats pour se protéger de porter des gants de caoutchouc et un condom pour le sexe anal et de les retirer pour le sexe vaginal.

POURQUOI LES HOMMES FANTASMENT-ILS SUR LE SEXE ANAL ?

Voici les réponses données par quelques hommes à qui j'ai posé la question.

- Ça me procure un sentiment de puissance, de contrôle.

- Elle accepte seulement lorsqu'elle se sent très excitée et je me mets parfois au défi de la faire haleter de plaisir pour que ce soit elle qui le demande.

- La sensation est différente, c'est plus serré. Mais j'ai des amis qui ne sont pas de cet avis.

Hé, les gars, n'oubliez pas le facteur homosexuel latent.

ET LES FEMMES DANS TOUT ÇA ?

Chez les hommes, la pénétration anale exerce une friction contre la prostate, très agréable me dit-on, mais je suis mal placée pour le confirmer. Et pour les femmes ? La région de la vulve réagit à l'étirement provoqué et la sensation de plénitude est très agréable pour la plu-

> **ON PLONGE !**
>
> De toute évidence, un bain ou une douche à deux est toujours recommandé. Coupez-vous aussi les ongles.

part. Le sexe anal se pratique de la même façon. Langue, doigts, godemiché et bouchon anal peuvent rendre les femmes et les hommes fous de plaisir en donnant aux muscles anaux responsables de l'orgasme une force contre laquelle se contracter.

Lubrification

C'est seulement dans les films pornos que la salive et autres fluides amoureux fournissent suffisamment de lubrification pour vraiment apprécier le sexe anal, mais cela ne veut pas dire que c'est impossible. L'ingestion (orale) d'une demi-bouteille de tequila est aussi un bon lubrifiant! Ce qui m'amène à un point important: pourquoi vouloir s'engourdir – que ce soit avec l'alcool ou les lubrifiants vendus dans le commerce, qui renferment des ingrédients paralysants – sous prétexte qu'il vaut mieux ne pas sentir la douleur? Or, la douleur est justement là pour signaler à votre corps d'arrêter. Le sexe anal ne doit jamais faire mal et, si c'est le cas, arrêtez et demandez-vous ce qui ne va pas.

Anulingus

L'anus étant riche de terminaisons nerveuses, la langue peut être mise à contribution dans une expérience presque aussi jouissive que le sexe oral. Si le contact bucco-anal ne vous donne pas d'orgasme, il peut vous y faire basculer. Le plus souvent, on se sert de la langue, en forme de pointe, pour lécher le pourtour et pénétrer en un mouvement de va-et-vient, mais commencez avec une langue gourmande – de grands coups de langue le long de la raie des fesses procurent une sensation extraordinaire et détendent l'atmosphère. Certains aiment se faire mordiller le long du sillon jusqu'à l'anus. N'oubliez pas de vous rincer la bouche avant de vous mettre la langue ailleurs.

> **DE FIL EN AIGUILLE**
>
> Ça vous gêne de demander? Inspirez-vous de l'idée 16, *Des petits plaisirs pervers.*

Pénétration

Ne tentez pas la pénétration anale avant que votre partenaire ne soit fin prête et très bien lubrifiée. Appuyez votre doigt contre l'anus, en exerçant une pression.

Massez l'ouverture et glissez lentement votre doigt jusqu'à la première jointure. Ne bougez pas. Vous sentirez les muscles anaux se contracter et se relâcher, laissez-les agir. Lorsqu'ils se décontracteront encore, poussez un peu plus loin.

Pour la femme : l'homme peut glisser un doigt dans l'anus et le pouce dans le vagin.

Pour l'homme : la femme peut stimuler la prostate de son partenaire, mais seulement lorsqu'il est très excité. Vous sentirez une petite bosse sur la paroi antérieure de l'anus, à deux pouces de l'ouverture. La prostate, qui a environ la taille d'une noix, s'élargit avec le temps. Elle réagit à la pression et aux caresses, mais n'apprécie pas les coups ni les poussées. Il se peut qu'il apprécie un contact assez ferme. Demandez-lui. On me dit que la stimulation de la prostate, parallèlement à des caresses linguales ou manuelles du pénis, produit un orgasme très intense.

Une fois la pénétration digitale réussie, la voie est libre. Si la pénétration se fait avec le pénis ou un godemiché, les mêmes principes s'appliquent, à moins d'instruction contraire.

VOS QUESTIONS, NOS SOLUTIONS

Q

J'aime le sexe anal et je voudrais introduire des accessoires, au sens propre. Y a-t-il un risque ?

R

Je connais pas mal de médecins qui aiment bien parler après le repas des différents objets qu'ils ont extraits du postérieur de patients à l'urgence. Ça pourrait faire l'objet d'un livre, mais heureusement pas de celui-ci. Soyez prudent : n'insérez jamais un objet qui n'est pas lisse, incassable et évasé à la base.

Q

Comme quoi, par exemple ?

R

Le bouchon anal procure une merveilleuse sensation de plénitude et intensifie les contractions au moment de l'orgasme. La stimulation du bouchon avec un vibrateur a aussi beaucoup de succès. Les petits vibrateurs en forme d'œuf vous supplient pratiquement d'être insérés dans l'anus, mais attention, les amis : la plupart des gadgets sont de qualité assez médiocre. Si vous comptez sur le fil électrique pour retirer le vibrateur, vous risquez de vous retrouver avec le fil dans la main et un gros problème ailleurs. Contentez-vous de frotter le vibrateur sur le périnée.

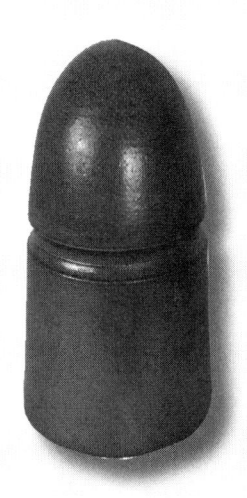

> Si on respecte toutes les règles, on gâche tout le plaisir.
>
> *KATHRYN HEPBURN,*
> *actrice américaine*

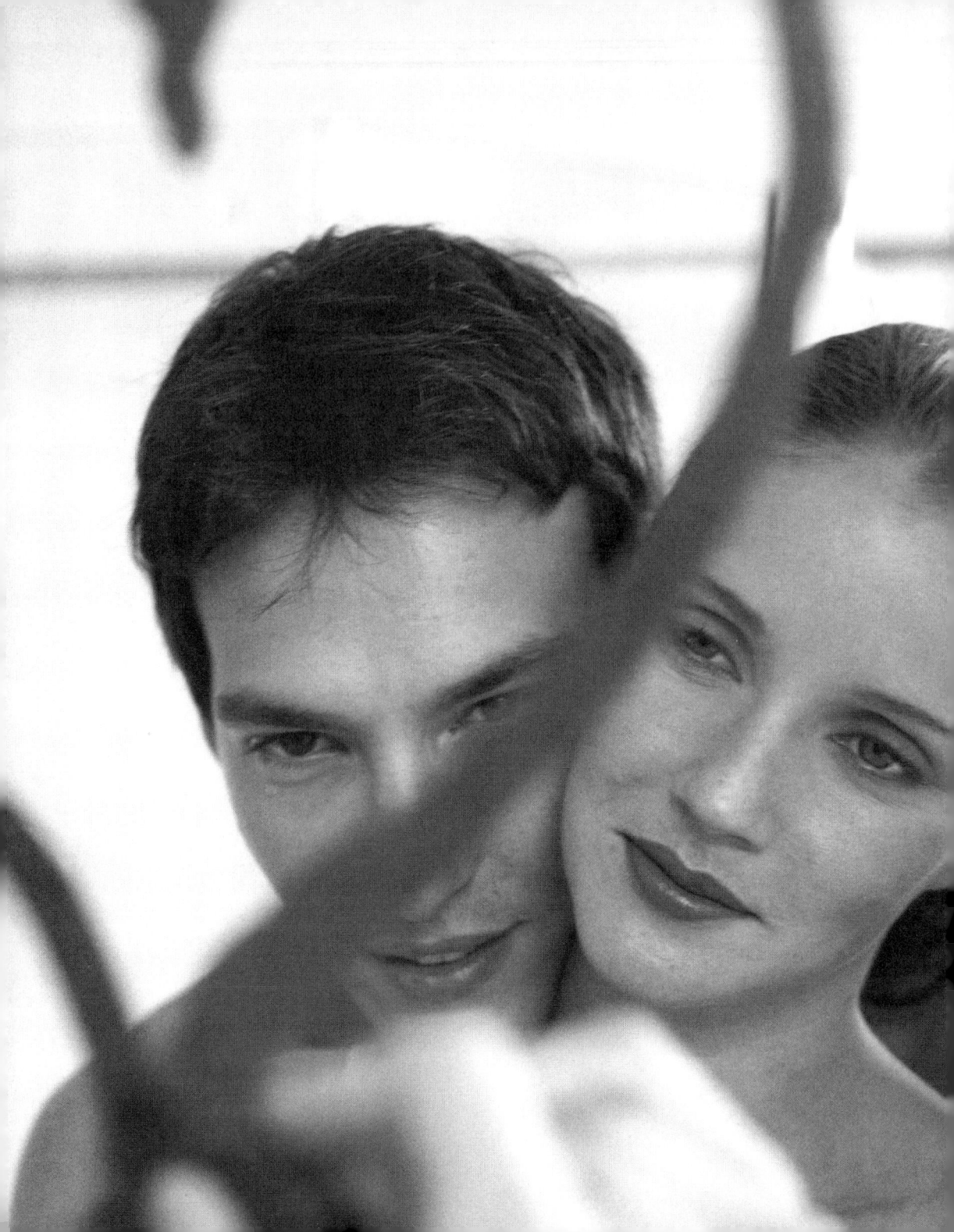

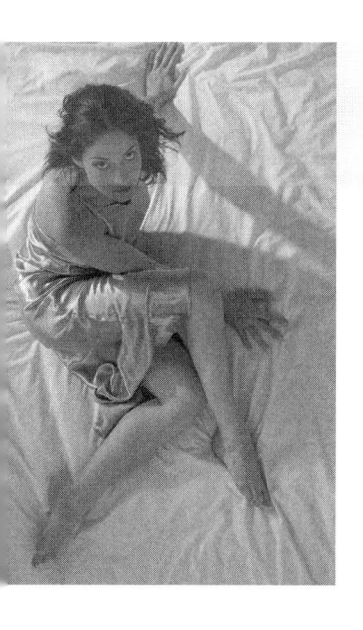

22
La confiance sexuelle

Qu'est-ce que c'est, au juste ? Comment s'en procurer un peu ?

Si le sexe vous rend nerveux, que votre corps vous insécurise ou que vous craignez simplement de ne pas être à la hauteur, travaillez votre confiance sexuelle, car sans elle, le plaisir ne sera pas au rendez-vous.

Qu'est-ce qui détermine le plus votre capacité d'avoir une vie sexuelle géniale ? Un corps merveilleux ? un partenaire enviable ? une grande souplesse ? Vous avez tout ça ? Quelle veine ! Mais même là, sans le principal ingrédient, soit la confiance sexuelle, votre vie amoureuse risque d'être assez moyenne plutôt que franchement éclatée.

QU'EST-CE QUI POURRAIT MARCHER ?

Je mets ici mes principes féministes de côté. Que vous soyez homme ou femme, si vous jugez que votre apparence est terne, votre vie sexuelle l'est probablement aussi. Pour trouver la solution, ne cherchez pas la femme, ni l'homme, mais le régime amaigrissant.

> **ON PLONGE !**
>
> Chaque jour, efforcez-vous de vous sentir plus sexuelle. Considérez-vous comme une personne très érotique. Recherchez des occasions de rendre votre vie plus sensuelle. Flirtez.

Une importante perte de poids chez un conjoint de longue date devrait toujours être considérée avec beaucoup de méfiance. Si votre femme a perdu tous les kilos qu'elle avait en trop et que votre vie sexuelle est loin d'être épatante, vous devriez songer à perfectionner vos talents au lit, car sa confiance sexuelle va monter de quelques crans. Bien requinquée, elle voudra ravoir une vie sexuelle excitante, avec ou sans vous.

Par contre, si vous êtes moins porté sur la chose, demandez-vous si quelques kilos en moins changeraient votre libido. Si oui, mettez-vous au régime. Le plus efficace que j'ai vu dans les dernières années est celui du Dr Arthur Agatston (*Les recettes du régime Miami*). Il est très sain et il donne de bons résultats.

Maintenant, je vous préviens, je vais mettre le paquet, au risque de me faire crucifier par les féministes. J'aimerais avoir l'audace de vous dire que si vous croyez que des seins plus petits, plus gros, plus fermes, etc., vont améliorer votre vie sexuelle, vous êtes cinglée. Mais je n'en suis pas si sûre. Plus jeune, je me suis cassé les dents dans une chute de vélo. On m'a posé des couronnes de mauvaise qualité et, dans la vingtaine, j'ai commencé à me sentir gênée de sourire et même de parler. Je les ai donc fait remplacer par de meilleures couronnes, plus chères, et j'ai retrouvé ma confiance.

22. La confiance sexuelle

Ai-je le droit de mépriser les gens qui croient retrouver leur confiance en trafiquant un peu leur corps ? Non. Mais attention. Le but est la confiance sexuelle. Si c'est votre partenaire qui vous demande de passer sous le bistouri, ça ne vous redonnera pas confiance. Et si vous vous êtes déjà fait refaire les seins, je doute fort qu'une intervention aux cuisses fera une réelle différence. Le problème n'est pas là, mais dans votre relation avec votre conjoint ou avec vous-même. Vous devriez plutôt vous payer une thérapie ou un cours d'estime de soi.

Et vous, monsieur, ne gaspillez pas votre argent sur les produits d'agrandissement du pénis annoncés dans les revues. Je mentirais si je vous disais que la taille n'est pas importante pour les femmes. Mais il faudrait une femme assez étrange pour plaquer un type dont le pénis n'est pas aussi gros que celui de son dernier amant. Si votre pénis est plus petit que la moyenne – moins de 15 centimètres en érection –, vous devrez être plus gentil, plus intelligent, plus drôle et meilleur au lit que les autres hommes. Je sais, c'est injuste. Ainsi va la vie.

Certaines pompes péniennes donnent des résultats temporaires. De même, il y a apparemment deux interventions efficaces pour accroître soit la circonférence, soit la longueur du pénis. Il y a toutefois des risques, et si l'opération d'allongement du pénis est ratée, vous pouvez vous retrouver avec un pénis plus petit. Je ne plaisante pas.

> **DE FIL EN AIGUILLE**
>
> Se sentir aimé peut faire des miracles pour la confiance sexuelle. Vous trouverez des conseils à l'idée 13, *Des sensations partout partout*.

ALORS, QU'EST-CE QUI MARCHE VRAIMENT ?

- **Un changement de perception** – Faites tout ce qu'il faut pour vous sentir aussi attirante que possible. Puis, parlez-vous : « Je suis heureuse. J'ai fière allure. J'ai l'air splendide. » Dites-vous cela 20 fois par jour.

- **Le miroir** – Avec la vie qui passe et l'emploi du temps qui se remplit, on se regarde moins souvent dans le miroir et on fait semblant d'avoir un corps immatériel. Erreur. Achetez-vous un miroir pleine longueur. Regardez-vous nue. Regardez-vous habillée. Pomponnez-vous. Débarrassez-vous de tous les vêtements qui ne vous vont pas à ravir. S'il ne vous reste que trois morceaux, ce ne sera pas la fin du monde.

- **La nudité** – Mettez-vous nue le plus souvent possible. Cela vous aidera à reprendre contact avec votre corps et votre sexualité.

- **Une heure par semaine pour votre corps** – Si vous n'êtes pas du genre à vous pomponner, faites de l'exercice ou allez chez le massothérapeute. N'importe quoi qui vous rapproche de cette chose indispensable au sexe – votre corps.

> Si vous êtes quelqu'un qui n'arrive pas à se regarder nu dans le miroir, vous devez vous y habituer. Les premières fois, gardez vos sous-vêtements ou votre anorak, selon le cas, et dénudez-vous petit à petit. Le but, c'est d'apprendre à se sentir à l'aise dans sa peau.
>
> DR PHIL MCGRAW, *psychologue et auteur américain*

VOS QUESTIONS, NOS SOLUTIONS

Q

Je dois perdre du poids, mais je n'y arrive tout simplement pas. Comment y parvenir ?

R

Si vous étiez plus mince, que feriez-vous ? Vous bougeriez régulièrement, vous mangeriez sainement, vous achèteriez de beaux vêtements, pas vrai ? Bien. Comment pouvez-vous commencer à faire cela dès demain ? L'erreur de la plupart des gens qui veulent maigrir, c'est de penser en termes abstraits et non concrets, et de voir trop grand. Vous pouvez commencer à faire de l'exercice demain, mais il y a peu de chances que vous commenciez à courir quatre fois par semaine, ce qui est probablement l'objectif irréaliste que vous vous êtes fixé. Il est aussi très improbable que vous cessiez de manger du chocolat et des chips du jour au lendemain, mais vous pourriez essayer de manger un fruit ou des légumes à tous les repas. Vous pourriez aussi vous acheter un beau vêtement, même si c'est une taille forte, qui vous fera sentir bien dans votre peau. Changez vos habitudes, petit à petit, jusqu'à ce que vous ayez adopté le mode de vie qui sera la consécration de votre réussite.

Q

Je trouve mon partenaire moins attirant depuis qu'il a pris du poids. Il n'arrête pas de dire qu'il va y voir, mais ses efforts ne durent que deux jours au maximum. Suis-je déraisonnable ?

R

Votre attitude ne l'aidera pas beaucoup. Des recherches ont montré que les gens doivent s'y prendre à plusieurs reprises pour atteindre leur poids idéal, et que s'ils persévèrent, ils y parviendront. Or, ils ont besoin pour cela du soutien inconditionnel et non jugeur de la famille. À vous d'y voir.

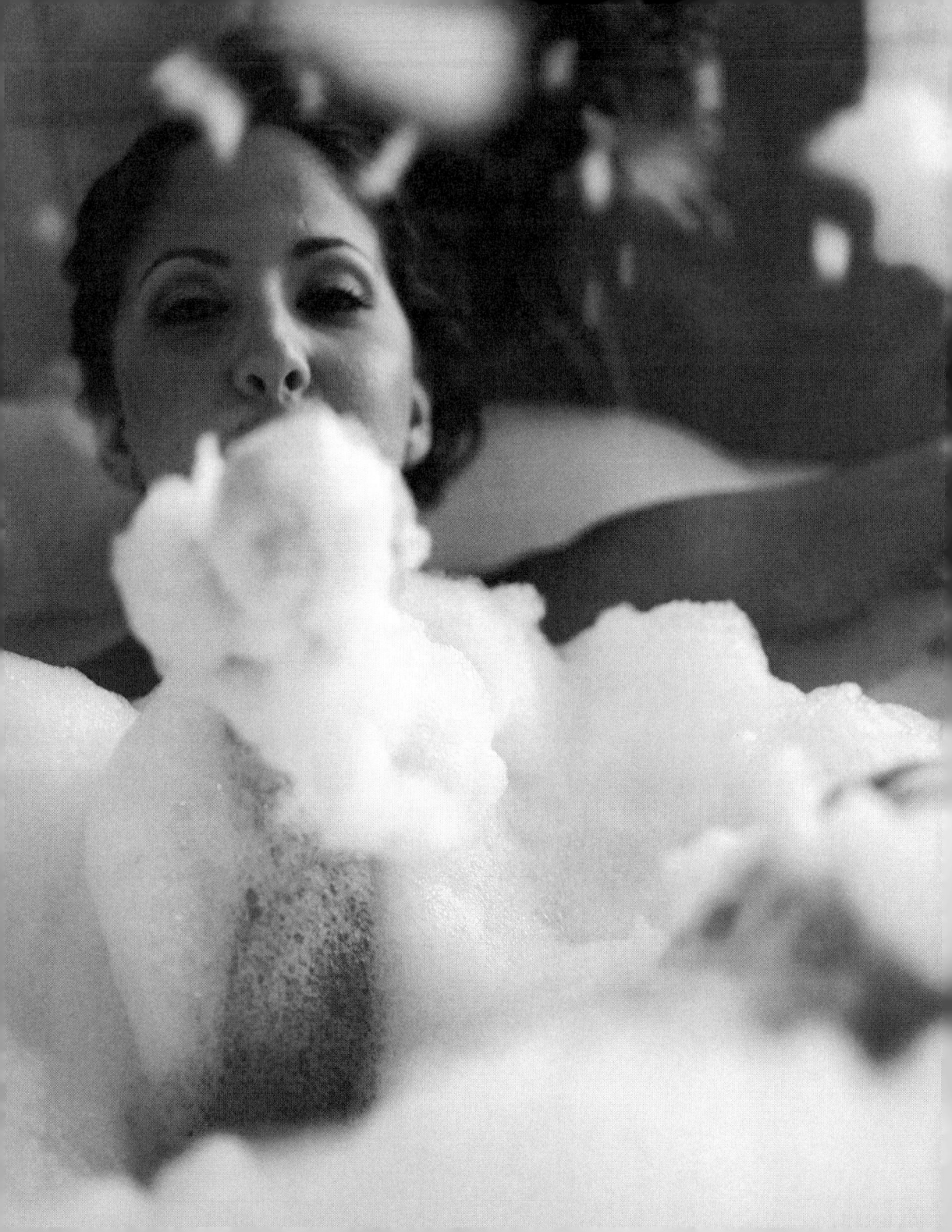

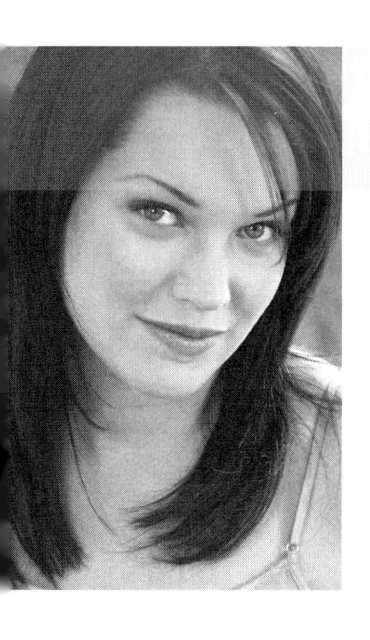

23
Le regard concupiscent

On croit généralement que les hommes sont plus excités que les femmes par ce qu'ils voient. Est-ce vrai ?

Se pourrait-il que les femmes, se sentant plus libres sexuellement, commencent à découvrir ce qui les excite visuellement ?

L'auteure J. K. Collins, rédactrice du courrier du cœur du premier magazine porno s'adressant aux femmes hétérosexuelles, *For Women*, a écrit un livre fort intéressant intitulé *The Sex We Want*. Elle y dit entre autres qu'on en sait long sur ce que les hommes trouvent excitant, mais très peu pour les femmes.

Je crois que cela s'applique tout particulièrement à la stimulation visuelle. Lorsqu'elles regardent des images pornos, même des images misogynes assez ordurières, les femmes sont sexuellement excitées tout comme les hommes, c'est-à-dire qu'il y a un afflux de sang aux organes génitaux. Or, quelle serait la réaction devant des images pornos destinées à exciter les hommes et les femmes ? Je pense que la stimulation visuelle pourrait exciter les femmes aussi souvent et efficacement que les hommes.

> **ON PLONGE !**
> À la librairie, faites l'inventaire de la section érotique. Depuis quelques années, il y a eu une véritable révolution, en qualité comme en quantité, dans ce domaine.

Dans le cadre d'une recherche sur la sexualité des jeunes femmes que j'ai réalisée pour une maison d'édition, l'une des femmes du groupe a avoué qu'elle s'excitait en faisant semblant d'être une effeuilleuse devant son miroir de chambre. Elle dansait en privé, admettant qu'elle serait trop gênée pour faire un *strip-tease* devant son copain, mais qu'elle aimait faire tomber ses vêtements jusqu'au dernier en se regardant dans le miroir.

J'ai pensé à elle en lisant dans le *Rapport Hite* les descriptions de séances de masturbation. En voici deux : « J'enfile des vêtements érotiques et je me regarde dans le miroir. Des fois, je fume une cigarette et parfois, je me maquille aussi. Si j'ai le temps, je me verse de l'huile sur les seins et le sexe. J'aime mieux me regarder dans le miroir que directement. Puis je commence à me caresser les seins… »

Et le second : « J'ai un *spécial p'tite vite* : devant le miroir, debout sur la pointe des pieds et complètement tendue, j'appuie le bout de mon vibrateur sur mon clitoris en laissant le manche à l'extérieur, comme s'il s'agissait d'un pénis. Ça m'excite de me voir comme ça, et je jouis en une minute. »

C'est le regard qui est intéressant dans ces histoires. Ces femmes se regardent-elles faute d'avoir autre chose à regarder ? J'ai ma petite théorie là-dessus : quand les femmes se feront à l'idée d'être visuellement excitées, elles le seront.

Selon J. K. Collins, le fait qu'il était interdit pour les revues de sexe destinées aux femmes de montrer des pénis en érection explique peut-être leur échec. Quelle connerie, surtout quand on voit ce qui circule aujourd'hui.

Les femmes trouveront peut-être leur compte dans les revues gaies s'adressant aux deux sexes. Ou seront peut-être excitées par la vue de leur partenaire attaché aux montants du lit ? ou habillé en gladiateur ?

Recherchez des images qui vous excitent, puis évoquez-les dans vos fantasmes et dans vos ébats pour vous faire frémir. Je trouve que c'est important d'insister là-dessus, parce que c'est un moyen simple et rapide de garder sa libido bien vivante, et nous en avons certes grand besoin dans une relation à long terme.

Au lit, portez des vêtements qui vous excitent. Si vous aimez vos seins dans un soutien-gorge pigeonnant, gardez-le. Je connais une femme qui portait ses talons aiguilles rouges au lit. Son homme ne comprenait pas trop pourquoi, mais elle aimait s'étendre les pieds en l'air, admirant ses jambes interminables. Aimez-vous un peu plus.

C'est plus facile pour les femmes, dont le corps sexuel est une image omniprésente (ce qui explique pourquoi elles s'observent facilement pour se titiller), mais les hommes ont rarement l'occasion d'être des objets sexuels. Pourquoi ne pas changer ça ? Monsieur, si vous voulez vraiment l'épater, louez un habit de pompier pour une nuit. Allez savoir pourquoi, mais rares sont les femmes qui n'apprécieraient pas un tel geste.

Utilisez des miroirs, alignez-les pour vous voir sous tous les angles. Puis expérimentez avec l'éclairage. Une lampe de poche donne une qualité irréelle aux choses, et vous pourriez vous amuser un peu avec ça. Il est également difficile de s'ôter de la tête l'image des ébats à la lueur des chandelles, ce qui est un peu moins effrayant et beaucoup plus flatteur qu'un caméscope, bien que le principe soit le même.

> **DE FIL EN AIGUILLE**
>
> À l'idée 48, *Voir les choses différemment*, vous trouverez d'autres suggestions d'exploration visuelle.

VOS QUESTIONS, NOS SOLUTIONS

Q **Les livres, les films et autres trucs, ça ne me titille pas. Qu'est-ce que je peux essayer ?**

R Je comprends. Pourtant, il faut savoir que les hommes ont été conditionnés à trouver les bas et les porte-jarretelles sexy. Une amie à moi a passé huit mois à minauder dans la chambre à coucher avec des dessous affriolants, sans que son homme craque. Elle lui a finalement demandé ce qui le faisait bander (quel éclair de génie !). « Ces jaquettes en coton blanc, boutonnées sur le devant du cou aux orteils, comme celles que ta grand-mère portait probablement », a-t-il répondu. Qui l'eut deviné ! Il faut se montrer audacieuse et ne reculer devant rien pour découvrir de nouveaux territoires et débusquer le chaud lapin qui se trouve en chaque homme.

Q **Avez-vous des suggestions pour des accessoires visuels destinés aux femmes ?**

R Internet, bien sûr. Vous y trouverez une galerie de photos. Vous pourriez aussi tourner votre propre film porno (braquez le caméscope sur vous et votre amoureux). En revivant vos meilleurs moments avant de récidiver, vous devriez atteindre de nouveaux sommets.

« Faire l'amour, c'est donner un coup de pied au cul de la mort en chantant. »
CHARLES BUKOWSKI, auteur américain

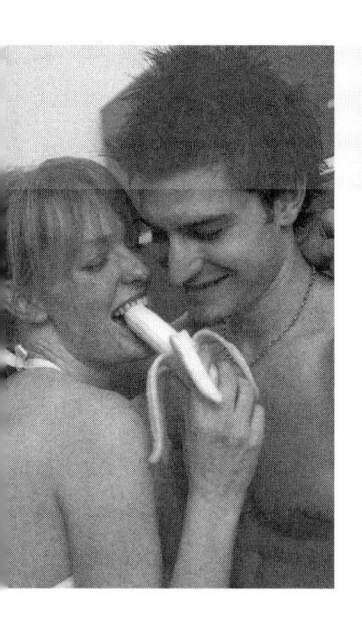

24
Pipes 101

Mettez un peu de cœur dans votre prochaine pipe, il appréciera.

C'est l'histoire d'un garçon et d'une fille qui s'aiment bien et se respectent mutuellement. Au bout de quelque temps, la question de la fellation se montre le bout de la queue…

Bien sûr, vous savez comment vous y prendre. C'est sans doute l'une des premières choses que vous avez apprises. Mais un petit cours de recyclage ne fera pas de tort.

AU MENU

Quelle que soit votre méthode, assurez-vous qu'elle comprend les essentiels :

- Servez-vous de la langue pour caresser assez fermement la couronne du gland, puis la bande striée sous le pénis, du prépuce au frein. Les deux zones les plus sensibles du pénis seront ainsi stimulées (si votre homme est circoncis, essayez quand même).

- En même temps, caressez le périnée (la région entre le scrotum et l'anus) – le vibrateur est utile pour ça.

- Après des années passées ensemble, vous sucez peut-être sans trop vous soucier du plaisir de votre homme. Or, la plupart des hommes croiront que vous leur faites une pipe du tonnerre s'ils ont l'impression que vous y prenez plaisir. Donc, mettez-y tout l'enthousiasme que vous auriez à lécher une crème glacée au chocolat, et si un soupir de plaisir vous échappe de temps à autre, encore mieux. Vous pouvez aussi le faire en fredonnant, certaines femmes jurent que les vibrations de la voix intensifient les sensations de monsieur.

QUELQUES EXTRAS

Ajoutez des extras pour qu'il soit encore plus conscient du plaisir qu'il ressent entre les deux orteils.

> **ON PLONGE !**
>
> Demandez-lui de vous passer les mains dans les cheveux ou de vous toucher le côté du visage pendant que vous le caressez. Les hommes pensent rarement à faire ces gestes et les femmes ne leur demandent pas parce que, pour la plupart d'entre elles, l'idée d'avoir la tête immobilisée est désagréable, mais il y a un monde de différence entre des mains qui vous ébouriffent doucement les cheveux et des mains qui vous agrippent les oreilles.

1. Prenez une lampée de rince-bouche à la menthe avant de le caresser : la menthe picote et réchauffe la bouche. Avec le dentifrice, la sensation est encore plus forte.

2. Mordez dans un citron.

3. Gardez en bouche une gorgée de vodka le plus longtemps possible. Allez-y doucement au début. Pour les sensibles, c'est surtout une sensation de brûlure.

4. Le thé tiède (pas bouillant) lui donnera la sensation de s'enfoncer dans un bain chaud.

5. Un glaçon concassé dans la bouche le rendra atrocement sensible. Sinon, gardez le glaçon entier dans la bouche et faites-le tourner autour du pénis en suçant.

6. Si vous êtes très coordonnée, alternez avec le chaud et le froid. Ce tour d'adresse exige une petite mise en scène : pour l'émerveiller tout en conservant votre aura de mystère, bandez-lui d'abord les yeux, embrassez-le goulûment un peu partout, lui faisant croire que c'est le but de l'exercice puis, soumettez-le enfin aux sensations du chaud et du froid. Cette pipe, faite de façon aguichante, pourra être très agréable pour les deux.

> **DE FIL EN AIGUILLE**
>
> À l'idée 33, *Encore un peu sur la fellation*, vous trouverez d'autres suggestions pour son plus grand plaisir.

VOS QUESTIONS, NOS SOLUTIONS

Q **J'ai suivi vos conseils, mais mon chum est du genre silencieux, et je ne sais pas s'il est gêné par mes caresses ou s'il les apprécie. Que puis-je faire pour le savoir ?**

R Vous devez faire gentiment comprendre à votre copain que son attitude silencieuse pendant la fellation ne vous aide pas du tout. Il devrait au moins émettre des soupirs d'approbation. C'est la politesse même, et ça vous incitera à redoubler d'effort. Par contre, des instructions claires valent encore mieux que les soupirs. Préférer le sexe oral à toute autre variante du répertoire sexuel est probablement un signe de notre plus grand individualisme. En entrevue, une femme m'a dit que son mari aimait bien sentir ses dents lorsqu'elle le suçait. Un peu inhabituel, j'en conviens, mais je ne vous dis pas ici de ronger la verge de votre copain (quoique certains aiment se faire grignoter). Vous ne saurez pas ce qu'il aime s'il ne le dit pas. Même si vous êtes ensemble depuis longtemps, demandez-le-lui. Pour éviter de le mettre mal à l'aise, formulez la question pour qu'il puisse y répondre sans évaluer votre performance. Par exemple : « Aimes-tu ça quand je fais (démonstration) ou aimes-tu mieux ça quand je fais (seconde démonstration) ? La plupart du temps, il dira : « Peu importe, mais surtout, n'arrête pas. » Occasionnellement, vous apprendrez quelque chose d'utile.

Q **Ça me prend une éternité à jouir. Quel est le chemin le plus court jusqu'à l'orgasme ?**

R Donnez-lui une chance et changez le rythme – utilisez votre main ou incitez-la à passer à la pénétration ou à la branlette. Si elle ne vous donne pas la stimulation voulue, variez votre technique. Avez-vous de la difficulté à relaxer et à apprécier le sexe oral ? Chez les femmes, c'est courant, et les hommes n'y échappent pas non plus. Les femmes aiment la fellation, je vous l'assure, et peuvent vraiment y trouver leur plaisir. Parlez-en à votre amoureuse et fantasmez pour surmonter votre difficulté à relaxer.

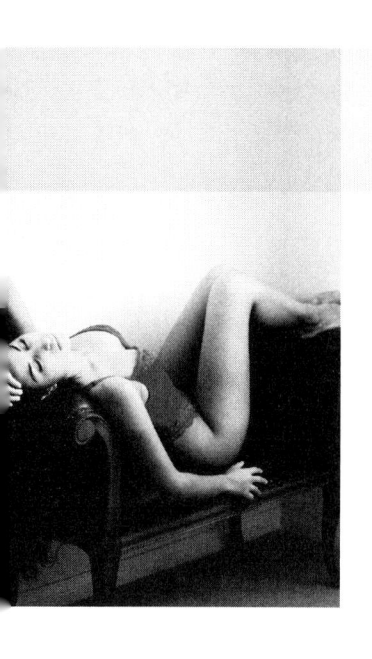

25

Se mettre sur son 31 et rester à la maison

Vivre ses fantasmes exige un peu de pratique, mais il n'y a rien de tel pour égayer un samedi soir.

D'abord, mettez-vous au lit et échangez quelques obscénités. Lisez à voix haute des passages de livres moyennement érotiques (ou très cochons, comme vous voulez). À tour de rôle, racontez des situations qui vous excitent mentalement. Parlez de choses que vous aimeriez dire ou faire.

La prochaine étape, vous l'aurez deviné, sera de réserver une soirée pour vivre votre fantasme. Mais parfois, il est bon de céder à la spontanéité et éviter ainsi une certaine gêne. Même si la première tentative est désastreuse et ne dure que deux minutes avant que le fou rire s'empare de vous, la glace sera brisée.

Il n'est pas nécessaire de dépenser des fortunes pour des vêtements extravagants, sauf si ça vous tente. Improvisez avec les moyens du bord. Par souci de simplicité, il est logique que ce soit la personne dominante dans le fantasme qui organise l'activité et l'explique à l'autre.

Pour certains, le costume a un effet libérateur et contribue à se mettre dans la peau du personnage. Pour d'autres, c'est un objet inhibiteur, sinon carrément ridicule. Mais ne l'éliminez pas trop vite, car il a son utilité. Tôt ou tard, vous vous retrouverez peut-être à la boutique de costumes pour y louer les collants de Robin des Bois ou un uniforme d'infirmière.

LES SIX CLICHÉS... QUI MARCHENT

Le médecin et l'infirmière

Une autre journée éreintante tire à sa fin. L'infirmière (ou l'infirmier si vous préférez) est à bout de forces. Le médecin l'appelle et lui dit : « Tu as l'air épuisée. Voudrais-tu que je te fasse un examen complet ? » Il prépare la table d'examen et lui demande de s'y allonger. Il lui diagnostique une forte *tension nerveuse*. Or, il se trouve que le médecin effectue une étude sur la question et évalue certaines options thérapeutiques controversées. Si l'infirmière accepte de se prêter à une expérience et de lui fournir des commentaires sur le remède administré, le médecin lui fera une démonstration de la technique...

Le maître et l'esclave

C'est le truc du maître cruel (ou de la maîtresse cruelle) et de la splendide esclave. Le maître doit décider s'il achète l'esclave, ce qui suppose un examen minutieux. L'esclave est enveloppée dans des couches et des couches de vêtements, et le maître la dévêtit peu à peu (ou lui ordonne de se dévêtir) pour juger de sa condition physique et s'assurer que chaque partie d'elle, jusqu'à la plus dissimulée, est saine. Pour terminer, il évalue bien sûr la capacité de l'esclave à suivre ses ordres et à lui plaire.

ON PLONGE !

Débouchez une bouteille ou deux. Comme dans tous les jeux fantasmatiques, l'alcool désinhibe un peu, beaucoup.

DE FIL EN AIGUILLE

L'idée 50, *Il faut rêver, et en couleur,* si vous voulez poursuivre dans la même veine.

La patronne et le candidat

Le candidat se présente dans le bureau de la patronne après les heures de travail pour une entrevue d'emploi. Tout se déroule bien ; le candidat cherche à plaire et la patronne est affable. Mais au moment d'aborder les conditions de l'emploi, les choses se corsent. Est-il prêt à travailler tard le soir ? En groupe de trois, avec la directrice du personnel et elle ? La patronne lui administre enfin un test d'initiative, et sa performance déterminera s'il fait l'affaire.

Le mari et la Suédoise au pair

Il est naïf, elle est une jeune fille enjouée (des points supplémentaires si elle garde l'accent jusqu'au bout). La femme du type est sortie et il se prépare à regarder le match de hockey lorsqu'elle lui demande si elle peut lui tenir compagnie. A-t-il la lubie ou bien porte-t-elle toujours une jupe aussi courte ? N'est-elle pas assise un peu trop près de lui ? Elle semble plus effrontée que d'habitude ; il se demande même si elle n'est pas en train de le draguer. Ils échangent des paroles équivoques et des regards lourds de sens. Il veut se ressaisir et résister à la tentation, alors qu'elle se fait de plus en plus séduisante pour l'amener à faire le premier pas. Elle finit par perdre patience et lui avoue clairement ses intentions.

L'homme à tout faire et l'épouse

Il se présente, prêt à commencer le boulot, mais elle insiste pour qu'il prenne une tasse de café en jasant quelques minutes. Alors qu'elle se penche pour lui montrer son problème de *plomberie*, il ne peut faire autrement que constater qu'elle est nue sous sa robe.

La vilaine serveuse et le maître de maison

Elle est censée nettoyer l'argenterie, lorsque le maître arrive à la maison et la trouve en train de se *donner du plaisir*. Il est furieux et menace de la renvoyer. Elle est affolée. Elle va perdre son emploi. Elle doit penser à quelque chose, là, tout de suite, qui le convaincra qu'il a tort de la congédier.

VOS QUESTIONS, NOS SOLUTIONS

Q

J'aimerais vivre quelques fantasmes, mais la gêne m'en empêche. Comment la surmonter ?

R

En jouant un rôle déjà écrit, vous éliminez la pression de performer, d'où l'idée de s'inspirer d'un scénario de film. Vous aurez les bases d'un dialogue, du moins ce dont vous vous souvenez de l'histoire. Prenez un film de James Bond. C'est à la portée de tous les couples : pour monsieur, il suffit de se donner un petit accent écossais et pour madame, l'accent pas possible d'une jolie Européenne de l'Est. Si vous le persuadez de porter un smoking, tant mieux. Un couple que j'ai connu aimait bien jouer Jessica Lange et Jack Nicholson, dans *Le facteur sonne toujours deux fois*. C'était leur code pour une délirante partie de jambes en l'air. En rentrant du travail, il pouvait la trouver, lorsqu'elle en avait envie, errant dans la cuisine, revêtue d'un décolleté plongeant, d'une jupe moulante et d'incroyables talons aiguilles, parlant de la voix traînante d'une femme qui a englouti une bouteille de bourbon. Après quelques paroles d'usage, il la projetait sur la table de la cuisine et lui arrachait ses vêtements.

Q

Notre appartement ne se prête pas à la mise en scène de fantasmes. Comment peut-on se mettre dans l'ambiance ?

R

Commencez par l'éclairage. Tamisez-le en recouvrant les lampes d'un foulard ou d'un morceau de tissu, ou en vous éclairant aux chandelles, selon les exigences du scénario. Mais ça n'a pas besoin d'être une production hollywoodienne. L'important, c'est de se débarrasser des traîneries, surtout les jouets des enfants et les photos de votre mère. Faites disparaître tout ce que l'imagination la plus fertile du monde ne trouverait pas sexy.

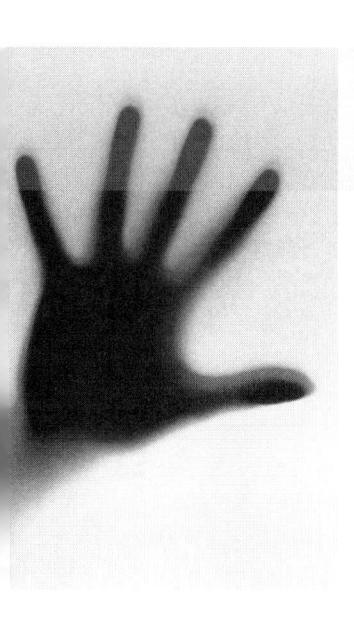

26
De main de maître

Ce qu'on ne vous a jamais enseigné dans vos cours d'arts plastiques…

Faire jouir son partenaire en le caressant avec la main est le signe d'une bonne vie sexuelle et, pour les hommes, un talent essentiel à cultiver puisque c'est le seul moyen d'amener la plupart des femmes à l'orgasme pendant le coït.

Comme en toutes choses, on prend des habitudes, et l'orgasme n'y échappe pas. On s'en tient à une façon de se faire jouir et, avec un peu de chance, notre partenaire apprend à imiter la formule gagnante. Merveilleux.

Personne ne dira le contraire, mais un peu de variété et de nouvelles techniques peuvent vous en apprendre beaucoup sur votre réponse sexuelle et vous donner des orgasmes plus intenses. C'est frustrant au départ puisqu'il faut un certain temps pour se *recycler*, mais faites confiance au principe tantrique qui dit que l'important n'est pas le but, mais les sentiers qui y mènent. Chemin faisant, votre couple deviendra plus intime et vous, plus orgasmique.

Expérimentez avec les techniques suivantes pendant la masturbation, puis une fois maîtrisées, faites-en part à votre partenaire. N'oubliez pas, si vous êtes la personne qui caresse, n'alternez pas trop les techniques dans une même séance ; c'est distrayant, surtout à deux doigts de l'orgasme.

UN PEU DE VARIÉTÉ POUR MADAME

- Fermez le poing, placez-le sur la vulve et expérimentez avec la position et la pression, jusqu'à ce que vous trouviez la meilleure stimulation. Attention, car il est facile de gâcher le moment par un trop grand élan d'enthousiasme. La communication est de mise dans ce cas-ci.

> **ON PLONGE !**
>
> Les caresses avec la main irritent parfois la peau ; la lubrification est de mise.

- Après avoir stimulé la région clitoridienne avec les doigts, servez-vous de la paume pour augmenter la pression et l'intensité de l'orgasme. En frottant le clitoris avec le bas de la paume pendant que les doigts caressent le vagin, le périnée et les lèvres, les contractions seront plus fortes, surtout si vous exercez une pression avec l'autre main juste au-dessus de l'os du bassin. Si c'est votre partenaire qui vous stimule ainsi, placez-vous de manière à pouvoir vous frotter contre sa paume.

- Stimulez tout le clitoris, et pas seulement le gland, ce petit bouton qu'on appelle clitoris mais qui n'en est que la partie visible. À partir du gland, la tige du clitoris s'étend sous la peau, le long de lèvres, de part et d'autre du vagin. Placez l'index et le majeur le long des lèvres, en formant un V avec le gland. Caressez la tige et le gland en appliquant une pression constante. Ça prend un certain temps avant d'atteindre l'orgasme, mais avec la tension qui monte, la plupart des femmes connaissent un orgasme plus diffus qui semble se répandre partout dans le corps. L'homme peut caresser ainsi sa partenaire en la pénétrant par derrière et en l'enlaçant à la taille.

- Insérez l'index d'une main dans le vagin et tirez vers le bas très doucement (à la masturbation, il est peut-être plus facile de passer la main par derrière). Avec l'autre main, frottez le capuchon du clitoris en un mouvement de va-et-vient. L'étirement procure une sensation très agréable.

POUR MONSIEUR

- Après quelques caresses préliminaires pour réchauffer l'atmosphère, tenez le pénis d'une main et couvrez le gland avec l'autre paume. Pour chaque mouvement de haut en bas, caressez le gland en un mouvement circulaire, un cercle lorsque la main sur le pénis monte, et un autre lorsqu'elle descend. Les mains se rapprochent au mouvement ascendant. Trouvez le rythme.

- Placez les deux mains sur le pénis, les doigts enlacés, et faites glisser de haut en bas.

- Serrez la base du pénis d'une main et tirez doucement vers le haut, puis, en même temps, prenez les testicules de l'autre main et tirez-les lentement. Relâchez la pression, puis recommencez. Cette technique exige de la pratique et aboutit rarement à l'orgasme, mais l'homme qui aime se faire caresser les testicules sera comblé.

> **DE FIL EN AIGUILLE**
>
> Pour les femmes : avec le doigté de monsieur et les conseils de l'idée 29, *Des trucs pour accélérer l'orgasme de madame*, vous exploserez de plaisir.

- Une dernière technique à l'approche de l'orgasme : entourez le gland des deux mains et serrez une seconde, puis relâchez et serrez de nouveau. L'idée, c'est de reproduire le rythme de son pouls, ce qui peut rendre l'orgasme plus intense si vous faites ça pendant l'éjaculation.

VOS QUESTIONS, NOS SOLUTIONS

Q **Ma partenaire dit que je suis trop brutal. Avez-vous quelques conseils?**

R Messieurs, si vous ne savez pas quelle pression appliquer et quel rythme adopter lorsque vous caressez manuellement une femme, il est généralement conseillé de réduire de moitié la pression et le rythme qui, selon vous, devraient marcher. Demandez à votre partenaire de vous donner une rétroaction. Encouragez-la à vous faire savoir si elle veut que vous fassiez autrement. Comme avec le sexe oral, si elle se presse contre votre main, c'est signe qu'elle aime ce que vous faites et veut une stimulation plus forte, plus rapide.

Q **Je jouis quand je me masturbe, mais pas quand mon mari me caresse, même s'il s'y prend bien. Qu'est-ce qui ne va pas?**

R Vous avez peut-être un blocage mental, pour une raison ou une autre. Évoquez des fantasmes pour passer par-dessus. Par exemple, dites-vous que vous participez à une expérience médicale, dont les résultats vont sauver l'humanité. Ou que vous êtes une déesse et que le plus grand plaisir de votre grand prêtre est de vous plaire. L'orgasme est une affaire de psychologie; amusez-vous à confondre votre cerveau.

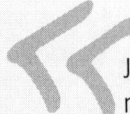

« Je ne dis rien pendant le sexe. On m'a dit de ne rien dire. En fait, on me l'a dit pendant le sexe. »

CHEVY CHASE, acteur américain

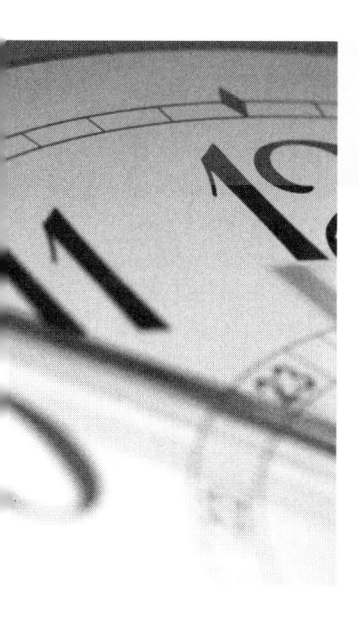

27
Plein sud

Appréciez le voyage sur la route de l'extase.

Si on se représente le clitoris comme une horloge, le bonheur des femmes survient à 13 h 50. Ça vous intrigue, n'est-ce pas ?

« Lorsqu'un amant se penche sur moi, tout peut arriver. De la première caresse de sa langue soyeuse sur mon clitoris au fracas final de l'orgasme lorsque sa chaude bouche enveloppe ma vulve, le monde m'appartient. Je peux être qui je veux, où je veux : une femme arrêtée pour vitesse, penchée sur le capot de la voiture… Je peux être avec mon amant la femme captive, la maîtresse dominante, l'écolière sans vergogne. Je peux être LA femme que mon partenaire désire le plus, son visage délicieusement enfoui entre mes cuisses dans un geste d'adoration sacrée ou profane, selon mon bon désir. Et peu importe où, quand et comment ça se produit, je sais que je vais vivre un moment sexuel à la fois tendre et intime, qui va me donner un orgasme puissant, très puissant. »

Voilà l'introduction de Violet Blue, formatrice et auteure de *Tout savoir sur le cunnilingus*. Je la cite intégralement parce qu'elle nous rappelle pourquoi il est si délicieux de se faire manger. C'est une garantie d'orgasme pour plus de femmes, plus souvent. Celles qui ne jouissent pas facilement n'ont pas de difficulté à jouir ainsi.

LES POSITIONS

Trois choses sont essentielles.

1. La femme doit pouvoir relaxer et ne pas s'inquiéter de supporter son poids. Donc, dans le lit allongée sur le dos, ou assise au bord d'une table.

2. L'homme doit être confortable – ça peut prendre un certain temps. Si vous êtes dans le lit, soulevez son postérieur avec des oreillers. Sinon, elle peut s'allonger, les genoux pliés au bord du lit, tandis que monsieur s'agenouille sur le sol. Ou toute autre version sur une table, une chaise, un plan de travail, etc.

3. Certains couples aiment la position soumise. Monsieur, c'est à vous de l'adopter, agenouillé devant elle qui se tient debout. Mais l'accès peut être difficile pour vous et l'orgasme, pas évident pour elle. C'est un peu plus facile si elle pose une jambe sur une chaise ou une table basse, mais le grand frisson ici, c'est la femme dominatrice plutôt que la position.

> **ON PLONGE !**
>
> Encore une idée provenant de l'ouvrage de Violet Blue, *Tout savoir sur le cunnilingus* : formez un losange avec les mains et servez-vous-en pour écarter les lèvres et vous donner un meilleur accès ; au besoin, vous pourrez vous appuyer sur le pont ainsi formé par vos doigts.

> **DE FIL EN AIGUILLE**
>
> Pour en savoir plus sur le cunnilingus, passez à l'idée 32, *Toujours plus au sud*.

Messieurs : Les positions 69 sont amusantes, et celle de la femme assise sur la bouche de l'homme aussi. Visuellement, elles sont très bien – c'est d'ailleurs pour cette raison qu'elles sont si populaires dans les films pornos – ainsi qu'excitantes et relaxantes pour vous.

Sachez cependant que, même si les femmes sont parfois très excitées dans ces positions, peu d'entre elles atteindront l'orgasme. Eh oui, c'est comme ça : les femmes ont habituellement besoin de relaxer et de se concentrer sur la montée de leur plaisir, jusqu'à la jouissance finale. Amusez-vous tant que vous voudrez dans différentes positions pendant les *préliminaires*, elle appréciera, mais lorsque vous voudrez la faire sérieusement jouir, ne vous attendez pas à ce qu'elle fasse grand-chose de plus que de se coucher sur le dos et de s'abandonner à vos caresses.

LA MÉTHODE

Prenez votre temps. Commencez comme bon vous semble. Sucez, embrassez, grignotez, appliquez une forte pression, donnez des petits coups, soufflez (mais jamais dans le vagin, car il y a une chance sur un million de provoquer une embolie).

Tournez autour du clitoris, rapprochez-vous dangereusement mais aucun contact avant que ses hanches ne frémissent vers vous et qu'elle soit sur le point de vous prendre par les oreilles pour vous montrer le chemin. Léchez-la à pleine langue, comme vous le feriez pour un cornet de crème glacée. Ne soyez pas chiche de votre salive. Beaucoup de femmes préfèrent les coups de langue gourmands aux assauts pointus. Chez beaucoup de femmes, le clitoris est trop sensible pour être la cible directe de l'action, d'où la préférence pour les caresses lascives.

> Ce n'est pas dans les films pornos qu'on peut apprendre à faire le cunnilingus : la plupart du temps, on dirait une caricature de Fido, la bouche pleine de beurre d'arachide. Cependant, les vidéos éducatives pour adultes peuvent être très utiles.
>
> *VIOLET BLUE, formatrice*

VOS QUESTIONS, NOS SOLUTIONS

Q

Ma femme ne semble jamais très enthousiaste pour le cunnilingus. Comment puis-je la persuader ?

R

En règle générale, je dirais de ne pas insister si votre femme n'aime pas ça, mais le sexe oral trimballe des complexes physiques et des sentiments de honte, à un point tel qu'un grand nombre de femmes n'arrivent pas à relaxer et à l'apprécier. Il faut les éduquer pour qu'elles finissent enfin par se dire que c'est correct. Si vous semblez peu enthousiaste à l'idée de la manger, il se peut qu'elle ne soit pas du tout tentée par la chose. La femme se sent très vulnérable lorsqu'un homme s'approche de si près. Et avec raison. Si elle est tendue et anxieuse, elle n'aura aucune chance de jouir. Donc, pourquoi s'en donner la peine, autant vous qu'elle ? Elle s'inquiète peut-être, sachant que ça va prendre une éternité. Sur un ton rassurant, dites-lui que ça vous est égal. Si elle jouit, tant mieux, sinon, tant pis. À votre place, je ne m'acharnerais pas. Au contraire, si vous traitez la chose comme un élément des préliminaires, elle ne se sentira pas obligée de jouir. Léchez-la souvent pour qu'elle comprenne que vous aimez ça et que vous ne mettez aucune pression sur elle. Avec le temps, elle finira sans doute par relaxer et apprécier vos caresses.

Q

Je n'aime pas lécher ma femme. Que dois-je faire ?

R

Eh bien, si votre femme a des orgasmes formidables et se fout du reste, c'est parfait. Mais c'est vraiment un délice incomparable pour la plupart des femmes, et c'est dommage d'en priver votre partenaire. Je suppose qu'il n'y a pas de problèmes d'hygiène qu'il faut d'abord régler. N'oubliez pas que bien des femmes ne jouissent que de cette façon et que la sensation est unique. Lorsqu'une langue vous donne cette jouissance, vous le savez. Les femmes sont si comblées par la personne qui les mange que vous avez intérêt à persévérer. Vous marquerez des points qui vous dureront longtemps.

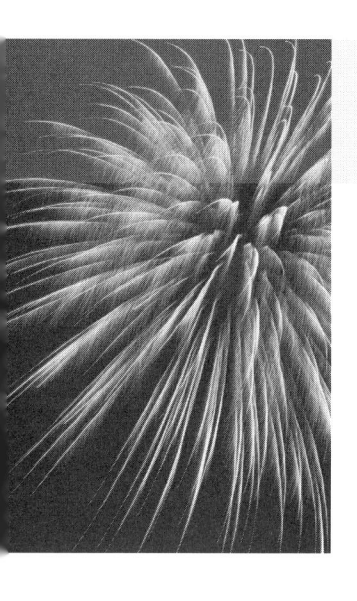

28

Des raccourcis pour de meilleurs orgasmes

Quand les muscles pubo-coccygiens se mettent de la partie.

L'orgasme dépend de la contraction rythmique des muscles. Faites bouger ces muscles et vos orgasmes n'en seront que plus intenses.

Si vous êtes une femme, surtout si vous avez eu des enfants, vous en aurez marre d'entendre parler de vos muscles pubo-coccygiens (PC), ceux qui supportent une bonne partie du poids pendant la grossesse et le travail. Voilà pourquoi les sages-femmes et les médecins insistent sur l'importance de les exercer le plus souvent possible, parce que sans ces muscles, pour le dire crûment, vous porterez des couches plus longtemps que le bébé. Chapeau au Dr Arnold Kegel, l'homme qui a recommandé ces exercices pour mieux contrôler la vessie après l'accouchement.

Je ne peux m'empêcher de penser que si les médecins insistaient sur les exercices de Kegel pour améliorer la vie amoureuse (des deux sexes), nous serions plus nombreux à les faire religieusement. La contraction et le relâchement de ces muscles augmentent l'apport sanguin aux organes génitaux, et lorsque vous portez votre intérêt sur vos organes génitaux, votre vie sexuelle a forcément tendance à s'améliorer.

Mais il y a autre chose. Ce sont aussi les muscles qui se contractent pendant l'orgasme. Plus ils seront forts, meilleures seront les contractions et plus intense le plaisir.

Chez les hommes, le travail sur les muscles PC pourrait favoriser des orgasmes multiples. Avec des muscles PC forts, vous pouvez jouir sans éjaculer et continuer à faire l'amour plus longtemps. En renforçant ces muscles, vous aurez de meilleurs orgasmes, ce qui est une *bonne chose* pour les hommes dont l'orgasme semble moins complet que celui de leur partenaire.

D'ABORD, TROUVER LES MUSCLES PC

La prochaine fois que vous urinerez, interrompez l'écoulement à mi-chemin. Vous ne pourrez le faire sans vous servir de vos muscles PC. Assurez-vous de les distinguer des muscles qui entourent l'anus.

VOTRE PROGRAMME D'EXERCICES

Assez simple : contractez les muscles PC chaque fois que vous y pensez – une dizaine de fois, deux secondes chaque fois. N'exagérez pas et ne forcez pas trop. Le but, c'est une contraction régulière détendue.

> **ON PLONGE !**
>
> Manque de motivation pour les exercices de Kegel ? Vous devriez voir une amélioration dans les deux premières semaines, et après six semaines, une différence notable dans votre vie sexuelle. Alors, qu'attendez-vous ?

Lorsque vous aurez saisi, contractez-les une douzaine de fois à vitesse normale, puis encore 12 fois plus rapidement. Faites ça deux fois par jour, davantage si vous y pensez, jusqu'à la fin de vos jours. Et si vous êtes vraiment déterminé, faites-en 100 par jour.

POUR LES FANAS DES PC

En plus des exercices de Kegel, essayez ceux-ci :

- **L'ascenseur** – Imaginez que vous avez un ascenseur dans le vagin et que vous allez l'actionner au moyen des muscles PC. Faites monter l'ascenseur au premier étage, une pause, au deuxième étage, repause, troisième étage, encore une pause, et dernier étage. Faites redescendre. Exercez-vous, encore et encore, allant aussi vite que possible, puis aussi lentement que possible.

- **La bascule** – Combinez les exercices de Kegel et la bascule du bassin, qui renforce les muscles du dos et du bassin pour pousser mieux et plus longtemps. Étendez-vous sur le sol, les genoux pliés et les pieds à plat. Contractez le ventre et soulevez le bassin vers le haut, en gardant la colonne vertébrale au sol. Contractez les muscles PC en même temps, maintenez la contraction quelques secondes, puis revenez à la position de départ. Répétez vingt fois par jour.

> **DE FIL EN AIGUILLE**
>
> Pendant que vous faites l'amour, combinez les exercices de Kegel aux techniques de l'idée 29, *Des trucs pour accélérer l'orgasme de madame.*

« Il est plus facile de garder une demi-douzaine d'amants qui se posent des questions que d'en garder un qui a cessé de s'en poser. »

HELEN ROWLAND, journaliste américaine

VOS QUESTIONS, NOS SOLUTIONS

Q **Ces exercices ne sont pas suffisants. Depuis que j'ai donné naissance à mes enfants, c'est à peine si je sens un pincement lorsque je contracte mes muscles PC. Que puis-je faire d'autre ?**

R Il y a de fortes chances que vos orgasmes soient peu intenses, mais vous pouvez changer les choses, et ça vaut probablement le coup d'en faire une priorité et de réserver du temps chaque jour aux exercices de Kegel. Il n'y a pas que votre vie sexuelle qui va en bénéficier. Vous serez bien contente d'avoir réagi dès maintenant car, à la ménopause, les muscles PC s'affaiblissent encore plus. Les exercices seront plus faciles si vous ajoutez une résistance musculaire en vous servant d'un doigt, d'un godemiché ou d'une carotte. Vous pourriez être un tantinet plus scientifique et vous procurer un exerciseur Kegel, que vous trouverez en pharmacie ou sur Internet. Vous pourrez alors évaluer la force (ou la faiblesse) de vos muscles et mesurer vos progrès. Car progrès il y aura.

Q **Comment les muscles PC peuvent-ils m'empêcher d'éjaculer ?**

R Lorsque vous sentirez que vos muscles PC sont assez forts, essayez à la masturbation de les contracter juste avant de jouir. Ça devrait vous empêcher d'éjaculer, tout en vous laissant sentir le plaisir. L'idée, c'est de pouvoir poursuivre après une courte pause. En lisant sur le sujet, vous aurez peut-être l'impression qu'il s'agit d'un sport de compétition – beaucoup de machos se vantent de ne jamais éjaculer, d'être des maîtres du contrôle, etc. Un peu inquiétant, j'avoue. Mais le temps passé à vouloir en apprendre davantage sur votre réponse sexuelle n'est jamais perdu et, qui plus est, vous voulez sans doute avoir des orgasmes multiples. Qui ne le voudrait pas ? Cela ne fera pas nécessairement de vous un meilleur amant. Les Asiatiques recommandent aux hommes de n'éjaculer qu'une fois sur trois rapports sexuels, disant que cette fois-là est meilleure, plus intense et plus enivrante !

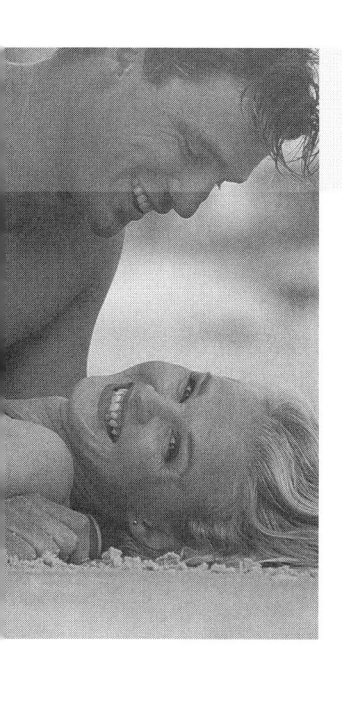

29
Des trucs pour accélérer l'orgasme de madame

Plus fort et plus vite ? Comment jouir plus facilement.

En modifiant légèrement vos rapports sexuels, vous pouvez améliorer votre sexualité sans trop d'effort. Nous aurions pu titrer ce chapitre « Comment avoir un orgasme simultané », même si nous pensons que c'est là un plaisir dont la réputation est surfaite. Mais si vous insistez…

LA CONTRACTION

Au moment de l'orgasme, les muscles pubo-coccygiens (PC) du vagin se contractent rapidement. Contractez-les lorsque votre partenaire se retire et relâchez-les lorsqu'il revient. Cela demande un peu de pratique, mais la recommandation vient de «la mère de la masturbation», Betty Dodson, docteure en sexologie, qui, dans ses ateliers et ses ouvrages, a enseigné à des milliers de femmes comment jouir et mieux jouir. En resserrant ces muscles, vous faciliterez vos propres contractions orgasmiques.

LA PRESSION

Vous intensifierez la stimulation en exerçant une pression sur la région pubienne avant l'orgasme. Pendant la masturbation, essayez d'appuyer la main juste au-dessus de l'os du bassin. Faites la même chose pendant le coït. Une autre technique consiste à pousser les muscles PC, ce qui peut forcer le point G vers l'ouverture du vagin et faciliter la stimulation indirecte par le pénis.

L'ÉTIREMENT

En allongeant les jambes sur le lit et en les collant ensemble dans la position du missionnaire, vous augmentez la stimulation clitoridienne. C'est encore plus efficace si vous êtes sur le dessus. Placez vos cuisses sur celles de votre partenaire, plutôt que sur ses hanches. Cambrez les reins pour vous incliner vers l'arrière. En formant un arc, vous exercez une pression maximale sur la région clitoridienne. Faites attention de ne pas incliner son pénis trop loin vers l'arrière – vous êtes en position de contrôle et, comme c'est un *gentleman*, il ne voudra pas interrompre votre plaisir pour vous dire que vous êtes sur le point de lui arracher la verge.

Essayez d'autres positions où vous êtes sur le dessus, vos pieds étirés vers les siens, ces positions favorisant la stimulation clitoridienne.

ON PLONGE !

Pour accroître vos chances d'orgasme simultané, dites à votre partenaire où vous en êtes dans l'excitation et encouragez-le à en faire autant. Pour éviter les longues discussions, chuchotez-lui à l'oreille un chiffre de 1 à 10 pour qu'il sache si vous allez bientôt jouir, et vice versa.

DE FIL EN AIGUILLE

Jetez un coup d'œil à la TAC, dans l'idée 5, *Le club des 30 %*. C'est bon pour la stimulation clitoridienne.

29. Des trucs pour accélérer l'orgasme de madame

LA TÊTE DANS LE VIDE

Laissez la tête pendre au bord du lit pendant que vous faites l'amour. L'afflux sanguin au cerveau augmente les sensations.

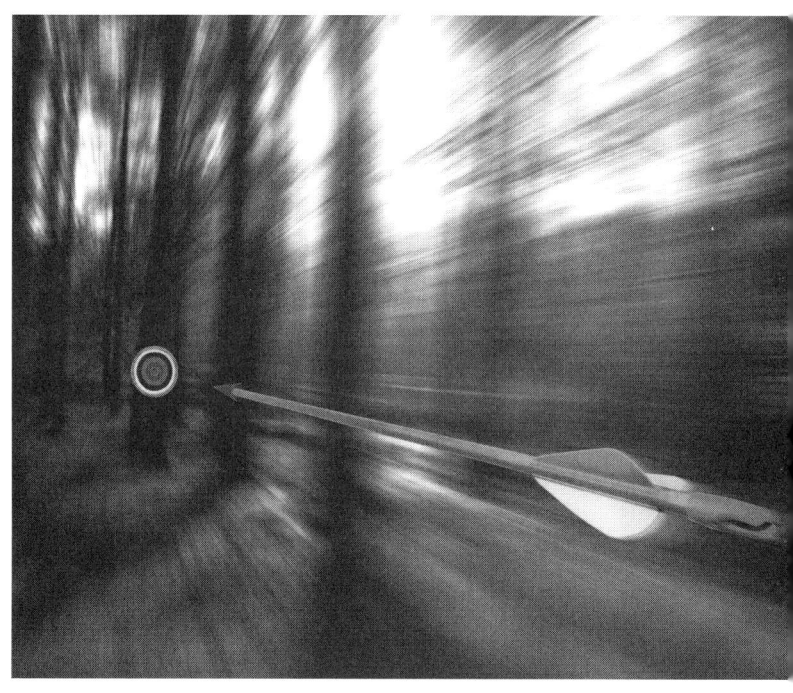

> À défaut de se donner des instructions de base, les couples en sont réduits à deviner. Vous n'aimez pas parler au lit ? Voici quelques mots qui devraient suffire : plus vite, plus lentement, plus fort, plus doucement.
>
> *JUDY DUTTON, collaboratrice au magazine* SHE.

VOS QUESTIONS, NOS SOLUTIONS

Q **Comment atteindre la simultanéité ? Peu importe ce qu'on fait, ça prend une éternité à jouir. Et à moins qu'il ne me fasse jouir la première, c'est lui qui vient en premier.**

R Cessez de vous plaindre ! Essayez le vibrateur. C'est le moyen le plus simple de synchroniser l'orgasme. Si cela ne vous plaît pas et que vous voulez changer les choses, servez-vous de votre tête. Finissez-en avec cette histoire de performance – une fixation sur l'orgasme est le meilleur moyen de ne pas en avoir. À la seconde même où vous pensez que ça va prendre une éternité, décrochez immédiatement et commencez à vivre le moment présent. Revenez à votre corps, concentrez-vous sur vos sensations et focalisez sur votre plaisir.

Q **Pourquoi est-ce tellement plus long pour les femmes ?**

R Ça ne l'est pas. Dans un rapport sexuel, l'homme atteint l'orgasme en 11 minutes et la femme en 28, selon des estimations. (Comment peut-on savoir une telle chose ?) Cela dit, précisons qu'à la masturbation, les femmes jouissent tout aussi vite que les hommes. Alors, pourquoi cette différence ? Selon moi, les hommes, contrairement aux femmes, sont mentalement prêts à passer à l'action. La femme jouira plus vite si elle se sent plus sexy avant de commencer. Une fois la dernière chemise repassée, ne vous attendez pas à crier de plaisir cinq minutes plus tard. Pendant que monsieur est en train de regarder les nouvelles, réchauffez-vous. Inventez-vous un rituel d'une vingtaine de minutes pour faire une transition entre votre journée de travail et votre temps de couple. Prenez une douche ou un bain odorant, allumez des chandelles, portez des vêtements de nuit sensuels, lisez une histoire érotique, etc. Ces petites choses pourront faire une différence énorme dans la rapidité de l'orgasme.

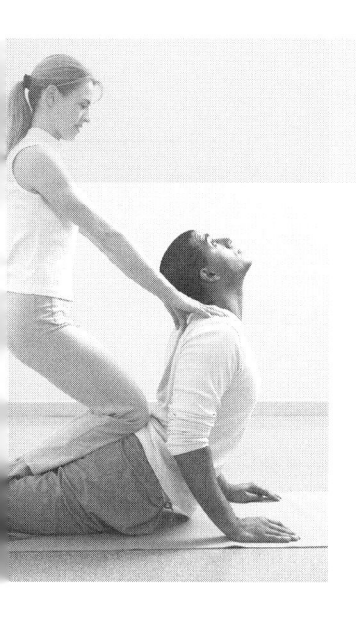

30
Assumer ses positions...

... mais varier le menu.

Promis, pas d'illustrations de types louches qui font le genre de choses que les types louches aiment faire.

Il m'a toujours semblé que les livres renfermant des illustrations de positions s'adressaient surtout aux *quétaines* parmi nous, qui voulaient une liste complète de toutes les positions connues et un crayon pour les cocher.

On ignore généralement que le *Kama-sutra* a été écrit pour ces messieurs de l'élite masculine indienne dont la seule occupation consistait à trouver des moyens de satisfaire leur harem. Pour les couples bi-actifs qui ne savent plus où donner de la tête, les prescriptions du *Kama-sutra* risquent d'avoir peu de succès. Il va donc falloir autre chose que de brefs exploits acrobatiques pour pimenter vos ébats.

Essentiellement, il y a quatre ou cinq positions, et toutes les autres en sont des variantes. Cependant, la plupart des couples s'en tiennent à une ou deux et n'y dérogent pas vu leur efficacité. Pourtant, de petites touches nouvelles peuvent les rendre encore meilleures. Voici un aperçu de quelques variantes.

TOUT EST PERFECTIBLE, Y COMPRIS LES TROIS POSITIONS SUIVANTES

Position du missionnaire

Une merveilleuse position, trop souvent dénigrée, mais qui pose deux problèmes.

1. Elle ne conduit pas la plupart des femmes à l'orgasme, même si monsieur persévère pendant trois heures. À moins qu'intervienne la stimulation clitoridienne.

2. Monsieur doit travailler plus fort, beaucoup plus fort.

Voici le plan B si vous voulez tous les deux être sur le dos. Elle est étendue, la jambe gauche allongée sur le lit et la droite pliée au genou, et peut s'appuyer sur son coude ou sur des coussins. Il s'allonge à angle droit par rapport à elle et, en s'appuyant sur son bras gauche, il glisse la jambe gauche sous la cuisse gauche de sa partenaire, lui soulevant le bassin juste assez pour pouvoir la pénétrer. Elle lui entoure la cage thoracique de sa jambe droite. Le clitoris est facilement accessible aux deux, qui peuvent se regarder tendrement dans les yeux sans toutefois pouvoir s'embrasser. Ça limite les mouvements, mais c'est une bonne position de paresseux… et de lendemain de veille.

> **ON PLONGE !**
>
> La variante la plus simple, mais ô combien efficace, de la position du missionnaire est une ancienne technique orientale : la femme place quelques oreillers sous ses hanches pour se soulever le bassin, et profite ainsi d'une meilleure stimulation clitoridienne.

30. Assumer ses positions…

La femme sur le dessus

Très populaire chez les femmes. Très populaire chez les hommes aussi. Voici ma suggestion.

La position cavalière inversée : la femme chevauche son partenaire en lui tournant le dos. Elle peut se pencher légèrement vers l'avant pour prendre appui sur les cuisses de son partenaire. Il a une vue superbe de son postérieur. Si elle se soulève entre les poussées, il apercevra son pénis qui la pénètre, ce qu'il n'a sans doute jamais vu d'aussi près, sauf dans un film porno. Pas étonnant que cette position soit celle que la plupart des hommes aimeraient essayer, selon un sondage du *Cosmopolitan*. En se trémoussant un peu, elle stimulera son point G. Et de toutes les positions, celle-ci est très propice aux fantasmes.

Le 69

Beaucoup de plaisir en théorie, mais à l'approche de l'orgasme, il n'est pas évident de rester suffisamment concentré pour donner du plaisir à l'autre. Il y en a un qui se déconcentre et paf… c'est fini pour l'autre, ce qui explique en partie que les couples renoncent souvent au 69 une fois la lune de miel passée. La position est plus confortable si les deux s'étendent sur le côté, la tête appuyée à l'intérieur de la cuisse du partenaire pour prendre appui. Certains se passent le vibrateur : la personne qui est sur le point de jouir peut arrêter ses caresses orales et se servir du vibrateur pour ne pas laisser l'autre en plan.

> **DE FIL EN AIGUILLE**
>
> Je ne rends peut-être pas justice aux délices des changements de position. Vous pourriez vous régaler en vous inspirant d'un livre rempli de positions exotiques et de l'idée 17, *L'art du kaizen*.

« Pour s'améliorer, il faut changer. Donc, pour être parfait, il faut avoir changé souvent. »

SIR WINSTON CHURCHILL

VOS QUESTIONS, NOS SOLUTIONS

Q **J'aime les positions debout, mais depuis que mon mari s'est blessé au dos, je n'ose pas en suggérer. Avez-vous des idées ?**

R Vous pourriez porter des chaussures à talons très hauts et vous appuyer contre le mur. Il n'aurait presque pas besoin de bouger, et les chaussures sont super. (Avec les mains contre le mur pour prendre appui, vous adopterez la position de la fouille corporelle, et je vous laisse imaginer la suite des choses.) La pénétration vaginale par derrière se prête bien aux positions debout. Le moyen le plus simple, c'est de vous pencher vers l'avant et de prendre appui sur le sol, sur une table basse ou sur une chaise. Vous devez être assez souple. L'endroit le plus approprié, c'est dans la baignoire, car vous avez deux murs pour vous appuyer. Mais attention de ne pas glisser, sans quoi il n'aura pas que le dos de blessé.

Q **Dans certaines positions, je sens de la douleur à la pénétration. Pourquoi ?**

R Il se peut que le pénis heurte le col de l'utérus. En règle générale, plus les pieds sont proches des oreilles, plus la pénétration est profonde. La pénétration par derrière est habituellement profonde (ce qui explique la préférence des hommes moins bien pourvus pour cette position). En abaissant les cuisses dans les positions de type missionnaire, vous contrôlerez la profondeur des poussées. Si vous aimez la pénétration par derrière, essayez la position de la cuillère, où vous vous allongez tous deux, l'homme derrière — ici encore, vous contrôlez les poussées. Si la douleur persiste, parlez-en à votre médecin.

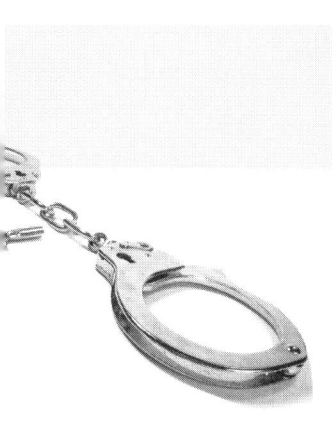

31
Attache-moi !

Les menottes, ce n'est pas juste pour les bandits. Essayez pour voir.

Si votre sortie du samedi soir consiste à vous faire donner la fessée devant une salle pleine d'étrangers, ce chapitre ne vous apprendra rien. Mais pour ceux qui veulent faire connaissance avec les jeux de domination, en voici l'occasion.

C'EST QUOI L'IDÉE ?

Dans les centres de santé purs et durs, le genre où on vous donne un horaire strict à suivre et des menus composés essentiellement de légumineuses, on est dispensé de penser. On obéit, un point c'est tout. Tout comme la personne soumise dans les jeux de domination, à la différence qu'un tel renoncement s'accompagne souvent d'une grande liberté.

Quant à la personne dominante, qui ne voudrait pas la jouer ? Elle fait exactement ce qu'elle veut. C'est parfait pour les personnalités anales qui, la plupart du temps, ne réussissent jamais à nous faire faire les choses à leur manière. Laissez galoper votre imagination : agenouillé, sur le dos, attaché, à quatre pattes, alouette ! Tout est possible.

La douleur ressentie pendant de tels jeux n'est en rien comparable à celle du doigt coincé dans une porte. La douleur anticipée accélère le rythme cardiaque et libère les endorphines, les hormones du bonheur (même chose pour l'exercice physique). Résultat : le plaisir sexuel est exacerbé. Lorsque la douleur augmente, inspirez profondément et régulièrement pour intensifier les sensations.

> **ON PLONGE !**
>
> Pour ceux et celles d'entre vous qui hésitent encore, jetez un coup d'œil à la trilogie fantastique de Jaqueline Carey, qui commence par *Kushiel's Dart*. Ce ne sont pas des livres obscènes, mais l'héroïne est une masochiste insoumise, et les livres sont érotiques sans être pornos. Ils vous donneront peut-être le goût d'expérimenter.

Pour que ça se passe bien, il faut tout de même un peu de mise en scène. Adaptez les scénarios proposés au fil des chapitres selon vos préférences. C'est votre soirée, et vous en êtes les vedettes. Si vous choisissez de vous faire enfermer pieds et poings liés dans une armoire, c'est votre affaire.

Dans les jeux de pouvoir qui comportent une part d'humiliation et de contrôle, on risque toujours de blesser quelqu'un, et pas seulement physiquement. Convenez à l'avance d'un mot qui indiquera la fin du jeu et le retour aux douces caresses. Ne choisissez pas le mot « non », car vous ne pourriez plus crier « s'il te plaît, non, non, arrête espèce de salaud », ce qui gâcherait la moitié du plaisir. C'est une règle absolue : une fois le mot prononcé, c'est terminé.

JEUX DE POUVOIR

- **Le ligotage** – C'est une question d'exposition : en règle générale, plus les membres sont écartés, plus on se sent ouvert, et certaines personnes aiment ça. Le ligotage des quatre membres est parfait pour les personnes qui, se sentant obligées de performer, ont de la difficulté à jouir. La personne attachée est à la merci de son partenaire. L'autre a tous les pouvoirs, et aussi toute la responsabilité. À vous de relaxer. Houououououou ! C'était un orgasme ça, ou quoi ?

- **La fessée** – N'oubliez pas de réchauffer le postérieur de la personne fessée par de petites tapes, puis d'augmenter la force des coups en les intercalant de pauses bien rythmées. Quand la main se fatigue, on peut utiliser le dos d'une brosse à cheveux ou une raquette de badminton. En règle générale, on ne frappe jamais une partie du corps qui est dure. En fait, on ne frappe que les fesses à moins de savoir comment s'y prendre. Une fois la raclée administrée et le derrière encore rose, passez doucement les doigts sur la peau. C'est exquis.

- **Le bâillon** – C'est surtout une question de psychologie. Le look est très réussi et la personne bâillonnée se sent vraiment impuissante. Elle peut y mettre du cœur, se faisant aller la tête dans tous les sens comme une mauvaise actrice d'un film d'horreur pour ados. La langue au-dessus du bâillon, de grâce. Les yeux bandés, c'est bien aussi. Plus la privation est grande – vue, ouïe, parole, toucher –, plus on se concentre sur les sensations restantes.

- **Les pinces pour mamelons** – Expérimentez d'abord en mordillant à l'approche de l'orgasme pour voir qui des deux préfère ça. Ceux qui aiment, aiment beaucoup.

> **DE FIL EN AIGUILLE**
>
> Difficile d'aborder le sujet ? Consultez l'idée 16, *Des petits plaisirs pervers*.

Je présume que, à part les soirées où nous nous déguisons en écolières dévergondées et en maîtres d'école furieux, nous sommes des adultes raisonnables, bien renseignés sur les dangers potentiels de pareils passe-temps. On ne ligote personne plus d'une demi-heure à moins d'être un scout expérimenté. On ne laisse jamais quelqu'un attaché tout seul dans une pièce sans jeter un coup d'œil. Pas de fouet à proximité des yeux. Ça suffit, que je vous entends dire. Mais je connais des gens qui ont fait des choses à frémir de peur en compagnie de types à qui, en dehors de la chambre de torture, ils ne feraient pas confiance une seule seconde. Si c'est votre cas, contrôlez-vous.

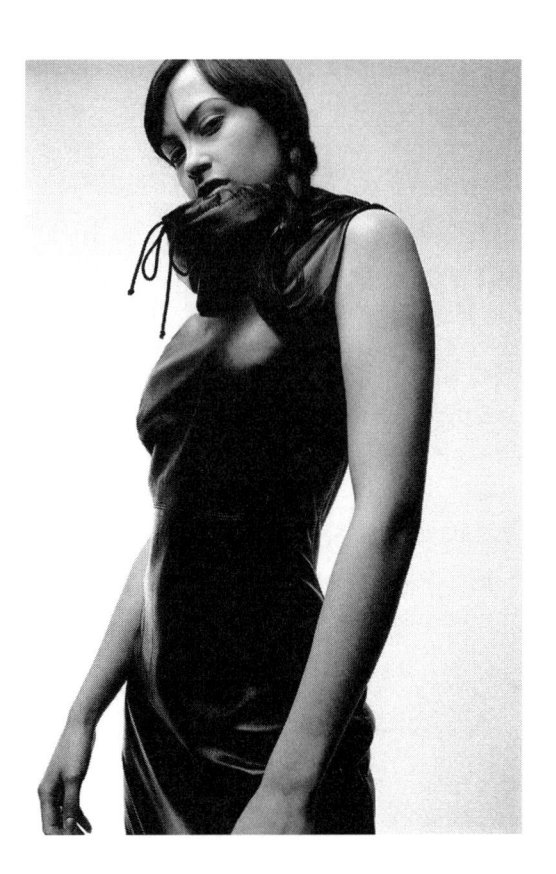

VOS QUESTIONS, NOS SOLUTIONS

Q

Mon mari veut que j'urine sur lui. C'est dégueulasse. Je ne peux pas faire ça, et pourquoi le ferais-je?

R

Alors, ne le faites pas. Mais, comme pour toute autre chose qu'un partenaire demande dans une relation aimante, demandez-vous tout de même ce qui se passe ici. Pourquoi veut-il cela? Pourquoi est-ce que ça vous dégoûte? En cherchant un peu, vous apprendrez des choses sur la dynamique de la relation. Pourrait-il se satisfaire d'un simulacre? Essayez un peu de mise en scène: vous pourriez bander les yeux de votre mari et versez sur lui du thé à la température du corps. Voyez ce que vous pouvez faire mais, en bout de ligne, ça ne vaudra pas le coup si vos rapports avec votre mari se transforment de façon permanente.

Q

Nous aimerions faire des expériences avec la douleur, mais l'idée de la fessée ne nous plaît guère. Avez-vous d'autres suggestions?

R

Dans un navet mettant en vedette Madonna et Willem Dafoe, il y a une très mauvaise scène de sexe dans laquelle les chandelles sont à l'honneur, et cette scène a pu en décourager plusieurs au lieu de les exciter. Pourtant, des gouttes de cire chaude qui tombent sur la peau infligent le type de douleur recherchée, et c'est un peu plus adulte que la fessée. Pour éviter que la cire ne devienne trop chaude, prenez des chandelles blanches inodores tout juste allumées. Laissez tomber la cire d'au moins un mètre et pas toujours au même endroit. De temps à autre, versez-en sur vous pour voir si elle n'est pas trop chaude.

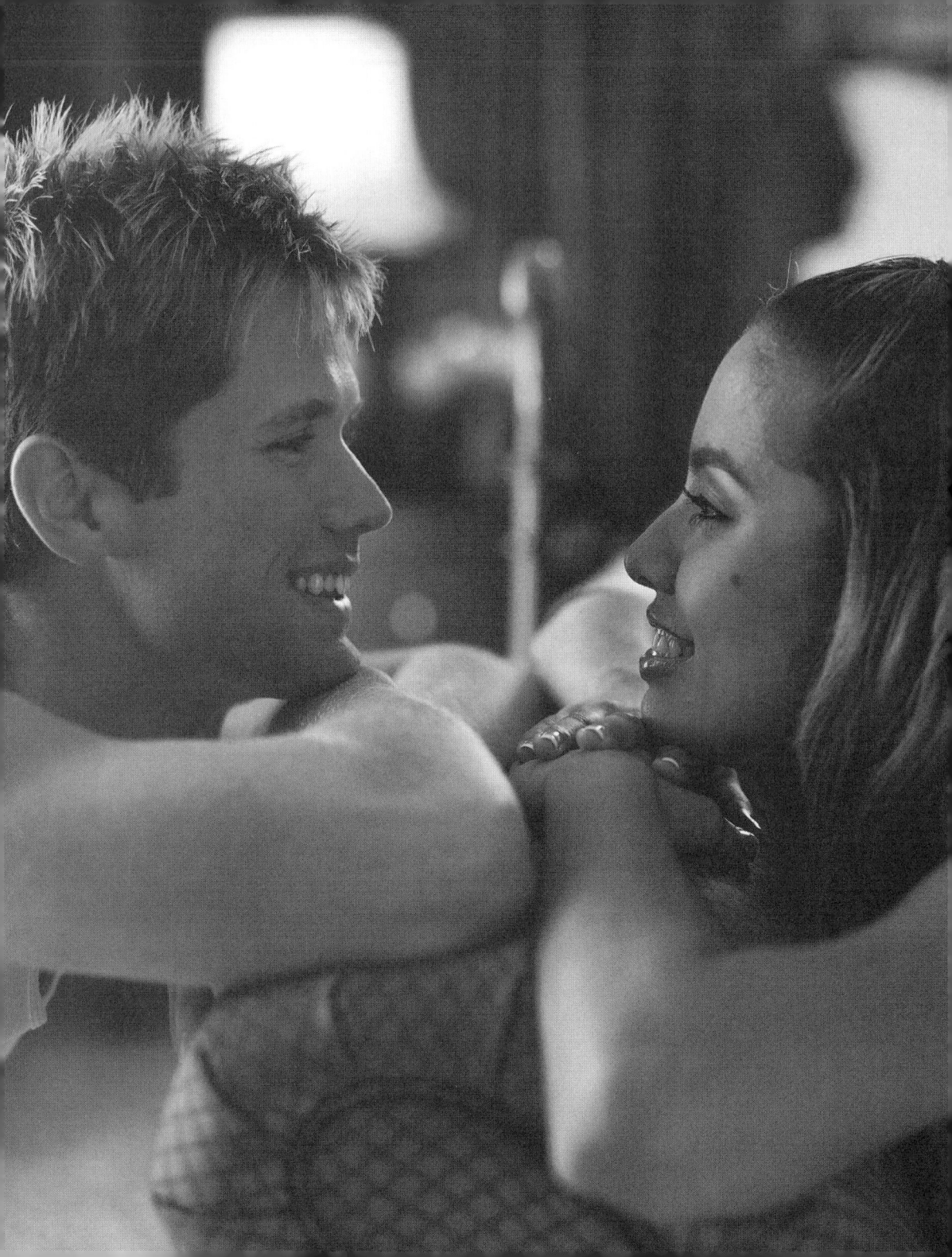

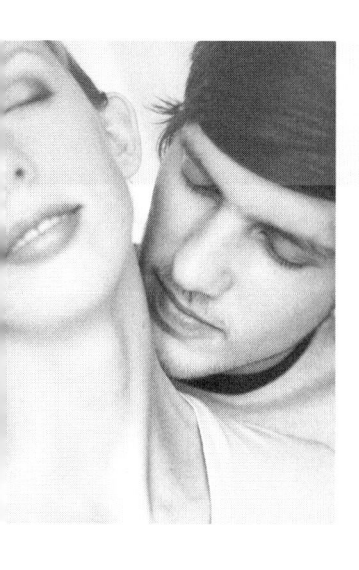

32
Toujours plus au sud

Peu de choses dans la vie vous vaudront autant de gratitude qu'un effort décent entre les cuisses de votre blonde.

Ce n'est tout de même pas de la neurochirurgie, dites-vous ! Impossible de rater son coup, alors ? Mes amis, vous seriez surpris…

J'ai déjà interviewé une femme qui disait n'avoir jamais vraiment apprécié le sexe oral, *because* les mordillements. Que voulez-vous dire ? lui ai-je demandé. « Oui, il suce si fort que ses dents me blessent. » Son partenaire, assis à ses côtés, a fait la démonstration d'une pipe et il n'est venu à l'idée de personne qu'il n'était pas nécessaire de sucer. Se sentant incapable de lui dire qu'il s'y prenait mal, elle a fait une croix sur le sexe oral. Personne n'insinue ici que vous êtes aussi maladroit mais, de grâce, demandez des commentaires à votre femme.

- Tout d'abord, mettez-la dans de bonnes dispositions avec beaucoup de subtils préliminaires – baisers, taquineries, jeux de langue, etc. Ce n'est pas seulement sexy, mais absolument nécessaire. Le clitoris est une petite chose délicate et sensible. On ne le répétera jamais assez. Pour le stimuler directement, la femme doit être très excitée. Ne songez même pas à vous en approcher (à moins d'indication contraire) avant qu'elle ne pousse les hanches vers vous, dans une pose qui vous dit sans équivoque ce qu'elle veut.

- Même là, la douceur est de mise. La plus grande partie du clitoris, soit la tige, se trouve sous la peau. Représentez-vous le clitoris comme un V inversé, la pointe du V correspondant à sa partie visible. Le long des lèvres, la tige se sépare en deux racines pointant vers le périnée. Stimulez toute cette zone. Il y a sur le clitoris plus de terminaisons nerveuses que sur toute autre partie du corps, des milliers de plus que sur le pénis. Doucement, donc, avec la stimulation directe. Léchez lentement les racines et surveillez la réaction. Si elle s'éloigne de vous, le mouvement est trop fort.

- Faites des mouvements précis et demandez-lui ceux qu'elles préfèrent. Plus vite, plus lentement, plus fort, plus doucement ? De part et d'autre ? Un mouvement circulaire ?

- Posez des questions. Montre-moi où… ? Qu'est-ce qui est mieux, la langue raide ou souple ? Si je continue comme ça, penses-tu que tu vas jouir ? Sinon, veux-tu que je continue quand même ? (Le plaisir n'est pas d'arriver, mais de se rendre !)

> **ON PLONGE !**
>
> Passez doucement la main dans les poils pubiens avant de vous y mettre. Vous aurez moins de chances de vous retrouver avec des poils sur la langue.

Dans le sexe oral, il ne faut surtout pas oublier que la destinataire de vos bons services a besoin de se concentrer. Elle doit rester branchée sur ses sensations, mais tout en vous cédant entièrement le contrôle. Aidez-la. Assurez-vous qu'elle est confortable. Lorsque vous la sentirez proche de l'orgasme, ne la distrayez pas en variant le mouvement. De toute évidence, vous faisiez la bonne chose.

> **DE FIL EN AIGUILLE**
> Pour en savoir plus sur le cunnilingus, voir l'idée 27, *Plein sud.*

HUIT CARESSES LINGUALES QU'APPRÉCIENT LA PLUPART DES CLITOS

Il ne s'agit pas d'une liste exhaustive, mais des préférences exprimées par les femmes lors d'un sondage.

- De grandes caresses avec le plat de la langue. Plus c'est mouillé, mieux c'est.

- Des petits coups au bord des lèvres, se rapprochant peu à peu du clitoris.

- Des coups de langue répétés dans les sillons de la vulve allant du vagin au clitoris, de plus en plus forts, mais sans atteindre le gland (la stimulation de la tige, vous voyez).

- Des coups de langue légers et une pression des doigts juste au-dessus du mont de Vénus (la partie charnue qui se trouve directement au-dessus de votre nez).

- Deux mouvements circulaires, trois coups de langue. Deux mouvements circulaires, trois coups de langue, et ainsi de suite.

- Des cercles gourmands autour du clitoris, pas dessus, le plus lentement possible. Si elle est bien excitée, ça la fera jubiler.

- Sucez très doucement le clitoris et donnez-y un délicat coup de langue. Ou encore, un mouvement de langue très lent de bas en haut.

- Pointez la langue et insérez-la dans le vagin, en adoptant un certain rythme. (Les femmes aimaient bien, mais les hommes dépassent souvent la mesure. Le siège du plaisir, c'est le clitoris. À moins d'indication contraire, n'abusez pas de la pénétration de la langue. C'est une erreur technique chez les hommes de vouloir reproduire le mouvement du pénis avec la langue.)

Essayez toutes ces caresses. Et vers la fin, lorsqu'elle sera sur le point de jouir, vous serez probablement en train de lui laper le clitoris, fermement et rythmiquement, avec détermination. Elle poussera le bassin vers vous. Elle voudra peut-être que vous lui preniez les fesses ou les mains. Ça l'aidera à se concentrer. Ne changez rien à ce que vous faites, si ce n'est d'accélérer un petit peu.

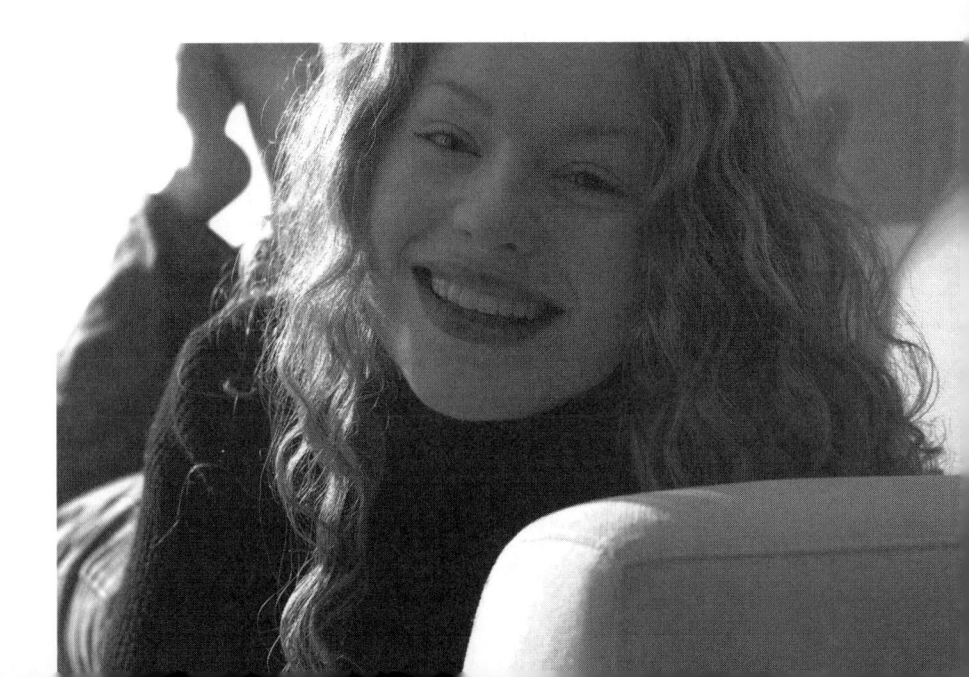

VOS QUESTIONS, NOS SOLUTIONS

Q **Mon copain y met du cœur, mais il ne fait que taper du bout de la langue à coups répétés. Sans arrêt. Ça me laisse de marbre. Que puis-je lui dire ?**

R Je vous suggère de lui dire d'aller lentement. Très lentement. Lentement et sûrement, c'est ce qui fait jouir la plupart des femmes. (Si seulement les hommes savaient qu'il ne faut aller vite qu'à la toute fin, et encore !) Comme il n'arrivera probablement pas à taper lentement (ce n'est pas un geste naturel), il y a de bonnes chances qu'il se mette à vous caresser du plat de la langue. Ce qui devrait vous plaire davantage.

Q **Elle me dit que tout va très bien. Comment l'amener à me donner plus de commentaires ?**

R Bandez-lui les yeux pendant que vous variez les mouvements et les techniques. Elle se sentira moins gênée de vous dire ce qu'elle ressent. Demandez-lui d'évaluer chaque technique sur une échelle de un à dix, jusqu'à ce qu'elle se sente bien à l'aise de dire ce qu'elle veut ou ce qu'elle aime.

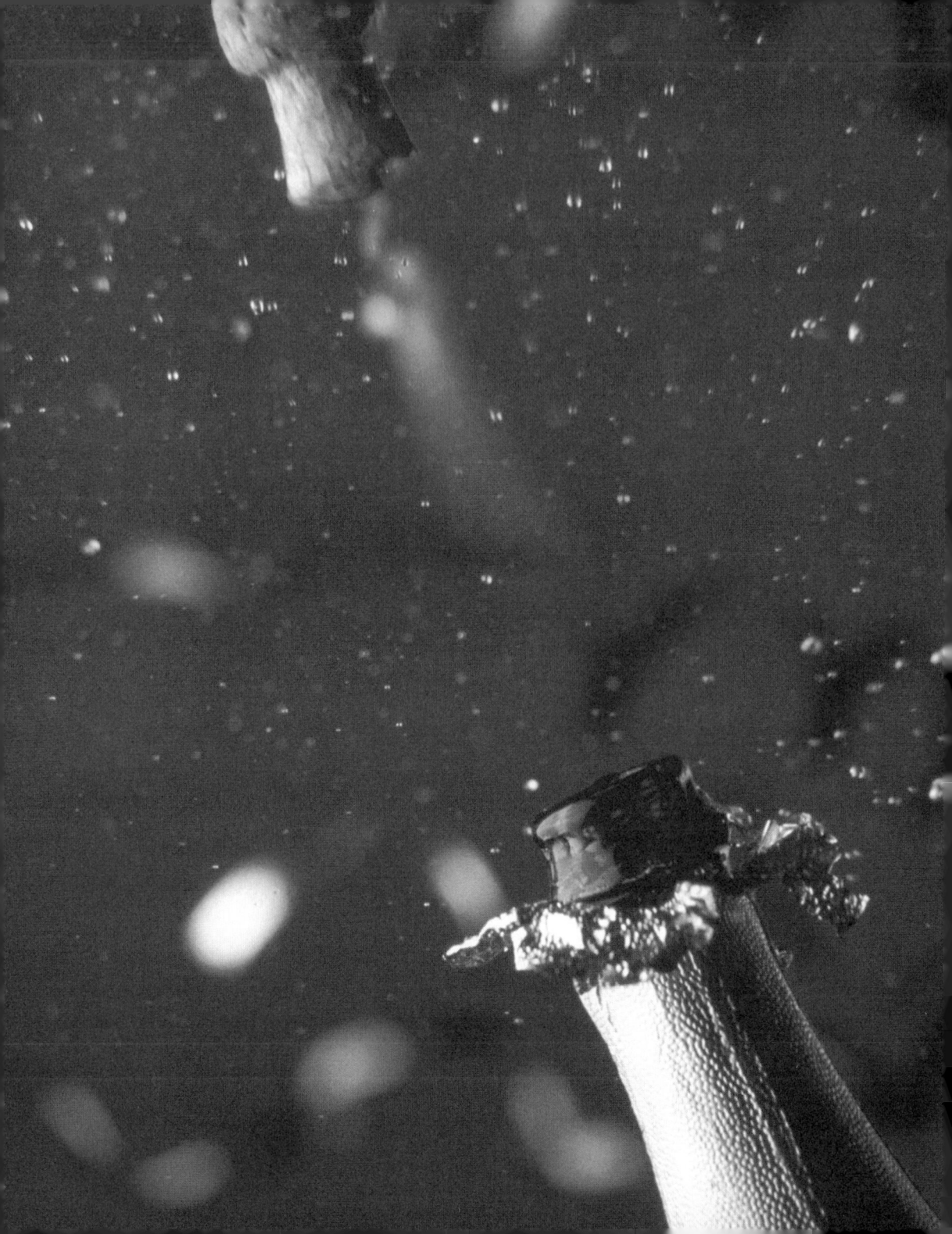

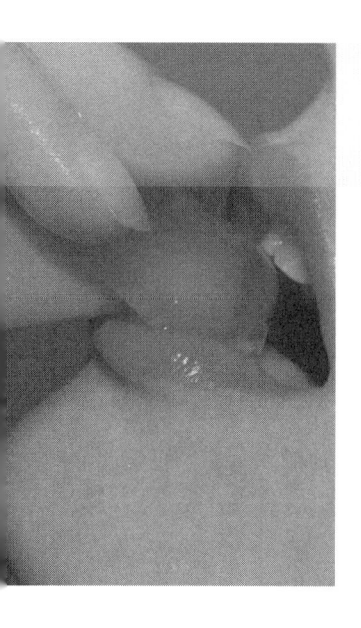

33
Encore un peu sur la fellation

Peut-on jamais en savoir trop ?

Votre technique se résume à deux choses : le mouvement de la langue et le mouvement du reste de votre corps.

Il y a des limites dans les mouvements de la langue, et nous maîtrisons assez tôt les principales variantes – de longs coups de langue gourmands, de petits mouvements rapides, une pression sentie sur les points chauds.

Le charme, toutefois, tient au mouvement du reste de votre corps pendant que votre langue se charge de son plaisir. Intégrez les principes du kaizen (petits changements, grandes différences) dans votre technique de fellation. Nous avons tendance, surtout dans le sexe oral, à répéter les mêmes gestes. Et pourquoi pas, puisque ça marche à tout coup ? Mais en incorporant quelques variantes ici et là, vous ferez d'une pipe déjà agréable une expérience franchement exaltante.

LES MAINS

- Caressez-lui la poitrine, pincez-lui les mamelons.

- Mettez vos doigts dans sa bouche pour qu'il les lèche et les suce.

- Tracez des cercles avec vos doigts autour de l'anus, des testicules et du périnée (entre l'anus et le scrotum).

- Glissez un doigt bien lubrifié dans l'anus et stimulez la prostate (vous la sentirez à travers la peau sur la paroi antérieure), en appliquant une pression légère (signalez-lui votre intention bien à l'avance). S'il n'aime pas la sensation, appliquez une pression rythmique sur le périnée, ce qui stimulera plus doucement la prostate.

- Empoignez fermement les fesses et écartez-les – les hommes, comme les femmes, aiment généralement la sensation d'étirement.

- Retroussez la région charnue juste au-dessus de l'os pubien ou appliquez-y une pression rythmique. Cela intensifie les sensations des mouvements de la bouche.

- Posez une main à la base du pénis et l'autre à mi-chemin. Caressez la verge avec les deux mains en prenant le gland dans la bouche.

- Stimulez le périnée avec un vibrateur ou un bouchon à basse vitesse en même temps.

> **ON PLONGE !**
>
> Stimulez la prostate en même temps. Les hommes peuvent expérimenter cette sensation à la masturbation et les femmes peuvent utiliser cette caresse pour leur donner un orgasme plus puissant.

LES YEUX

C'est si simple, mais si vous n'avez pas l'habitude de le regarder dans les yeux lorsque vous le sucez, essayez. La charge érotique est très forte. Certaines positions s'y prêtent mieux que d'autres : les yeux dans les yeux, tenez son pénis dans votre main en lui titillant le gland du bout de la langue.

LES JAMBES

Prenez la position cavalière inversée (vous le chevauchez en lui tournant le dos) ou celle de la levrette. Vous serez exposée à son regard, mais visuellement, c'est drôlement excitant, surtout si vous vous caressez en même temps. Il peut aussi vous caresser sans aucun effort, ce qui lui fera certainement plaisir.

LE RYTHME

Au bout du compte, vous trouvez une technique et un rythme qu'il apprécie, et vous vous en tenez à cela. Au plus, adoptez deux techniques en alternance, sauf si vous voulez prolonger le plaisir et lui donner un orgasme plus intense. Mais ça ne fonctionne pas toujours. Certains hommes ne voient pas l'intérêt de la méthode à deux temps (action-pause, action-pause), et leur orgasme est loin d'être aussi explosif que le laissent entendre les ouvrages sur le sujet. Donc, à moins de bien connaître votre homme, ne faites pas traîner les choses.

> **DE FIL EN AIGUILLE**
>
> L'idée 26, *De main de maître,* vous propose d'autres techniques pour varier et changer le rythme, mais sans interrompre la stimulation. Assurez-vous d'avoir beaucoup de lubrifiant à portée de main.

> « Lorsque les autorités nous mettent en garde contre les péchés du sexe, il faut en tirer une leçon importante : ne couchez pas avec les autorités. »
>
> MATT GROENING, *créateur des* Simpsons

VOS QUESTIONS, NOS SOLUTIONS

Q Je me suis penchée la tête en arrière, au bord du lit, parce que j'ai lu quelque part que c'est un bon moyen de prendre le pénis profondément dans la gorge. Pouvez-vous m'expliquer pourquoi ça n'a pas fonctionné ?

R Certains disent que la fellation en gorge profonde n'existe pas. Elle n'existe sûrement pas dans le film des années 1970 avec Linda Lovelace : aucune femme n'a de clitoris dans le fond de la gorge. Ce qu'on peut faire, par contre, c'est prendre tout le pénis dans la bouche, une pratique qui n'a rien de mystérieux. Il faut d'abord apprendre à contrôler le réflexe nauséeux. La position que vous avez adoptée vient du cinéma porno. Ce n'est pas le meilleur moyen, malgré que l'angle d'entrée soit bon. Mais il ne servira à rien si vous n'avez pas maîtrisé le réflexe nauséeux et, franchement, être étendue sur le dos à se faire lentement asphyxier, sans contrôle aucun sur les poussées, c'est paniquant.

Q Alors, comment fait-on une fellation en gorge profonde ?

R Vous devez avoir le contrôle du pénis, la main bien posée à la base de la verge. Dans un mouvement de va-et-vient, enfoncez le pénis toujours un peu plus loin. Lorsqu'il touchera le fond de la gorge, maîtrisez votre respiration, tout l'art est là-dedans. Inspirez lorsque le pénis s'éloigne et expirez lorsqu'il revient au fond de la gorge. Enfoncez-le de plus en plus loin. Lorsque vous aurez réussi à le prendre dans votre bouche en entier, réessayez la tête rejetée en arrière, au bord du lit. À ce moment-là, votre amant sera en contrôle du mouvement et devra y aller doucement. Pour terminer, ne croyez jamais ce que vous voyez dans les films pornos et n'essayez pas d'imiter leurs performances.

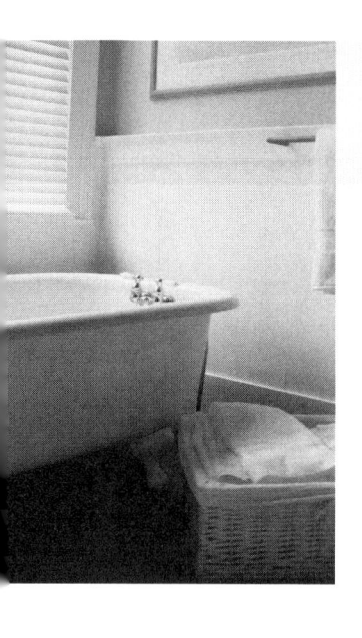

34
Le bain d'amour

Quelle pièce mieux indiquée que la salle de bains pour faire des affaires « cochonnes » ? Nulle part ailleurs vous ne vous sentirez si sensuel.

Les jeux de séduction devraient débuter dans la salle de bains… On fait un brin de toilette avant de passer à l'action. Vous ne voulez surtout pas que votre partenaire vous trouve physiquement repoussant, n'est-ce pas ?

Mais la salle de bains recèle bien d'autres trésors.

ÉTAPE 1 – FAIRE LE VIDE

Si vous êtes une personne qui a de la difficulté à décrocher ou qui s'active sans cesse, oubliez la télé ou le verre de vin censé vous détendre, et inventez-vous un rituel transitionnel qui vous aidera à oublier les soucis de la journée et à vous préparer à une nuit d'amour. Entre un rituel qui vous donnera envie de baiser et deux heures de reprises à la télé, allez-vous hésiter longtemps ?

Les rituels sont d'autant plus importants si vous travaillez à la maison (ce qui comprend s'occuper de jeunes enfants). Les 20 minutes que vous passerez chaque soir dans la salle de bains diront à votre corps que la journée de travail est bel et bien finie, que c'est le temps de relaxer et de se divertir.

Votre salle de bains doit être aussi agréable que possible. Faites disparaître les jouets en plastique, tamisez les lumières et mettez de la musique. Gâtez-vous avec des huiles et laissez la journée se dissoudre dans le bain. Plus vous décrochez tôt dans la soirée, mieux ce sera. Enfilez des vêtements confortables, légers et sensuels. Appropriez-vous ce moment, beaucoup plus salutaire qu'une douche rapide avant d'éteindre ou en se levant.

> **ON PLONGE !**
>
> Les filles, si vous êtes à court d'idée, étendez-vous dans le bain, les pieds au mur et laissez couler l'eau du robinet sur le clitoris. Vous avez de bonnes chances d'avoir un orgasme enviable.

ÉTAPE 2 – FAIRE L'AMOUR

Si vous êtes toujours trop fatiguée, n'attendez pas l'heure de vous coucher. Vous savez bien que j'ai raison. Pour vous mettre dans l'ambiance, abandonnez-vous à quelques instants de sensualité pendant que vous êtes encore capable de garder les yeux ouverts. Ça vous mettra dans l'ambiance. Dites à votre homme d'éteindre la maudite télé et de s'animer un peu pour que vous soyez sur la même longueur d'onde. Toujours pas convaincue ? D'accord, passons à l'étape suivante…

ÉTAPE 3 – FAIRE L'AMOUR À LA DOUCHE

Bon, bon, si vous êtes une pointilleuse, laissez la douche vous faire l'amour. Je suis sérieuse. Si vous n'avez pas encore joui avec l'aide de la pomme de douche, vous ne savez pas ce que vous ratez. Pour les femmes, surtout celles qui n'atteignent pas facilement l'orgasme, le contact de l'eau sur le clitoris et tout autour, assise sur le bord du bain ou étendue, est une garantie

34. Le bain d'amour

d'orgasme sans effort. Comme la pression de performer est totalement inexistante – et pas d'inquiétude à avoir concernant les sentiments de la pomme de douche ni le temps que ça prendra –, c'est un vrai charme.

Dans les années 1990, après avoir écrit un article sur les joies de la douche, j'ai été inondée de lettres de remerciements de femmes et de quelques hommes qui se sont précipités à la quincaillerie locale. Des résultats fabuleux, vous dis-je. Donc, n'hésitez plus à installer une douche qui a un peu plus d'allure.

Les hommes aussi peuvent s'amuser sous la douche, en augmentant lentement la pression. Donnez-m'en des nouvelles.

Note : Mesdames, il faut diriger le jet vers le bas seulement. Il y a un risque infime de provoquer une bulle d'air dans le vagin si on y envoie de l'eau.

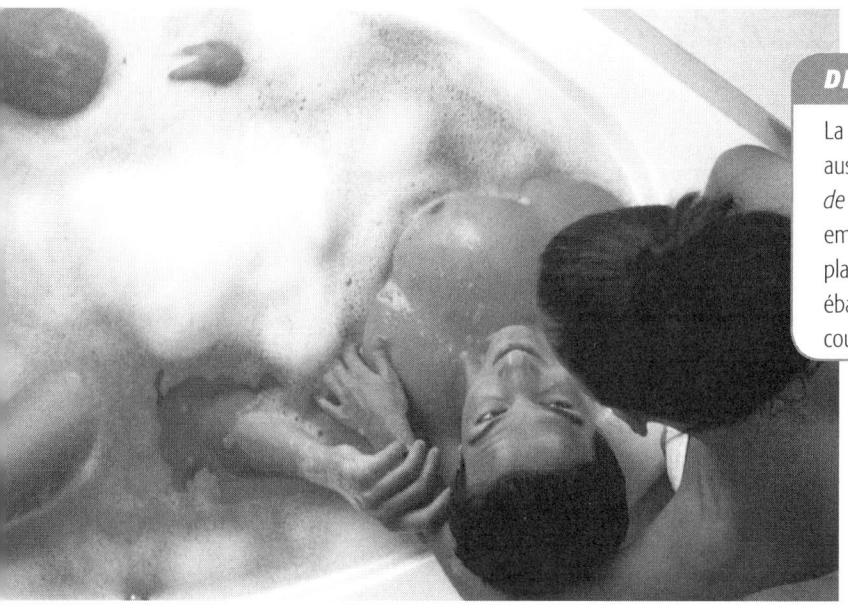

DE FIL EN AIGUILLE

La salle de bains se prête aussi à l'idée 46, *Un peu de patience !* Rien ne vous empêchera de prolonger le plaisir en poursuivant vos ébats dans la chambre à coucher.

175

VOS QUESTIONS, NOS SOLUTIONS

Q J'ai essayé le truc du jet d'eau sur le clitoris, et j'ai fini par jouir. Mais ça a été très long. Comment puis-je accélérer les choses ?

R Il se peut très bien que cela prenne plus de temps que d'autres méthodes, ce qui fait partie du charme. Si vous êtes pressée, servez-vous d'un vibrateur à l'épreuve de l'eau.

Q Nous avons bien aimé l'idée du rituel transitionnel. Avez-vous d'autres idées dans le même genre ?

R Le rituel à deux fonctionne encore mieux. Vous pourriez vous bichonner l'un l'autre dans la salle de bains. Frottez-vous avec des exfoliants ou des huiles apaisantes. Cherchez à multiplier les expériences sensorielles et câlinez-vous avant d'entrer dans la douche et de faire l'amour. Comme je le répète sans cesse, c'est merveilleux pour les couples qui sont toujours trop fatigués à onze heures du soir. Pour des occasions spéciales, couvrez le plancher de vieilles serviettes et salissez-vous joyeusement. Aspergez-vous de miel, de sauce au chocolat, de crème ou de Bailey's et léchez-vous. Et lorsque vous en aurez assez, invitez votre vieille copine la pomme de douche à participer à vos jeux.

« Pourquoi les femmes portent-elles des parfums qui sentent les fleurs ? Les hommes n'aiment pas les fleurs. J'ai trouvé un nouveau parfum qui va certainement attirer les hommes. *Char neuf,* qu'il s'appelle. »

RITA RUDNER, humoriste américaine

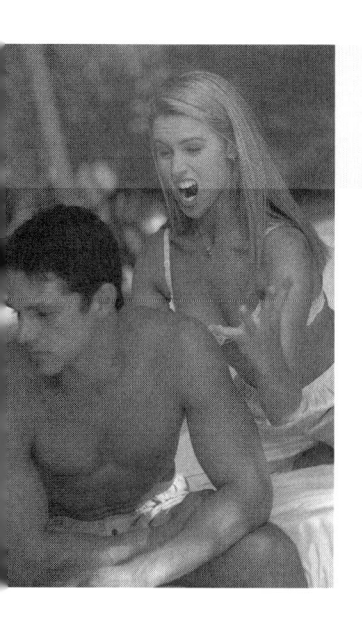

35
Dans le ring

Il n'y a pas que l'énergie sexuelle qui circule dans un vieux couple. Il y a aussi la colère aveugle.

Certains couples ont besoin d'une bonne scène de ménage pour trouver l'énergie de faire l'amour, d'autres se déchaînent au lit après une dispute en règle et d'autres encore aiment tellement se réconcilier qu'ils font exprès de s'engueuler.

Le troisième exemple n'est pas tellement recommandé, car on finit par s'épuiser émotionnellement, mais vous pouvez tout de même tourner une querelle à votre avantage.

QUAND UNE DISPUTE N'EST PAS UNE DISPUTE

Ce n'est pas juste une dispute lorsque vous vous querellez pour rehausser votre niveau d'énergie et allumer l'étincelle conjugale.

- Lorsque vous êtes fatigué, est-ce que la seule présence de votre partenaire dans la pièce vous irrite ?

- Après une certaine période de bonheur avec votre conjoint, sentez-vous une tension s'accumuler, un besoin de le faire sortir de ses gonds ?

- Lorsque vous êtes blasé, aimez-vous avoir une discussion virile avec votre conjoint au sujet de la politique, des voisins, de la signification profonde d'Ikea, pourvu que vous puissiez adopter le point de vue diamétralement opposé au sien ?

> **ON PLONGE !**
>
> Considérez les engueulades comme l'occasion d'améliorer votre relation. La capacité d'un couple à profiter des disputes pour régler les problèmes et pour s'entendre sur un compromis qui les rapproche est le signe d'une relation saine.

Si vous avez répondu oui à une de ces questions, il n'y a pas que de l'amour en vous. Il y a aussi de la combativité.

- Avez-vous parfois l'impression que, peu importe ce que vous faites, votre conjoint va vous trouver un tort ?

- Avez-vous des disputes qui semblent sortir de nulle part ? Vous regardez les fleurs pousser, puis, tout d'un coup, vous vous insultez l'un l'autre.

- Avez-vous remarqué que votre partenaire est toujours très amoureux après une querelle ?

Oui ? Vous avez un conjoint combatif.

Je n'ai pas de conseil concernant la façon d'éviter les disputes. Une engueulade bien menée est salutaire pour la relation, et pas seulement pour le plaisir de la réconciliation. Il n'y a rien de mal à convertir cette énergie négative en énergie d'un autre ordre.

L'important, c'est de reconnaître si on se dispute dans le seul but de faire monter l'énergie et le plaisir. Lorsqu'il y a une dispute dans l'air, déterminez si l'enjeu est important. S'agit-il d'une remise en question fondamentale de la relation? Ou simplement d'une explosion, d'un trop-plein d'énergie que l'autre peut évacuer en présence de l'une des rares personnes avec qui il est permis de péter les plombs?

Si la querelle porte sur quelque chose d'important, discutez-en convenablement et cherchez une solution.

- Pas de généralisation («Les femmes sont toutes…»; «Tu dis toujours…»); pas de conjecture («Si tu m'aimais…»); pas d'injure («Tu es horrible») et pas de blâme («C'est ta faute si…»).

- Tenez-vous en au présent («Cette fois-ci…»), à la première personne («Je pense…», plutôt que «Tu me fais…») et cherchez un compromis («De quoi a-t-on tous les deux besoin pour être heureux?»)

Si la querelle ne sert qu'à se défouler, youpi! Il faut toutefois s'engueuler dans les règles, mais on peut s'amuser en même temps.

- Suivez les consignes ci-dessus.

- Lorsque ça commence à chauffer et que vous voulez tous les deux un temps mort, déplacez l'action dans la chambre à coucher.

- Le *Kama-sutra* propose huit façons de mordre et quatre coups rituels avant l'accouplement. Les coups de griffe aussi sont populaires. Comme quoi ça ne date pas d'hier, pour ceux qui en doutaient. Frapper doucement, se pousser l'un l'autre, s'empoigner, se servir de son corps pour

> **DE FIL EN AIGUILLE**
>
> Si vos querelles passent du divertissement à la psychose dans le temps de le dire, jetez un coup d'œil à l'idée 49, *Faire face à l'épuisement*.

exprimer sa colère, ce sont des comportements acceptables. Laissez-vous aller, sans oublier la part de plaisir malgré l'ampleur de la colère. Lorsqu'on est physiquement excité, on tolère mieux la douleur – demandez-le à ceux qui aiment recevoir une fessée. Alors, attention de ne pas exagérer juste parce que votre partenaire ne crie pas de douleur. Peut-être ne la sent-il pas encore.

VOS QUESTIONS, NOS SOLUTIONS

Q **On ne se dispute jamais vraiment. On ne fait que trouver à redire. Comment peut-on se quereller pour de bon, dans les règles ?**

R Lorsque vous constatez que vous vous chamaillez à propos de tout et de rien et que vous vous tombez sur les nerfs, fermez-la et passez dans la chambre à coucher, puis réglez vos problèmes à l'ancienne. Prenez chacun un oreiller et battez-vous. Si vous avez un peu plus de temps, voici d'autres suggestions.

- La lutte à corps nus – Enduisez-vous de beaucoup d'huile pour bébés et battez-vous sur le lit. Le premier à faire descendre l'autre du lit gagne. Faites un deux dans trois.
- Le *strip-tease* – Le premier à déshabiller l'autre gagne. Si vous êtes très inégaux physiquement, bandez les yeux de la personne la plus corpulente ou immobilisez-lui une main.
- La torture du sourire – L'une des deux personnes est attachée sur une chaise et l'autre doit la faire sourire tout en gardant son sérieux.

35. Dans le ring

Q **Nos engueulades sont toujours sérieuses et désagréables. Ce n'est pas une bataille d'oreillers qui va régler nos problèmes. Qu'est-ce qui ne va pas ?**

R Si vous vous disputez constamment, il y a sûrement du ressentiment quelque part et l'un de vous est en colère, sinon les deux. Les couples trouvent souvent des prétextes pour éviter d'aborder les vrais problèmes. Par exemple, ils vont s'engueuler sur l'achat d'une nouvelle voiture alors qu'au fond, c'est le manque de sexe, d'engagement ou d'affection qui les met réellement en colère. C'est une question de contrôle – une personne détient le pouvoir dans la relation. La solution ? Prenez votre courage à deux mains et dites ceci : « On s'engueule pour des niaiseries, parce qu'on est incapable de s'entendre sur cette chose importante. On s'assoit et on règle le problème. » C'est la chose responsable à faire, mais si votre partenaire refuse de parler, poursuivez avec votre vie et, dans la mesure du possible, ne réagissez pas à ces tentatives de contrôle ou de repli.

« Un mariage est bien accordé lorsque les deux époux ressentent en même temps le besoin d'une querelle. »

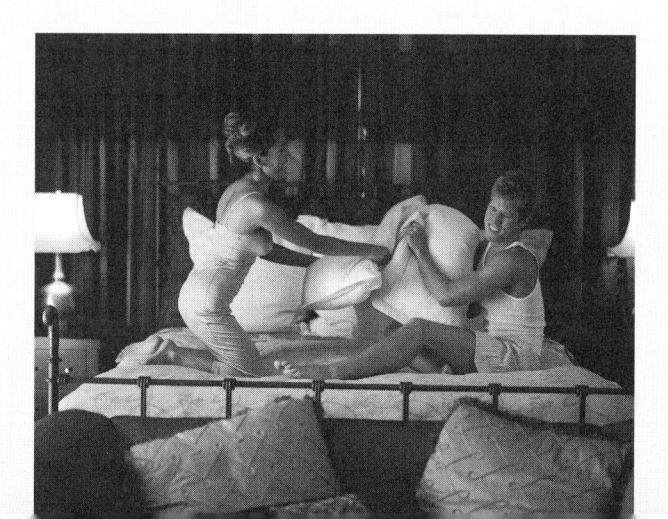

JEAN ROSTAND,
écrivain français

181

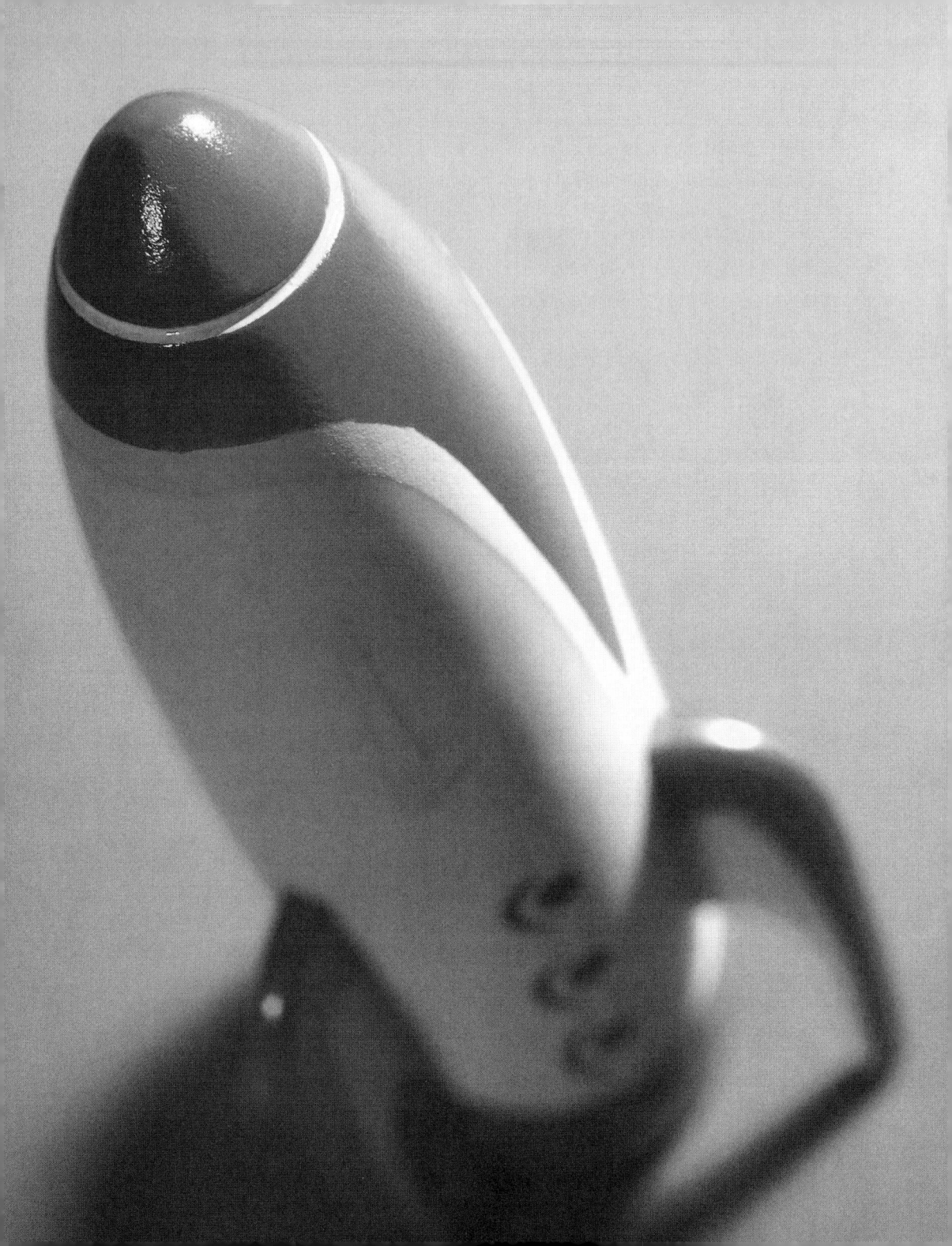

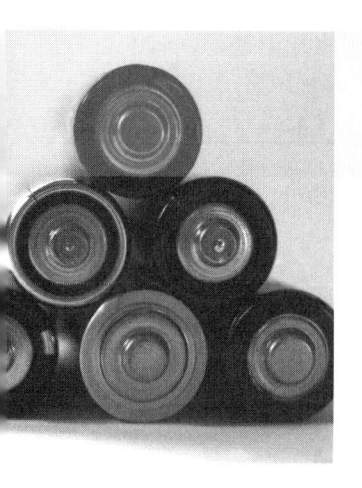

36
Les joies du magasinage

Badinage et magasinage, pour améliorer votre vie amoureuse.

Pour certaines, le vibrateur est un ami fidèle qu'elles fréquentent régulièrement. Pour d'autres, c'est un bout de plastique un peu vulgaire qui se cache dans le fond du placard.

Ce chapitre s'adresse au deuxième type de femmes, pour une raison bien évidente : votre vie sexuelle bourdonne peut-être d'activités et de jeux, mais le vibrateur, lui, ne bourdonne pas au sens littéral, et vous ratez de belles occasions. Cet objet utile et agréable, un joujou pour les deux, a pour but de vous faire vibrer. Le plus souvent au contact du clitoris, auquel cas la forme importe peu. De préférence, il se glissera sur un doigt et sera suffisamment discret pour ne pas nuire, comme le ferait un gode pulsant de vingt centimètres. Étonnamment, ce qui fait votre affaire plaira probablement à votre partenaire aussi. Pendant l'amour, passez le vibrateur (le petit modèle bien sûr) sur son pénis, de haut en bas, ou sur son périnée.

Voici quelques modèles à découvrir, tous recommandés par le personnel d'un *sex-shop* pour femmes :

1. **Votre doigt, mais en version améliorée** – Le TantraBeam se glisse sur le doigt à la manière d'un anneau. Comme c'est le doigt qui vibre, c'est un contact peau sur peau. Idéal pour les femmes qui aiment les choses naturelles.

2. **Contrôle à distance** – Des gadgets comme le Mantric se composent d'un œuf vibrant que l'on peut mettre en mouvement contre n'importe quelle partie du corps et d'un boîtier de contrôle offrant différents types de stimulation. Il y a également des vibrateurs avec harnais, qui se fixent discrètement au-dessus du clitoris. Dans la position de la cuillère, monsieur peut contrôler la vibration, jusqu'à l'orgasme. S'il la pénètre un peu avant qu'elle jouisse, il sentira aussi les vibrations.

   Un autre jouet (l'Octopus pour lui, l'Oyster pour elle) se porte dans le pantalon, mais est contrôlé à distance par le partenaire. On peut le déclencher pendant que la personne passe l'aspirateur, parle avec la voisine, soupe au restaurant. Mais pas lorsqu'elle est au volant.

3. **Anneaux de constriction.** L'anneau s'installe à la base du pénis pour le garder gonflé de sang. C'est bon pour lui, c'est bon pour elle. Lorsqu'il est rattaché à un stimulateur clitoridien, c'est encore mieux. Il y en a une flopée sur le marché, mais je vous recommande d'essayer le Touchmatic, qui vibre seulement au contact du clitoris.

   Marche-arrêt, marche-arrêt, selon le mouvement de va-et-vient. La sensation est intéressante, quoique ça distrait un peu, mais certains adorent.

4. **Vibrateurs pour le point G** – Il existe toute une gamme de vibrateurs conçus pour atteindre le point G, dont le G-Swirl. Il est fait de silicone, ce qui convient à plus de femmes que le caoutchouc ou le plastique, mais coûte un peu plus cher. Il y a aussi le Natural Contours Ultime.

> **DE FIL EN AIGUILLE**
>
> Pour rester dans le thème, passez à l'idée 37, *On s'éclate!*

Les vibrateurs sont apparus au 19e siècle, avant les fers à repasser et les aspirateurs. On a inventé des versions électroniques PDR (prompt, direct, rapide) pour soulager les médecins qui s'épuisaient à faire jouir leurs patientes avec la main, le traitement recommandé pour les symptômes de l'hystérie. Je n'invente rien. Les vibrateurs sont vite devenus populaires auprès du public, car payer le médecin pour une branlette, ça coûtait cher et c'était un peu gênant. Les choses n'ont cessé de s'améliorer depuis.

L'industrie des gadgets sexuels est en plein essor. Dans le *sex-shop* que j'ai visité, le personnel ainsi que la contrôleuse de qualité et son homme étaient tout excités par l'arrivée imminente d'un nouveau type de condom vibrant. Donc, si votre dernière visite au *sex-shop* remonte à l'adolescence, où vous étiez allé par défi et en étiez ressorti avec une jarretelle rouge et noire complètement inutile, faites-vous ce plaisir.

> Les couples doivent émanciper les pratiques masturbatoires, accepter les plaisirs solitaires de l'autre et se montrer comment faire. Si un homme refuse de voir sa femme se caresser avec un vibrateur, je conseille à cette dernière de garder le vibrateur et de recycler le mec.
>
> BETTY DODSON, *gourou sexuelle*

VOS QUESTIONS, NOS SOLUTIONS

Q **Est-il vrai que l'utilisation d'un vibrateur peut désensibiliser ?**

R Oui. On s'aperçoit un jour qu'on ne peut jouir qu'avec une certaine quantité de vibration, donnée par un certain type de vibrateur, manipulé d'une certaine façon, et c'est certainement embêtant. Donc, comme avec tout partenaire sexuel, il faut éviter de céder à la paresse. Essayez différents modèles, modifiez la façon dont vous vous masturbez, faites-le par-dessus les vêtements, prenez votre temps, réglez l'appareil à faible puissance, demandez à votre partenaire de l'utiliser à votre place. Les gadgets qui offrent plusieurs vitesses et réglages vous garderont plus vigilante. Si vous ne pouvez jouir qu'avec votre vibrateur, expérimentez d'autres façons de faire, juste pour le plaisir. Brisez la routine.

Q **Mon dernier vibrateur était très bruyant. Avez-vous des recommandations ?**

R Les vibrateurs en silicone sont préférables à ceux en plastique. Certains ne font pas plus de bruit qu'un chuchotement. Mais n'oubliez pas que le but est de jouir. Certaines femmes ont besoin de beaucoup de stimulation, donc beaucoup de révolutions/minute. Un vibrateur sans vigueur ne fera pas l'affaire pour la majorité d'entre nous. S'il fait trop de bruit, montez la musique !

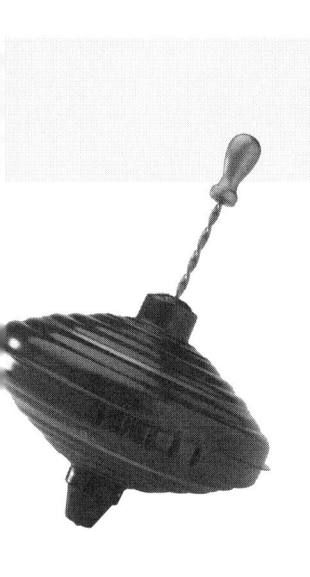

37
On s'éclate !

Selon moi, après qu'un brillant troglodyte a découvert que la carotte était bonne à manger, il n'a pas fallu plus de dix secondes à un autre fin finaud pour comprendre qu'elle était aussi bonne à autre chose.

Les gadgets sexuels sont parmi les plus vieux jouets recensés. On ne les appelle pas des jouets pour rien : ils sont amusants, très même, et valent le détour.

Tout couple devrait avoir une malle verrouillée remplie d'objets intéressants et inspirants. Que mettre dedans ? Allez faire les boutiques. C'est une sortie des plus amusantes. Pour plus de discrétion, magasinez sur Internet ; on vous enverra votre nouveau jouet dans les 48 heures. Voici quelques idées.

LES LUBRIFIANTS

En grande quantité. Les lesbiennes n'ont pas de blocage avec les lubrifiants, contrairement aux couples hétéros. Selon elles, tout est meilleur quand ça baigne, surtout si l'on veut une séance qui dure. Les lubrifiants n'enlèvent rien à l'érotisme.

> **ON PLONGE !**
>
> Si vous aimez vous faire sucer le clitoris, vous apprécierez peut-être la pompe à clitoris qui gonfle doucement les tissus, les rendant plus sensibles.

La marque Lush est une version un peu meilleur marché que le célèbre Liquid Silk, et Probe est idéal pour les personnes allergiques. L'Escalate, à base d'arginine, une substance naturelle qui favorise le flux sanguin et augmente le plaisir, est aussi recommandée. Mais l'arginine est contre-indiquée en présence d'herpès, car il y a un faible risque d'en aggraver les symptômes.

Si vous utilisez des produits contraceptifs en latex, évitez la vaseline, l'huile pour bébés ou toute autre substance pouvant attaquer le caoutchouc.

LES GODEMICHÉS ET LES HARNAIS

« Nous vendons entre 30 et 40 % de nos harnais à des couples hétérosexuels », dit une propriétaire de *sex-shop*, dissipant à tout jamais le malentendu voulant que seules les lesbiennes en mal de pénis paradent avec un gode dans la chambre à coucher. « Je ne pense pas que ce soit un fantasme ou un jeu de rôle, poursuit-elle. Je pense qu'ils aiment la sensation, un point c'est tout. Les hommes aiment sentir leur prostate. Ils aiment se faire pénétrer. » Mesdames, jetez un coup d'œil aux harnais qui ressemblent à un string et s'attachent avec du velcro. Ils s'ajustent mieux que la plupart.

Il existe une infinité de modèles, mais les meilleurs sont en silicone. Un peu plus chers que les autres, ils ont un *feeling* incroyable et prennent vite la température du corps.

L'ENTRÉE PAR DERRIÈRE

Le bouchon anal ne bouge pas, mais donne aux muscles une résistance contre laquelle réagir au moment de l'orgasme. Agréable aussi à porter dans la maison lorsqu'on fait les corvées, me dit-on. Si vous aimez la contraction et le relâchement répétés des sphincters, essayez les boules qui, sorties lentement ou d'un coup sec au moment de l'orgasme, font vivre toute une sensation à la prostate. Et, bien sûr, il y a de longs vibrateurs étroits pour la stimulation anale.

> **DE FIL EN AIGUILLE**
>
> Retournez à l'idée 36, *Les joies du magasinage.*

> « Il y a une foule d'objets qui augmentent le plaisir sexuel, surtout chez les femmes. L'un de mes préférés est la décapotable 380SL de Mercedes-Benz. »
>
> *P. J. O'ROURKE, écrivain et journaliste américain*

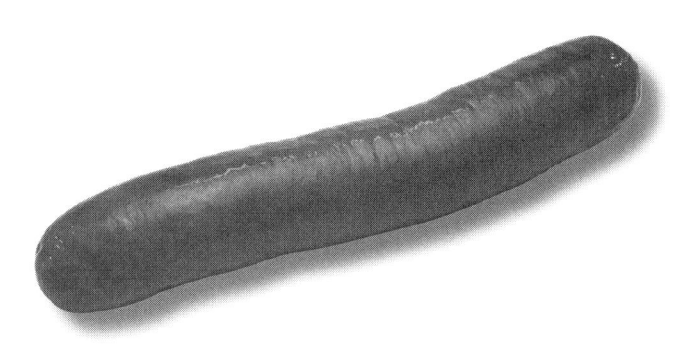

VOS QUESTIONS, NOS SOLUTIONS

Q Connaissez-vous des films pornos qui pimenteraient notre vie sexuelle ?

R J'aimerais bien.

Q Non, sérieusement. N'avez-vous rien à recommander ?

R Excusez ma désinvolture. Je reconnais que les femmes sont tout aussi visuelles que les hommes en matière de sexe, mais elles n'ont rien de très intéressant à regarder. La porno conçue pour les hommes fonctionne pour les femmes. À vous d'expérimenter. Mais après un certain temps, la misogynie rampante finit par nous atteindre et nous faire décrocher, même si le corps réagit au début. Vous pourriez regarder des images pornos qui s'adressent aux lesbiennes, ça pourrait marcher pour tous les deux. Certaines vidéos éducatives sont censées être plutôt bonnes. Sinon, vous pourriez tourner vos propres films.

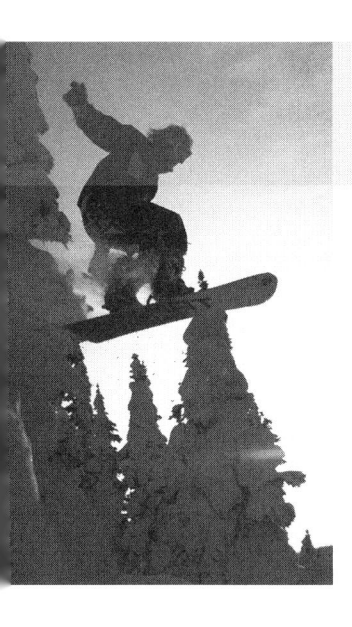

38
Le danger

Un aphrodisiaque qui agit instantanément.

Encore mieux que la porno, sans blague.

Dans une expérience célèbre, une séduisante scientifique interviewe deux groupes d'hommes. Le premier a droit à une interview standard. Dans le second, les hommes se font interviewer après avoir traversé un pont de corde branlant. Lorsqu'ils se présentent devant l'intervieweuse, ils ont les mains moites et le cœur qui bat fort. Or, ces derniers ont trouvé l'intervieweuse nettement plus séduisante. Le danger avait augmenté leur réponse sexuelle.

Dans une autre expérience, des hommes volontaires sont jumelés à une jolie assistante. On leur dit que l'expérience porte sur un traitement par chocs électriques. On dit aux sujets du groupe contrôle qu'ils ne recevront pas de chocs et aux autres, qu'ils recevront de douloureuses décharges électriques.

Ensuite, on leur demande s'ils sont attirés par l'assistante. Ceux qui attendaient nerveusement les chocs l'ont trouvée significativement plus attirante que les autres.

Je n'ai pas trouvé d'expériences semblables réalisées auprès de femmes, mais je suis pas mal certaine que les résultats seraient à peu près les mêmes. Le danger agit sans doute sur deux plans. D'abord, la peur rend la vie plus intense et augmente le désir sexuel au même titre que tout le reste. Ensuite, les réflexes de l'homme des cavernes font surface. En présence du danger, le mâle protège la femelle, qui se sent dès lors fragile et impuissante même si, dans la vraie vie, c'est une femme d'affaires sans scrupule qui vampirise ses adversaires.

> **ON PLONGE !**
> La roulette russe des aventures : faites une liste de six escapades et lancez un dé pour déterminer laquelle vous entreprendrez ensemble. Un frisson nouveau genre.

Il ne s'agit pas ici de s'exposer à des dangers mortels, mais de partager des aventures, surtout des aventures physiques. Elles augmenteront votre sécrétion d'adrénaline, même sans être dangereuses. L'idée, c'est de vivre ensemble une expérience qui vous affolera un peu.

QUELQUES IDÉES

Pour les timorés

- Allez à La Ronde, à Disneyland, etc., où les manèges vous feront tourner la tête.

- Lancez-vous des défis.

- Faites l'amour là où il se pourrait qu'on vous voit.

- Passez la nuit dans un endroit réputé hanté, qui donne vraiment la chair de poule.

- Allez au *sex-shop* ensemble.

Pour les audacieux

- Faites l'amour là où il est sûr qu'on vous verra. (Évitez quand même de vous faire arrêter par la police.)

- Faites du rafting dans les rapides, du bungee ou du saut en parachute.

- Ôtez vos vêtements à minuit, au bout de votre rue.

- Allez à une soirée d'amateurs dans un bar local. Présentez un monologue humoristique.

Le danger est censé agir comme un aphrodisiaque, mais l'important, c'est d'approfondir votre relation et non d'augmenter tout bonnement votre énergie sexuelle. Examinez ensemble la vie que vous vous bâtissez. Si vous tombez parfois dans le marasme sexuel, demandez-vous si ce n'est pas votre vie au complet qui s'étiole et devient routinière.

En tant que couple, bâtissez-vous le genre de vie que vous voulez ? Faites-vous semblant de vous exposer au danger pour éviter de prendre les vrais risques qui amélioreront votre vie ? S'installer à la campagne, s'établir en ville, changer d'emploi, avoir un enfant, en adopter un, faire le tour du monde, cesser de travailler et vivre sur une terre, se lancer en affaires, aller vivre sur une plage ?

DE FIL EN AIGUILLE

Usez de votre imagination. Jumelez le danger au secret (l'idée 42, *Des secrets salaces*). La complicité au carré.

Bien sûr, ça fait peur et ça peut se retourner contre vous. Mais si vous pouvez vous mettre d'accord sur un changement de vie radical, que vous prenez une décision qui vous effraie tous les deux et que vous réussissez, imaginez un instant la satisfaction que vous éprouverez. Pour redonner vie au désir, rien n'égale le sentiment d'avoir travaillé dur et accompli quelque chose avec l'âme sœur.

VOS QUESTIONS, NOS SOLUTIONS

Q **Mon conjoint n'a rien du genre aventureux. Plutôt intellectuel, il pense que vos histoires sont à coucher dehors. Qu'est-ce que je peux essayer d'autre ?**

R Hum. Je vois ce que vous voulez dire. Essayez de faire les choses différemment, sortez-le de sa zone de confort. Par exemple, donnez-lui rendez-vous au Musée Guggenheim, à New York, dans un mois. Chacun organise son propre voyage – transport, réservation d'hôtel, etc. – et interdiction d'en discuter ensemble. Puis rencontrez-vous à l'heure dite. Ce n'est pas dangereux en soi, mais vous aurez chacun vécu une expérience différente, rencontré des gens différents et serez sorti du cadre habituel de votre vie. Première étape d'une vie plus excitante.

Q **Nous n'avons pas le même seuil de tolérance au danger. Mon copain veut faire du saut en parachute, mais moi, je suis angoissée à l'idée de faire de l'équitation. Ça n'aidera sûrement pas notre couple si je suis terrorisée, n'est-ce pas ?**

R Vous avez compris le principe mais, de grâce, ne soyez pas imprudente, sinon vous finirez par le détester. Commencez par l'équitation. Allez-y à votre rythme. L'assurance viendra petit à petit. Faites-lui bien comprendre que l'équitation est aussi effrayante pour vous que le saut en parachute pour lui.

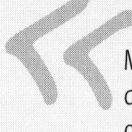

> « Mon fantasme ultime, c'est d'entraîner un homme dans ma chambre, de lui poser un revolver sur la tempe et de lui dire : fais-moi un bébé ou meurs. »
>
> RUBY WAX, auteure et humoriste

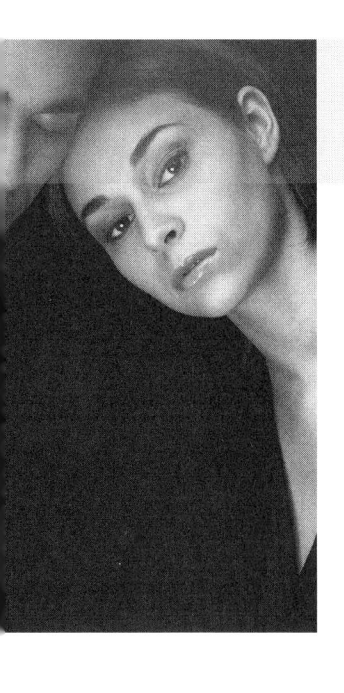

39

Que la femme soit une femme, et l'homme un homme

Un auteur américain, David Deida, a des idées intéressantes sur la déroute des couples.

Il n'y a rien de révolutionnaire dans ses idées, mais la manière dont il les emballe retient l'attention.

Nous sommes égaux, mais crevés. Même les relations durables croulent sous le surmenage. Si l'on en croit les dernières statistiques, c'est presque un mariage sur deux qui se termine par un divorce.

Selon David Deida, il n'est pas nécessaire que la vie soit comme cela. Les femmes ne sont pas des bonnes à tout faire, mais des créatures passionnées, vivantes qui, avec un peu de chance, devraient mener une vie émotionnelle d'une riche complexité, dit-il. Pour s'épanouir, elles ont besoin de l'amour de l'« homme supérieur ». Un individu fort et déterminé qui poursuit sa destinée. Lorsque l'homme est fort et que la femme peut compter sur lui, l'intensité et la passion ne sont pas loin derrière. Ce qui bousille nos vies, dit-il, c'est une trop grande égalité. Vous avez bien lu.

« En somme, le problème des relations paritaires, écrit-il, tient à ce que les hommes et les femmes s'accrochent à la même identité politiquement correcte, jusque dans la chambre à coucher, et c'est là que l'attirance sexuelle prend le bord. L'amour peut être fort, mais la polarité sexuelle s'estompe. »

> **ON PLONGE !**
>
> David Deida a écrit plusieurs ouvrages, dont *Intégrer son identité masculine : les défis des relations hommes-femmes*, *The Way of the Superior Man* (pour hommes) et *It's a Guy Thing* (pour femmes). Si ces idées vous intéressent, voici l'adresse de son site : www.deida.com.

Les hommes et les femmes, poursuit Deida, ont une polarité masculine et féminine. Rien de mal à ce que les hommes reconnaissent leur côté féminin (les vrais hommes pleurent), et les femmes, leur côté masculin (elles sont brillantes dans la salle du conseil). Elle peut être le gagne-pain et lui la nounou, mais s'ils veulent entretenir la flamme, lui doit être quelqu'un sur qui elle peut compter, et elle doit laisser tomber le veston lorsqu'elle met le pied dans la maison.

QU'EST-CE QU'UN HOMME SUPÉRIEUR ?

La position de Deida prend sans doute racine dans le mouvement des hommes. Né en réaction au féminisme, ce mouvement cherche à aider les hommes à comprendre notre monde qui a perdu ses repères et à y trouver leur place.

Pour être heureux, l'homme doit poursuivre son but, quel qu'il soit. Lorsqu'il le perd de vue, il a besoin d'un temps d'arrêt – ce que d'anciennes cultures auraient nommé une « quête de vision » – pour faire le point. À moins qu'il ne trouve sa voie, il n'est d'aucune utilité pour quoi que ce soit, surtout pas pour sa conjointe. C'est pourquoi la femme doit comprendre l'importance de sa quête. Elle peut l'aider à devenir un homme supérieur en le « défiant de faire mieux », c'est-à-dire en ne laissant rien passer : ni les mensonges (il dit chercher un emploi, mais regarde RDS), ni les distractions (il passe la soirée dans un bar pour oublier qu'il n'a pas encore écrit une ligne de son *best-seller*).

Deida a beau parler de défi, ça m'a plutôt l'air d'asticotage pur et simple. Il expose en long et en large les différentes façons de devenir un homme supérieur, mais voici deux suggestions sur la façon dont un homme peut être supérieur dans sa relation avec la femme de sa vie.

L'homme supérieur est celui qui a cessé de vouloir contrôler les émotions de sa femme et qui l'écoute. Il fait de son mieux pour comprendre ses sentiments et ne les fuit pas. Il ne lui prodigue pas de conseils inutiles lorsqu'elle veut seulement savoir ce qu'il pense, mais la prend dans ses bras. Il la fait rire souvent. Il est son propre maître. Il écoute, il tient compte des conseils et prend ce qu'il croit être la meilleure décision.

L'homme supérieur est aussi digne de confiance. Il fait ce qu'il dit qu'il fera. Sinon, il admet son tort et en assume la responsabilité. Il fait attention à sa partenaire. Il sait qu'une demi-heure passée à l'écouter vraiment vaut quatre heures à l'écouter à moitié en jouant avec la télécommande. Compris ?

Les idées de Deida ne sont pas pour tout le monde, mais j'ai rencontré et interviewé des couples qui y ont trouvé du bon. Les couples sont égaux, mais reconnaissent que l'homme et la femme sont différents et ne peuvent tout être l'un pour l'autre. On trouve chez Deida des moyens de réconcilier les contradictions entre le « bon gars » et l'« homme nouveau », ce qui est le lot de bien des hommes. Mais pour apprécier Deida, il faut s'accommoder de son style nouvel âge.

> **DE FIL EN AIGUILLE**
>
> Passez à l'idée 52, *La maturité sexuelle*, pour évaluer votre maturité dans vos relations conjugales.

VOS QUESTIONS, NOS SOLUTIONS

Q Si j'ai bien compris, c'est moi la dinde qui dois l'encourager dans sa « quête » ?

R Non, il peut vous encourager dans la vôtre. Les couples peuvent changer complètement de polarité, et tant mieux si ça marche pour vous et que la polarité est là. Mais la plupart d'entre nous se promènent entre les polarités ; le danger, c'est qu'on s'attende à ce que la femme en prenne trop sur ses épaules et qu'elle ne puisse revenir à son côté féminin. Personne ne doute aujourd'hui que beaucoup de femmes soient désorientées, qu'elles essaient d'en faire trop et qu'elles passent leur frustration sur leur homme. Vos aspirations sont importantes. Mais pour le bien-être de votre relation, vous devez conserver la polarité et rester en contact avec votre « identité ».

Q Et qu'est-ce que c'est au juste, mon identité ?

R Une femme doit sans cesse nourrir sa féminité – par la danse, la musique, le yoga, les sorties avec les copines, le sexe orgasmique. Toutes ces activités vont favoriser votre essence féminine, et leur réserver du temps devrait être une priorité pour assurer la solidité de votre couple. Nourrissez-la chaque jour. Prenez un long bain mousseux, portez des vêtements de soie, massez-vous avec des huiles odorantes, écoutez votre musique préférée, dansez comme si personne ne vous regardait ou observez les étoiles. Passez le plus de temps possible avec des amies encourageantes, car elles sont souvent mieux placées que vous pour savoir ce dont vous avez besoin. Et avant que vous ne le demandiez, votre homme doit vous aider activement à trouver le temps de faire ces choses. Voilà l'homme supérieur.

« Les hommes et les femmes sont bisexuels au sens psychologique. Je crois qu'on fait fausse route en associant le masculin avec l'activité et le féminin avec la passivité. »

SIGMUND FREUD, père de la psychanalyse

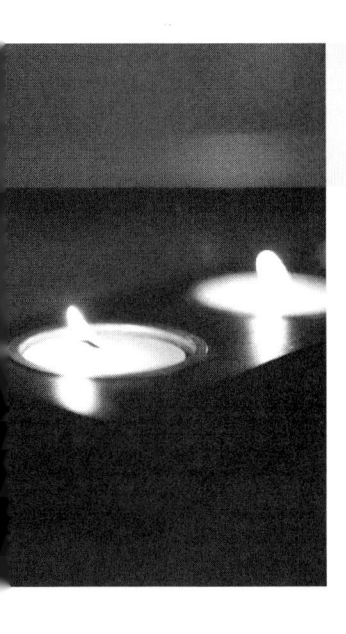

40
Le sexe tantrique

Ça ne se limite pas aux bâtons d'encens.

Si vous en avez soupé des préliminaires de votre conjoint, soit un petit coup sur l'épaule et un regard plein d'espoir, vous êtes mûre pour le sexe tantrique.

Pour l'étudiant du tantra, le sexe est sacré. C'est un moyen d'accéder à la spiritualité, de méditer, de transcender les problèmes et de parvenir à un état de béatitude. Pour ceux d'entre nous qui n'ont pas le temps ni l'envie d'étudier le sexe tantrique en long et en large, il y a tout de même quelque chose à en retirer. Le tantra enseigne que le sexe est important, et en réservant du temps pour pratiquer quelques-uns des rituels les plus simples, on reconnaît la priorité de notre vie sexuelle.

Dans le sexe tantrique, on apprend à se concentrer sur l'autre et sur les sensations qu'on ressent. Oubliez l'orgasme. L'important n'est pas le but, mais le chemin pour s'y rendre. Et pour cette seule raison, le tantra peut être libérateur et révélateur, même sans qu'on s'y plonge totalement.

> **ON PLONGE !**
>
> Essayez de rêver aux forêts vierges, à la musique ronronnante, à un compte de banque plein à craquer… Et lorsque vous serez sorti de cet univers cher à ce bon vieux Sting, faites une recherche sur le sexe tantrique dans Google, en éliminant toutes les références pornos.

PREMIER RITUEL : LE TEMPLE D'AMOUR

Un préliminaire très simple consiste à transformer la chambre à coucher en un refuge de liberté et de sensualité, qui n'a rien à voir avec les autres pièces. Pas besoin de peaux de léopard et de murs noirs, à moins que vous aimiez ça. Observez votre chambre comme si c'était la première fois que vous y mettiez les pieds. Quelle impression dégage-t-elle : amour, passion, excitation ? Est-elle consacrée à votre couple ?

Arrêtez-vous d'abord à ce qui meuble la pièce. Diriez-vous que la télévision a amélioré votre vie sexuelle ? À moins que vous ne regardiez des films pornos, j'en doute. Vous passez peut-être plus de temps à la regarder qu'à vous parler. Si vous voulez la garder dans la chambre, couvrez-la d'un foulard lorsque ce sera le temps de décrocher du monde extérieur.

Dans le même esprit, débarrassez-vous des choses qui rappellent le travail, les piles de linge à repasser, les photos de famille, tout ce qui se rapporte à vos responsabilités et vous éloigne l'un de l'autre. Réparez et nettoyez les meubles défraîchis. Rangez le fouillis. Ouvrez les fenêtres pour changer l'air. La chambre à coucher est un reflet de votre relation, l'endroit où vous passez le plus de temps ensemble. Elle devrait étinceler de propreté.

Pour terminer, installez un autel d'amour. Faites encadrer une photo de vous deux qui symbolise le meilleur de votre relation, qui évoque un sentiment de chaleur et de compassion ainsi que la solidité du couple, puis posez-la bien en vue. Entourez-la de fleurs coupées, de chandelles ou de n'importe quel objet qui requiert une attention quotidienne, pour vous rappeler que votre relation en a besoin, elle aussi. Faites le nécessaire pour tamiser l'éclairage et écouter de la musique, installez des coussins et gardez la pièce bien au chaud pour éviter de grelotter en petite tenue.

Ces trucs n'ont rien de génial, mais songez un instant à votre chambre et à celle de vos amis. Combien ont été conçues pour favoriser la sensualité, le confort, le *sexe*? La chambre à coucher doit être un endroit invitant, où vous aurez hâte de vous retrouver. Après tout, c'est la seule pièce où vous pouvez être vraiment intimes et faire des choses en privé.

SECOND RITUEL : UNE PERSONNE EN AMOUR

Pour faire monter l'énergie sexuelle, le sexe tantrique recommande la visualisation. Quand votre amant commence à vous caresser, sentez tout l'amour qu'il éprouve pour vous. Imaginez que son amour s'écoule de ses doigts, se répand en vous et vous nourrit. Laissez-vous fondre dans ses bras. Lorsqu'il vous embrasse, sentez dans chaque baiser l'amour qu'il vous offre. Représentez-vous l'énergie sexuelle qui vous unit comme une lumière rouge ou rose émanant de votre sexe et vous entourant comme un champ de forces érotiques.

À chaque caresse, sentez votre excitation grandir comme une vague qui se gonfle. De votre bassin émerge le feu ou l'énergie qui intensifie le champ de forces dans lequel vous baignez. Avec les caresses de plus en plus érotiques, imaginez l'énergie qui monte du bas de la colonne vertébrale vers le cœur et sentez-la comme un rayon de joie qui se dégage de vous pour rejoindre le cœur de votre partenaire. À mesure que l'excitation grandit, imaginez l'énergie qui monte et monte, jusqu'à s'échapper par le dessus de la tête.

> **DE FIL EN AIGUILLE**
>
> Vous pouvez combiner le sexe tantrique à l'idée 41, *Inspirez, expirez.*

Voilà le chemin de l'illumination, et vous aurez compris que cela demande un peu de pratique. Prenez les choses du bon côté : avec tous ces exercices de visualisation, vous ne vous demanderez pas à qui le tour d'aller conduire les enfants à l'école demain.

> La relation entre un homme et une femme est celle de deux rivières coulant en parallèle, se mêlant parfois pour ensuite se séparer de nouveau, et poursuivant leur chemin. La relation est un changement perpétuel sur le chemin qu'est la vie.
>
> D. H. LAWRENCE, écrivain anglais

VOS QUESTIONS, NOS SOLUTIONS

Q J'ai aimé le *feeling*, mais ce n'est pas si spécial. Pourquoi?

R Le sexe tantrique est une discipline et, avec le temps, les sentiments s'approfondissent. Si vous croyez que le sexe est un moyen d'enrichir votre vie, vous pourriez investir dans un bon ouvrage sur le sexe tantrique.

Q Est-ce que ça veut dire qu'on peut baiser pendant des heures?

R Euh... oui, bien sûr, ça fait partie de la philosophie. Avec la pratique, les couples peuvent prolonger leurs ébats, si c'est ce qu'ils veulent. Mais même Sting, le plus chaud défenseur du sexe tantrique, a dit en plaisantant que, dans ses séances de sexe qui durent sept heures, il avait oublié de mentionner qu'il comptait là-dedans les cinq heures et demie prises par le souper et le film. Ne soyez pas obsédé par la durée. Vous passeriez à côté de l'idée.

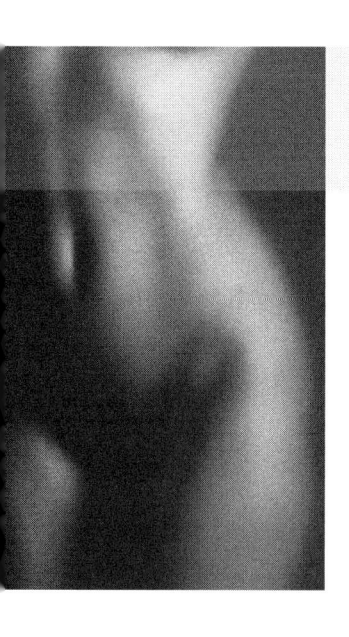

41

Inspirez, expirez

On fait ça sans arrêt, de la naissance à la mort, mais on ne s'y arrête pas souvent.

Avec un effort minime, on peut faire de l'acte de respirer un moyen d'accroître le plaisir sexuel et de se rapprocher de l'autre. Pas mal, n'est-ce pas ?

Les traditions sexuelles et les gourous du sexe ont tous un mot à dire sur la respiration. En respirant profondément, on augmente l'apport d'oxygène au cerveau et aux muscles, ce qui donne de la profondeur à la réponse sexuelle et à la relaxation.

LES CHOSES IMPORTANTES D'ABORD

La prochaine fois que vous copulez, respirez comme d'habitude et observez ce que vous faites. Selon Olivia St Claire, auteure de *302 Advanced Techniques for Driving a Man Wild in Bed*, la plupart des femmes respirent superficiellement lorsqu'elles font l'amour. Or, la respiration profonde est censée intensifier les sensations, mais on n'y pense pas vraiment à l'approche de l'orgasme. Au moment de jouir, par contre, les courtes inspirations profondes, par la bouche et non le nez, seraient plus indiquées.

Les hommes aussi peuvent augmenter leur plaisir en respirant profondément. Ensemble, imaginez-vous en train de diriger l'air inspiré vers le bassin. Cette concentration sur la respiration favorisera l'excitation.

> **ON PLONGE !**
>
> Les techniques de respiration vous aideront à relaxer dans les moments tendus. Elles sont au cœur même de la méditation et d'une vie sexuelle améliorée.

LA RESPIRATION COMPLÈTE

Voici les étapes de la respiration yogique : inspirer, garder l'air dans les poumons, expirer et faire une pause avant de recommencer. Exercez-vous un peu, puis adoptez le rythme suivant : inspirez en un temps, gardez l'air pendant quatre temps, puis expirez en deux temps, et faites une pause. Continuez jusqu'à ce que ça devienne naturel.

SE CONCENTRER SUR L'AMOUR, CELUI AVEC UN GRAND A

La tradition tantrique associe l'inspiration à l'énergie et l'expiration, à la conscience. Méditez là-dessus un peu avant de faire l'amour. Imaginez-vous absorbant de l'énergie à chaque inspiration puis, à l'expiration, concentrez-vous sur votre présence au monde.

RESPIRER À L'UNISSON

On m'a déjà demandé d'écrire un article sur l'amélioration de la communication dans le couple. On nous a donné, à mon partenaire et moi, une vingtaine de techniques à évaluer, dont l'une consistait à s'étendre dans le lit, dans la position de la cuillère, et à respirer à l'unisson.

41. Inspirez, expirez

La recherche nous a pris deux semaines, au cours desquelles on a passé des heures à faire des listes, à parler à cœur ouvert, à forniquer à des moments inhabituels et dans des positions inusitées, à se donner des massages et à suivre un cours de salsa (!), mais rien n'a fonctionné aussi élégamment que l'exercice de respiration tout simple. Aucune technique, à part celle-là, ne nous est restée. Respirez ensemble une fois par jour (ou aussi souvent que vous y penserez), dans le lit ou non, vêtus ou non. Serrez-vous et réglez votre respiration. Laissez vos pensées dériver sans les retenir. Soyez juste ensemble.

Si cet exercice vous plaît, essayez la respiration du cœur. Assoyez-vous confortablement sur le lit, face à face. Placez vos mains à plat au centre de la poitrine, juste au-dessus du chakra du cœur. Imaginez que vous inspirez l'amour et qu'une fois dans les poumons, l'amour nourrit votre corps et votre esprit. À l'expiration, imaginez que votre souffle est une vague d'amour qui déferle jusqu'à votre partenaire. Ouvrez les yeux et regardez-vous en respirant ensemble.

DE FIL EN AIGUILLE

Pour ajouter une touche spirituelle à vos activités sexuelles, revenez à l'idée 40, *Le sexe tantrique*.

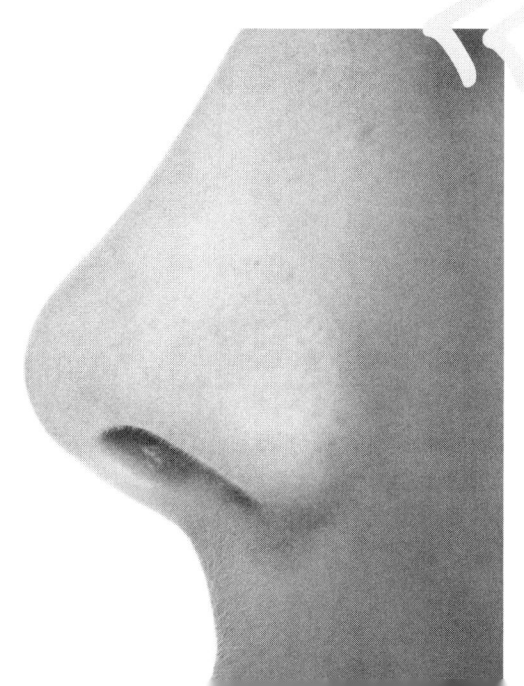

> La respiration est un pont qui relie le corps, les émotions et les pensées, l'énergie, le passé et le présent. La manière dont nous respirons affecte directement toutes les cellules de notre corps et agit aussi sur nos émotions. C'est un chemin vers l'expansion et l'extase.
>
> *LEONORA LIGHTWOMAN,*
> *enseignante*
> *et auteure anglaise*

205

VOS QUESTIONS, NOS SOLUTIONS

Q

Très relaxant, mais en quoi est-ce que ça améliore le sexe ?

R

Plus vous serez relaxée et « ouverte », plus vous serez proche de votre corps. En respirant profondément et en sentant votre corps s'emplir d'amour, vous deviendrez plus consciente de votre sexualité et de celle de toute autre personne qui se trouve dans la pièce. David Deida dit que la respiration profonde est surtout importante pour les femmes, car il s'agit d'un moyen de conserver sa polarité féminine. Il nous enjoint de respirer le plus souvent possible – de préférence toute la journée – avec le plaisir que nous aurions si nous étions dans les bras de notre amant. Pas facile, mais essayez tout de même. Deida promet que les gens autour de vous, hommes et femmes, seront attirés par votre éclat et sensible à votre profondeur. Autrement dit, vous serez plus sereine et décontractée, ce qui est forcément plus attrayant que le look d'outre-tombe. Sérieusement, pendant la journée, et surtout lorsque la frénésie s'empare de vous, imaginez que vous êtes en train de relaxer dans une douce étreinte, et cela vous amènera à penser à votre amant, au sexe, aux caresses, à l'intimité physique – toutes les bonnes choses de la vie, quoi. Votre libido vous remerciera.

Q

Je me sens un peu étourdi après un certain temps. Est-ce normal ?

R

Cela indique que vous respirez bien. Ces exercices et d'autres du genre sont la base de toutes les traditions mystiques. Étant donné qu'il est impossible d'oublier de respirer, travailler la respiration (essentiellement *prendre conscience* de la respiration) est une chose que nous pratiquons depuis toujours pour nous rappeler que nous sommes vivants, en cet instant même, et qu'il n'y en aura pas d'autre exactement pareil. Mine de rien, réfléchir à cette évidence vous amènera à apprécier la vie en général et votre amant en particulier.

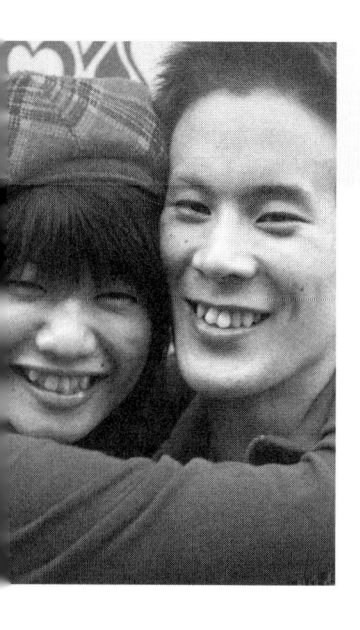

42
Des secrets salaces

Tous les couples devraient en avoir.

Pensez aux meilleures vacances que vous avez passées ensemble. Les souvenirs qui remontent vont font sourire, n'est-ce pas ? Et les autres ne comprennent pas pourquoi (mais s'en doutent probablement). Voici l'équivalent sexuel de vacances parfaites.

Le but, c'est de créer un attachement plus profond, de la manière la plus simple possible. Vous savez des choses au sujet de votre partenaire que personne d'autre ne sait. Oh, pardon, vous en savez des centaines ! En ayant de petits secrets cochons, vos liens deviennent encore plus solides et font grandir votre intimité, car *vous êtes les seuls* à connaître ces secrets. Et n'oubliez pas le plaisir que vous aurez à les générer.

En voici un exemple : rasez-vous les poils du pubis l'un l'autre. Ce geste est choquant aux yeux de certains, mais allez savoir pourquoi, surtout depuis que l'épilation intégrale a envahi le monde. En plus du frisson que cela vous donnera, vous constaterez aussi que l'absence de poils augmente la sensibilité, surtout pendant le sexe oral. En outre, dans une pièce pleine de monde, lorsque le poil repoussera, vous serez les seuls à savoir pourquoi vous vous tortillez sur votre chaise. Malgré ce léger désagrément, ça vaut le coup d'essayer au moins une fois, ne serait-ce que pour donner un sens nouveau à l'intimité.

> **ON PLONGE !**
>
> Générez de nouveaux secrets. Parlez d'anciens secrets que vous avez en commun. Ne révélez jamais les secrets que vous aviez avec d'anciens partenaires, au grand jamais. Vous passeriez à côté de l'essentiel.

D'abord, coupez les poils avec des ciseaux à ongles (intime, je vous disais), rincez et appliquez du conditionneur pour cheveux. Appliquez beaucoup de gel à raser et faites disparaître le tout avec un rasoir jetable. Protégez les lèvres de votre main pour tracer une belle ligne. Mesdames, demandez conseil à votre homme, il est mieux placé que vous pour ces choses. Vous pourriez former un cœur ou vos initiales si vous ne voulez pas vous raser complètement. Une fois l'opération terminée, appliquez une lotion hypoallergénique pour rafraîchir la peau et rendre la repousse moins désagréable.

Dans un autre registre, pensez à donner aux objets du quotidien une fonction inhabituelle. Par exemple, avec un bâton de rouge à lèvres, faites des dessins sur le pénis, les seins ou les lèvres, puis demandez à votre partenaire de lécher le tout (ça prend beaucoup de succion). Après, vous vous regarderez d'un air complice à la mention de rouge à lèvres.

N'arrêtez pas en si bon chemin. Pourquoi ne pas porter les sous-vêtements de l'autre au travail ? Mesdames, avec des boxers sous votre jupe, vous apprécierez la circulation d'air et vous vous sentirez plus ouverte, dans tous les sens du mot. Messieurs, la sensation d'étranglement provoquée par un slip serré sous votre complet vous excitera peut-être, tout comme d'autres associations et images qui vous viendront à l'esprit pendant la journée.

Allez un peu plus loin en vous travestissant. Portez les vêtements de l'autre au lit. Vous aimerez ou détesterez, mais si vous aimez, gare à vous. Pour les hommes surtout, la transgression de l'un des derniers tabous hétérosexuels (s'habiller en femme) est une expérience très libératrice. N'oubliez pas, ce sera votre secret.

Vous manquez d'inspiration ? Allez sur une plage de nudistes, faites un petit film porno, prenez une photo de l'autre à poil, faites l'amour sur les marches de la bibliothèque (une p'tite vite bien sûr) – c'est risqué, mais vous sourirez chaque fois que vous passerez devant pour aller au supermarché.

Et n'oubliez pas la première règle du secret. Vous ne le dites à personne. Jamais.

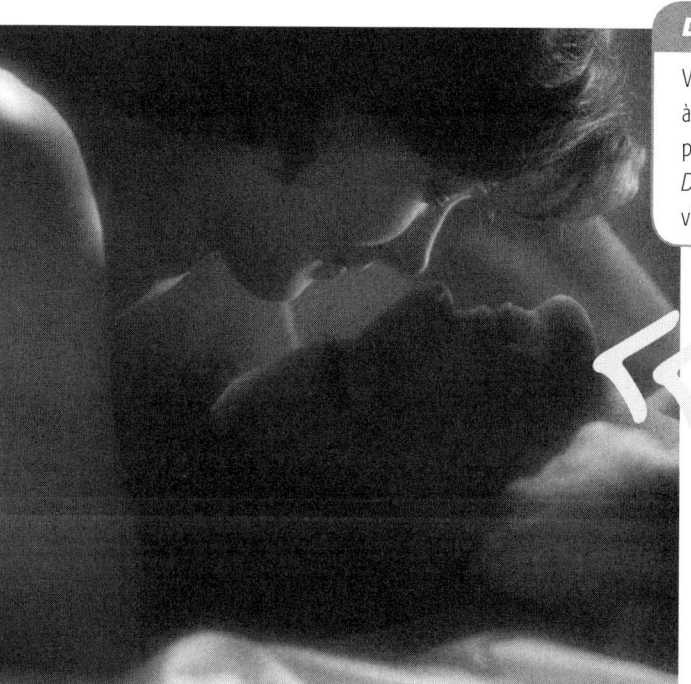

DE FIL EN AIGUILLE

Vous n'arrivez pas à convaincre votre partenaire ? L'idée 16, *Des petits plaisirs pervers,* vient à la rescousse.

> La véritable fontaine de Jouvence, c'est un esprit cochon.
>
> JERRY HALL,
> *actrice et mannequin américaine*

VOS QUESTIONS, NOS SOLUTIONS

Q **Rien de ce que vous suggérez ne nous inspire. Nous ne sommes peut-être pas du genre secret. Peut-on essayer autre chose ?**

R De toutes les idées présentées dans ce livre, celle que je vais vous proposer ici comporte le plus grand potentiel de ridicule. Le sexe nous rend vulnérable, d'où la possibilité de se sentir un peu idiot. Pensez à un collègue ou à un vieil ami, puis à une chose sexuelle qui vous ferait mourir de honte si cette personne savait que vous pensez à une telle chose. Pas nécessaire d'avoir fait la chose en question, du moins pas encore, mais seulement de rougir à la pensée d'être vu en train de la faire. Vous pensez à quelqu'un et à quelque chose ? Eh bien, voilà. C'est le début d'un secret. Il y a des aspects de notre vie sexuelle qu'on ne veut révéler à personne, mais on s'ouvre beaucoup en les vivant avec une autre personne. Et c'est très sexy, même si ça nous met un peu mal à l'aise.

Q **J'aime cacher des secrets sexuels à ma femme. Ça m'excite. Mais je n'ai pas tellement envie d'avoir des secrets avec elle, je trouve ça un peu enfantin. Suis-je égoïste ?**

R Vous avez peut-être besoin de travailler un peu sur votre maturité sexuelle. Il semble que votre femme soit prête à vous révéler ses secrets (ce qui peut lui demander un effort considérable), vous devriez peut-être essayer un peu plus fort d'en faire autant.

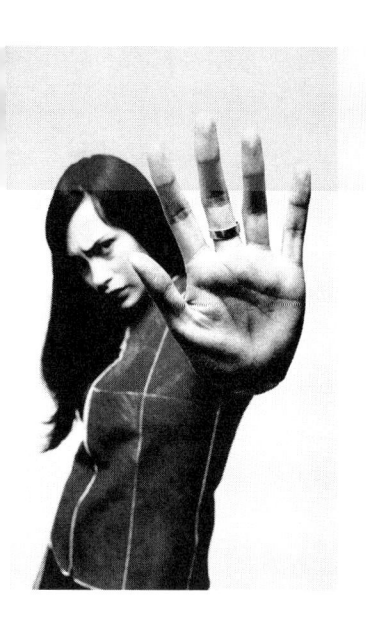

43
Comment dire non

Il y a le non catégorique et le non gentil. Ce sont deux choses très différentes.

Dans toute relation, il y a des moments où on est en panne de désir. Voici comment passer à travers sans blesser l'autre.

Des fois, on n'a tout simplement pas envie. Ce peut être la fatigue, une certaine tristesse, des soucis. Si votre partenaire vous approche et que vous êtes ambivalent, je vous conseille de répondre à ses avances et de voir si votre humeur changera en cours de route (avec l'aide de ses caresses, bien sûr).

S'il ne se passe rien, regardez-le tendrement dans les yeux et dites: «Désolée, ça ne marche pas pour moi ce soir, mais je te promets que demain, ça ira.» Les sexologues s'entendent pour dire que le rejet s'accepte plus facilement lorsqu'on fixe un autre rendez-vous. Comme prix de consolation et pour lui donner le contact humain dont on a tous grand besoin (ce qui l'a probablement amené à venir vous trouver de votre côté du lit), vous pourriez le prendre pendant qu'il se masturbe jusqu'à l'orgasme. (Et si vous masturber l'un devant l'autre vous gêne, vous devriez vous demander pourquoi. C'est une habitude utile.)

Que faire si vous savez que demain, vous n'aurez pas plus envie ? Si cette mauvaise passe devait durer des mois et des mois, si c'était une véritable traversée du désert où la négociation ne servirait à rien ? Avant d'aller plus loin, demandez-vous si vous voulez tous les deux trouver l'oasis dans le désert.

OUI À L'OASIS

Y a-t-il une raison médicale à l'origine de la panne ? Est-ce que l'un des deux vit une crise existentielle ? Ou les deux ? Réglez ce problème d'abord et suivez les conseils que voici.

NON À L'OASIS

Question délicate. Le sexe ne vous dit plus rien. Votre partenaire ne vous plaît plus. Vous n'avez même pas envie d'essayer. Lorsque l'autre vous fait des avances, vous refusez carrément.

Le sexe n'est pas un arrangement spontané. Choisissez un moment où vous allez baiser et ne reculez devant rien pour vous mettre dans l'ambiance, un bain relaxant, un souper aux chandelles, un brin de causette. Amusez-vous ensemble. Ne vous attendez pas à la montée d'un désir incontrôlable, une petite envie de baiser suffira.

> **ON PLONGE !**
> Si vous n'avez pas fait l'amour ensemble depuis un mois, assoyez-vous, regardez-vous dans les yeux et demandez-vous pourquoi. Plus on se passe de sexe, plus il est facile de s'en passer. Plus on baise, plus on a envie de baiser.

> « Pour qu'une union survive, il faut la traiter comme si c'était le début, et non une fin qui se termine bien. »
> *FEDERICO FELLINI, cinéaste italien*

Si ça fait un bout de temps et que ça vous rend nerveux, revenez à l'essentiel. L'important, c'est d'être physiquement proche. La proximité physique sans coït pourra, tôt ou tard, rallumer le désir. En fait, lorsqu'on est ensemble depuis un certain temps, on a souvent besoin de cette intimité physique pour *sentir* le désir. Bref, vous ne devez pas attendre les bras croisés qu'une déferlante de désir vous emporte. Ça n'arrivera pas. Commencez les préliminaires et la nature s'occupera du reste.

Si vous ne levez pas le petit doigt pour créer une ambiance qui vous donnera envie de faire l'amour, à vous et votre partenaire, vous ne valez pas grand-chose comme amant. Désolée de le dire si crûment, mais c'est vrai. Vous avez peut-être raison de croire que l'autre restera à vos côtés, malgré votre désintérêt, mais la déprime et la perte de confiance en soi guettent. Vous vivrez un enfer, et l'amour que l'autre éprouvait pour vous risque de s'épuiser. La vie sexuelle est importante pour votre santé mentale et la sienne.

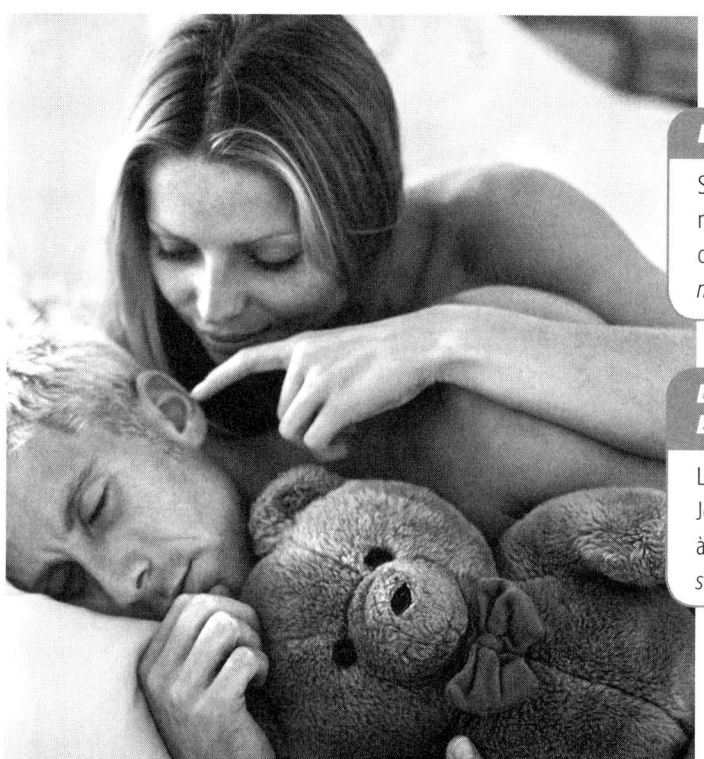

DE FIL EN AIGUILLE

Si c'est votre partenaire qui refuse vos avances, lisez le chapitre 12, *L'amour est là, mais le désir est en panne*.

DE FIL EN AIGUILLE... ENCORE

Le sexe vous ennuie ? Jetez un coup d'œil à l'idée 9, *Quand on s'écoute un peu trop*.

VOS QUESTIONS, NOS SOLUTIONS

Q J'erre dans le désert sexuel depuis la naissance de nos enfants, mais il n'y a pas d'oasis en vue. Combien de temps avant que la caravane passe ?

R Je vois deux problèmes ici. Primo, vous n'accordez pas la priorité à votre relation et vous laissez les enfants prendre toute la place. Secundo, vous ne communiquez pas. C'est le temps de parler sérieusement. Personnellement, je crois que même si les parents acceptaient volontiers de sacrifier leur vie pour leurs enfants, c'est rarement nécessaire de le faire pour que les petits soient heureux et bien-portants. Si vous sacrifiez votre relation pour eux, c'est votre choix, mais probablement pas le bon.

Q J'ai dit à mon mari des milliers de fois que pour me mettre dans l'ambiance, il faut qu'on parle un peu d'abord et qu'on consacre un bon moment aux préliminaires pour que je sente le désir monter. Alors, pourquoi persiste-t-il à me sauter dessus lorsque je vide le lave-vaisselle, me disant comme un vieux vicieux « qu'est-ce que t'en dis, ma poule ? » et s'en allant tout vexé lorsque je lui dis de foutre le camp.

R Il déteste probablement la danse nuptiale prescrite. Il ne s'agit pas que de sexe ici. Il accepte mal que ce soit vous qui décidiez de la manière et du moment. Il y a une lutte de pouvoir entre vous, et le lave-vaisselle est devenu un champ de bataille. Votre partenaire ne veut peut-être qu'une p'tite vite, mais ne sait pas comment le demander. Est-ce que ce serait la fin du monde si vous cédiez ? Bien sûr, si vous succombez parfois, il n'y a rien de compliqué ou de tordu dans ce qui se passe. Tout simplement, il tente sa chance, se disant que si vous acceptez une fois sur 50, la chance lui sourira peut-être cette fois-ci.

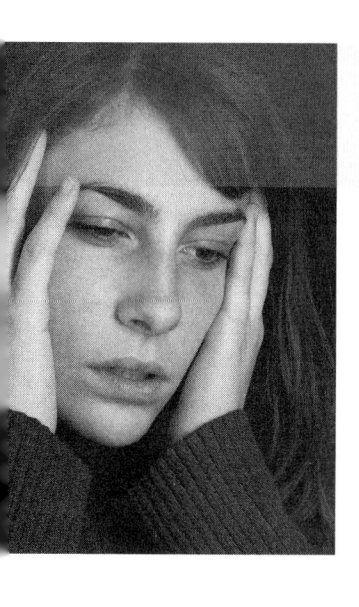

44

Ce n'est pas toujours dans la tête

Si vous avez renoncé au sexe, une consultation médicale s'impose peut-être.

Le corps agit sur le désir, beaucoup plus qu'on ne l'admet généralement.

Rares sont les gens dont la virtuosité sexuelle se maintient toujours au même niveau. Plusieurs facteurs agissent sur la libido : le revenu, le mode de vie, l'estime de soi et les médicaments. Mais le facteur déterminant, c'est le changement hormonal. Les hormones jouent un rôle prédominant dans notre vie, de l'attrait qu'on exerce (les femmes qui ovulent ont meilleure mine) aux films qu'on regarde (les parents de jeunes enfants évitent les films de guerre).

Voilà pourquoi il est si bizarre de ne pas courir chez le médecin lorsqu'on n'a plus le goût de faire l'amour. C'est encore plus bizarre de constater à quel point nos médecins sont mal outillés lorsqu'on aboutit finalement dans leur cabinet. Loin de moi l'intention de râler contre eux, mais leurs ressources sont limitées et ils se concentrent davantage sur les patients qui ont le cancer que sur ceux qui ne baisent qu'une fois par mois. Donc, vous devrez faire des recherches par vous-même si vous jugez que votre santé fait obstacle à votre vie amoureuse. Internet est une merveilleuse invention, pourvu que vous ne répondiez pas aux annonces qui vous promettent un plus gros pénis.

Faute d'espace, je ne peux vous donner ici que des pistes de solution et vous proposer quelques mots clés pour votre recherche. « Je veux baiser plus » n'est pas la meilleure chose à taper dans Google, à moins que vous ne vouliez que de drôles de types des quatre coins du monde vous offrent leur amitié.

> **ON PLONGE !**
>
> L'absence de désir est un des principaux symptômes de la dépression, ainsi qu'un effet indésirable de certains antidépresseurs. Pas moyen de s'en sortir ! Dans le cas de dépression légère ou modérée, on a constaté que l'exercice est aussi efficace que la médication. Cela vaut certainement la peine d'essayer.

LES MÉDICAMENTS

Si vous prenez des médicaments, consultez votre généraliste. Beaucoup de pharmacothérapies, notamment pour la cardiopathie et la dépression, ont des effets indésirables sur la libido. Certaines pilules contraceptives diminuent l'intérêt des femmes pour le sexe. Le médecin pourra changer votre ordonnance, mais vous devez d'abord lui parler du problème, n'est-ce pas ?

LA NAISSANCE D'UN ENFANT

La théorie dit que les femmes renoncent au sexe pour assurer la survie du bébé avant d'en concevoir un second. Ma théorie, c'est qu'elles se préoccupent surtout de leur propre survie. Ne croyez pas les livres qui disent que vous serez complètement remise en six semaines, mais n'attendez pas deux ans non plus. Cela dit, beaucoup de mères cessent de faire l'amour pendant des années, comme si une étrange inertie physique et psychologique s'était emparée d'elles. Tôt ou tard, vous devez tout simplement vous remettre en selle et recourir à tous les moyens pour repartir de zéro et réveiller le désir.

Pour l'homme qui a renoncé au sexe depuis la naissance de son enfant, de deux choses l'une : ou bien vous êtes un père incroyable qui a développé un attachement si fort que vous produisez une tonne d'hormones supprimant la testostérone (chez les nouveaux pères) et que la présence de votre femme et du petit vous plonge dans un état de béatitude platonique au lieu de vous faire filer à toutes jambes vers des bras accueillants qui vous soulageront. Si c'est le cas, votre libido reviendra. Ou bien vous avez de graves problèmes psychologiques à faire la différence entre la mère et la putain, auquel cas vous avez besoin d'une thérapie.

> **DE FIL EN AIGUILLE**
>
> En lisant l'idée 49, *Faire face à l'épuisement,* vous verrez que l'esprit peut avoir un effet très puissant sur le corps. Il se peut que votre état d'esprit soit en cause.

VOUS AVEZ UN CERTAIN ÂGE

Plus précisément, vous avez 35 ans ou plus. Pour les femmes, c'est le début de la périménopause, qui mènera à la ménopause proprement dite. Votre équilibre hormonal se transforme et, si certaines femmes vivent très bien cette période, d'autres sont distraites, d'humeur changeante, irritables et… moins portées sur le sexe. Le médecin peut vous prescrire une hormonothérapie substitutive, selon vos niveaux hormonaux, mais il se peut que ça ne fasse pas l'affaire. Beaucoup de remèdes à base de plantes contribuent au maintien de la libido dans les années précédant et suivant la ménopause. Essayez l'actée à grappes noires et le trèfle rouge.

VOS QUESTIONS, NOS SOLUTIONS

Q **Les hommes ont-ils une ménopause ?**

R On croit que oui, c'est la soi-disant andropause qui touche certains hommes. Nous n'avons pas encore de preuves définitives, mais dans certains cas, les hommes répondent aux médicaments à base de testostérone, retrouvant ainsi leur désir et leur joie de vivre.

Q **Est-ce que le Viagra m'aiderait à retrouver ma libido ?**

R Peut-être, mais le Viagra n'est pas une panacée. Imaginez un homme qui a connu une panne de désir et qui, du jour au lendemain, est pris d'un priapisme qu'il doit soulager séance tenante. Ça vous bouleverse un couple. Renseignez-vous sur les avantages et les inconvénients, puis discutez-en avec votre compagne et le médecin avant de décider.

Q **Après avoir pris beaucoup de poids, j'ai pensé que j'avais renoncé au sexe pour cette raison.**

R Il se peut que ce soit la raison, en effet, mais la prise de poids peut aussi être un symptôme d'un problème qui vous prive de votre désir sexuel, par exemple, un dysfonctionnement de la thyroïde, le diabète ou la ménopause. Faites-vous examiner par le médecin et soulevez non seulement la question de votre prise de poids, mais aussi de votre libido.

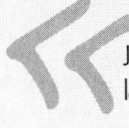

« J'ai déjà fait l'amour pendant une heure et quart. Mais c'était la nuit où on a avancé l'heure. »

GARRY SHANDLING, humoriste américain

45

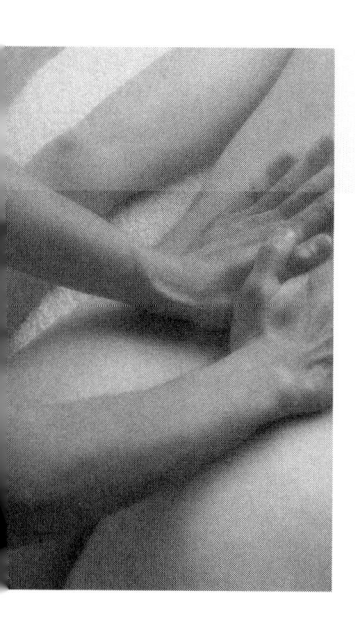

La pression, c'est parfois bon

Il suffit de savoir l'exercer comme il faut.

Pour la plupart, le coït est la pièce de résistance des ébats amoureux. D'accord, disons la collation sur le pouce. Dans les occasions où vous voudrez un banquet d'amour (métaphore, quand tu nous tiens!), il y a le massage.

Il ne devrait pas y avoir de gêne à se donner des massages l'un l'autre. Personne ne vous demande la dextérité du massothérapeute, et vous pouvez facilement compenser le manque de technique par le travail de l'intention amoureuse, c'est-à-dire une concentration totale sur la relaxation et le plaisir de votre partenaire.

Pour commencer, choisissez l'huile. Vous pouvez acheter des huiles déjà mélangées ou créer votre propre assemblage en ajoutant une dizaine de gouttes de l'huile de votre choix à trois cuillerées à café d'huile d'amande. Ce ne sont pas les arômes qui manquent, par exemple le géranium pour éclaircir les idées, la lavande pour apaiser, le bois de santal pour réchauffer le cœur, et le ylang ylang pour stimuler. Faites brûler une petite quantité de la même huile pour rendre l'expérience encore plus intense.

Installez-vous dans une pièce chaude et confortable. Mettez une musique douce et tamisez les lumières. Prenez un bain ou une douche à deux. Le masseur ou la masseuse porte des vêtements légers tandis que l'autre s'étend confortablement sur le ventre.

Réchauffez l'huile – ayez-en une bonne quantité sous la main – dans vos paumes. Faites-la pénétrer dans la peau du dos. Massez fermement les grands muscles du dos et les omoplates, puis descendez le long de la colonne et, avec la partie charnue des pouces, remontez en y appliquant une pression de part et d'autre. Le truc pour la pression, c'est de canaliser l'énergie du corps dans les pouces. Prenez appui sur le corps de l'autre, mais n'appliquez de pression que sur les parties charnues du corps (à l'exception du ventre), jamais sur les parties osseuses.

Poursuivez avec de grands mouvements, en alternant avec de légères pressions sur le dos, les fesses et l'arrière des jambes. Massez les bras avec des mouvements amples et tirez doucement les doigts, un à la fois. Variez la pression. Servez-vous du poing pour malaxer les fesses. Tapotez doucement le dos, puis massez délicatement avec le bout des doigts.

> **ON PLONGE !**
> Maintenez le contact épidermique tout au long du massage et, au moment de vous reverser de l'huile, appuyez le dos de la main sur son dos, les doigts recourbés.

Pour les amants, le toucher est une métamorphose. Toutes les parties du corps semblent changer et devenir différentes, meilleures.

JOHN CHEEVER,
écrivain américain

Ne vous souciez pas de votre technique, concentrez-vous plutôt sur le corps de votre partenaire et le plaisir que vous lui donnez. Demandez-lui des commentaires, par exemple s'il préfère les mouvements doux ou plus fermes. Mais pas trop de parlotte, car il doit pouvoir relaxer et s'abandonner.

Dites à votre partenaire de se retourner. Tenez-lui la tête entre les genoux et massez-lui le visage, c'est très relaxant. N'appliquez aucune pression sur le ventre. Effleurez son sexe sans le toucher directement – l'huile peut irriter les zones sensibles. De toute manière, il s'agit de faire monter le plaisir des deux, pas nécessairement de copuler. Évaluez la réponse de votre partenaire. Donne-t-il l'impression d'être excité ? Ou plutôt d'être détendu au point de vouloir se blottir dans vos bras et s'endormir ? Si vous ne le savez pas, demandez-le-lui, sans laisser paraître vos propres intentions. Ce ne serait pas très chic de montrer que vous vous attendez à ce qu'il vous fasse l'amour en retour.

L'EXPRESS POUR L'EXTASE

Si vous n'avez pas le temps de lui donner un massage complet, concentrez-vous sur ses pieds.

DE FIL EN AIGUILLE

Explorez les joies du toucher dans l'idée 13, *Des sensations partout partout.*

Faites-lui tremper les pieds en ajoutant quelques gouttes d'huile de menthe poivrée dans une bassine. Ce sera rafraîchissant pour tout le monde. Demandez-lui de s'asseoir pendant que vous vous agenouillez, une serviette sur les genoux pour supporter le pied que vous enduirez d'huile. Avec les pouces, appliquez de la pression sur toute la plante du pied. Travaillez les parties charnues de chaque orteil, un à la fois, et tirez puis tournez doucement chacun.

Si vous vous sentez particulièrement inspirée, épongez l'huile des orteils et donnez-lui un pédicure (oui, oui, aux hommes aussi). Messieurs, si vous vernissez les ongles de votre douce, elle repensera à ce massage divin chaque fois qu'elle se verra le bout des orteils. Vous marquerez des points qui dureront un bon bout de temps.

VOS QUESTIONS, NOS SOLUTIONS

Q **Nous n'avons pas souvent le temps pour la totale. Des raccourcis ?**

R L'acupression est une affaire de quelques secondes et, pendant le sexe, elle accentue le plaisir. Dans la tradition chinoise, la pression sur les points d'acupuncture est un concentré de massage qui relâche la tension et fait monter le plaisir. On trouve au-dessus du pénis et du clitoris des points qui augmentent l'énergie sexuelle et accélèrent l'excitation. Il y a trois autres points sur le devant des cuisses, là où le pubis rejoint la cuisse. En appuyant dans le pli, on accroît la sensation de plaisir des organes génitaux, surtout dans le sexe oral. Enfin, imaginez une ligne allant d'une hanche à l'autre en passant par le pubis. Appuyez fermement et relâchez, jamais plus de deux minutes à la fois.

Q **Le massage me chatouille, et ça me distrait. Avez-vous des conseils ?**

R Demandez à votre partenaire d'augmenter la pression, de s'appuyer plus fort sur vous. Lorsque le niveau de pression sera correct, dites-le lui.

Q **Je n'aime pas donner des massages, et je n'aime pas tellement en recevoir non plus.**

R Toutes sortes de raisons peuvent expliquer cela, mais l'essentiel, c'est de trouver une solution. Ça vous gêne peut-être. Évoquez le fantasme de la déesse et du grand prêtre, ou du dieu et de la grande prêtresse, c'est selon. Si vous recevez le massage, vous êtes le dieu et c'est un immense plaisir et un honneur pour votre grande prêtresse de vous servir. Si vous le donnez, mettez-vous dans la peau de l'autre. Sortez de votre tête et concentrez-vous sur vos sensations physiques.

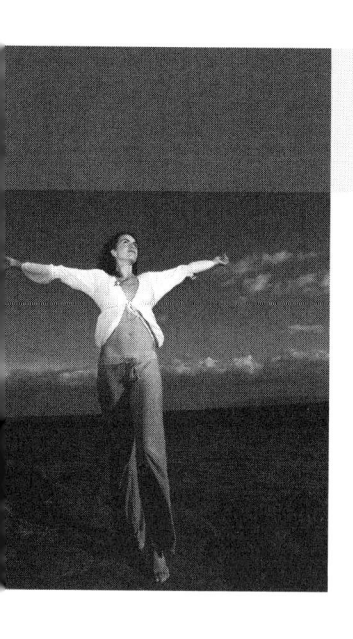

46

Un peu de patience !

Retardez l'orgasme pour monter encore plus haut. L'escalade du plaisir !

Existe-t-il une femme au monde qui, à l'approche de l'orgasme, n'a pas supplié : « N'arrête pas, s'il te plaît, n'arrête pas » ? La plus grande peur des femmes, à quelques instants du fil d'arrivée, c'est qu'il change de rythme ou de mouvement et qu'elle s'aplatisse à deux doigts de la victoire.

Donc, lorsque la femme est sur le point de jouir, elle va se précipiter sur son orgasme, qu'elle a durement gagné et qu'elle veut tout de suite. Mais elle pourrait s'y prendre autrement : au bord de l'orgasme, elle pourrait ralentir, relaxer, inspirer profondément, attendre un moment ou deux, puis laisser la tension la ressaisir. Faites-en l'expérience (avec votre partenaire ou en vous masturbant) pour découvrir le nombre de pauses qui vous donnera l'orgasme le plus explosif. Et lorsque vous vous laisserez jouir, contractez les fesses et l'intérieur des cuisses, respirez profondément et appuyez juste au-dessus de l'os du bassin pour augmenter l'afflux de sang et faire durer le plaisir.

C'EST BON POUR LES GARS AUSSI

Les partisans des méthodes orientales recommandent l'injaculation, une technique qui permet aux hommes d'avoir des orgasmes multiples en jouissant sans éjaculer. Cela veut dire qu'il peut recommencer tout de suite, connaître plusieurs jouissances et faire l'amour plus longtemps.

Comment ? On fait comme d'habitude jusqu'au point de non-retour. Puis rapidement, un des deux applique une pression circulaire assez forte sur le périnée, entre l'anus et le scrotum. La pression ainsi exercée sur l'urètre stoppera l'éjaculation, quoique vous éprouverez une sensation très agréable, époustouflante même. Vous devriez être encore en érection, prêt à poursuivre si ça vous tente. Et ça vous tentera, bien entendu.

Certains hommes adorent, d'autres non. Comme Grant Stoddard, auteur britannique, cité dans un magazine new-yorkais : « La montée jusqu'à l'orgasme a été momentanément plus intense que d'habitude. Je me suis rendu compte que je pouvais m'y remettre tout de suite et j'ai continué jusqu'à ce que j'en aie assez et que je me sente un peu déprimé. Mais le choc que j'ai eu après dans la salle de bains ! Il y avait plus de mousse dans mon urine que sur un demi de Guinness. J'avais joui dans la vessie. Et ça, c'est malade. »

Mais ça vaut la peine d'essayer.

> **ON PLONGE !**
>
> Amusez-vous en vous enduisant d'huile tous les deux et en essayant de faire jouir votre partenaire avec une partie de votre corps inhabituelle.

> **DE FIL EN AIGUILLE**
>
> Jumelez cette idée à l'idée 45, *La pression, c'est parfois bon*.

46. Un peu de patience!

VOS QUESTIONS, NOS SOLUTIONS

Q **Qu'en est-il des orgasmes multiples pour les femmes?**

R En théorie, si la femme peut jouir une fois, elle peut jouir plusieurs fois. On croit généralement que tout de suite après l'orgasme, le clitoris est trop sensible. Parfois, mais pas toujours. Expérimentez avec différentes techniques pendant la masturbation. Caressez-vous autrement après avoir joui ou, si vous utilisez un vibrateur, stimulez une autre zone érogène. La stimulation doit être constante, mais variée. Lorsque vous aurez trouvé le truc, masturbez-vous jusqu'à l'orgasme, puis cessez complètement après avoir joui. Attendez trente secondes et appliquez de nouveau la même stimulation au clitoris. Réduisez la période d'attente jusqu'à ce que vous puissez garder la stimulation constante sans inconfort. Vous planerez d'orgasme en orgasme.

Q **Peut-on s'exercer à monter toujours plus haut à deux?**

R Vous pouvez tenter l'orgasme fusion, c'est-à-dire stimuler différentes zones pour faire monter l'excitation. Par exemple, vous lui stimulez le point G, le clitoris et le périnée à tour de rôle. Elle vous stimule le gland, le corps du pénis et la prostate, à tour de rôle. Ça prend du temps, mais vous serez chargé à bloc et l'orgasme sera extatique.

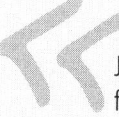

« J'ai fait toute une découverte l'autre soir. Les cils et le clito. Je peux la faire jouir en un clin d'œil. »

DAN JENKINS, auteur américain

225

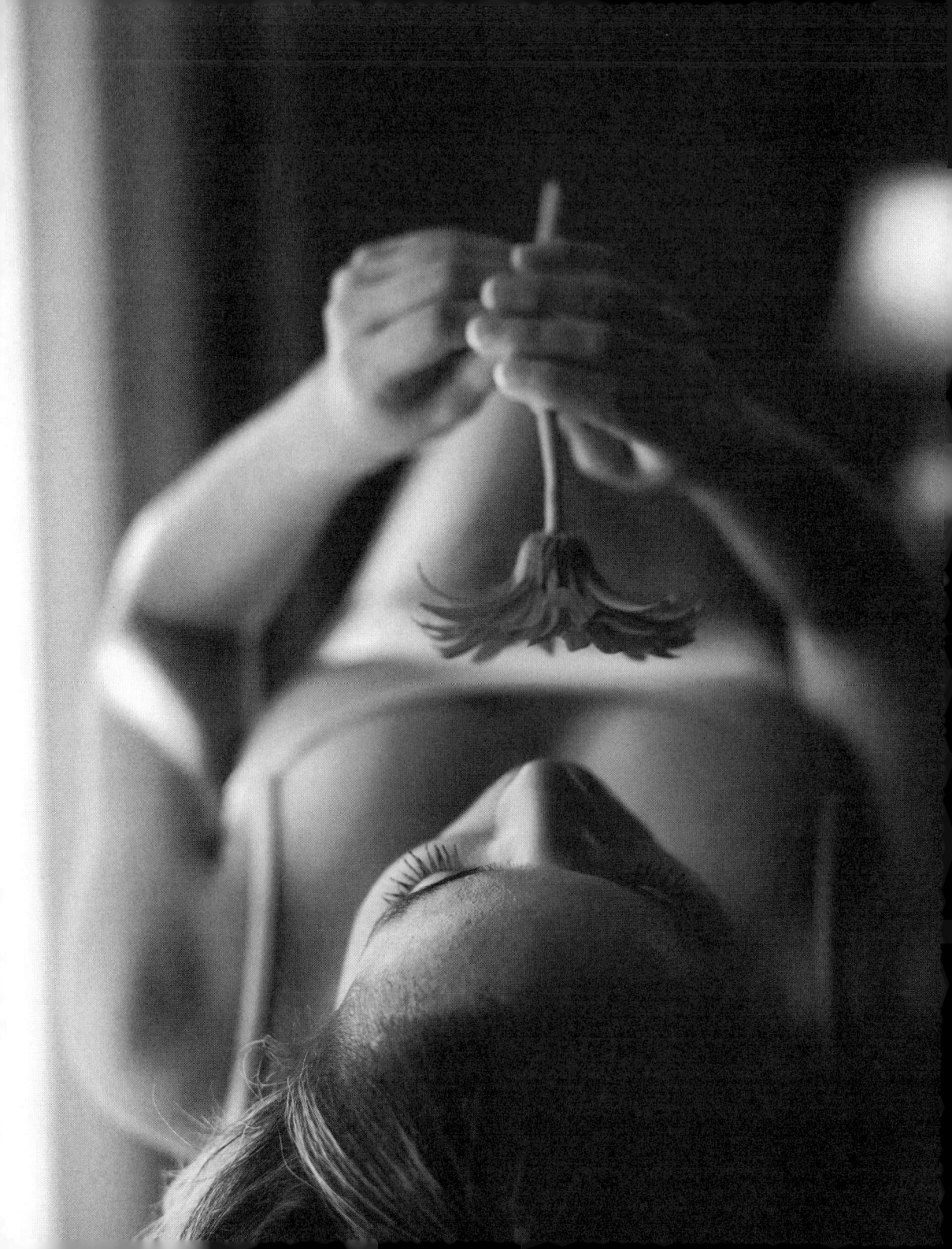

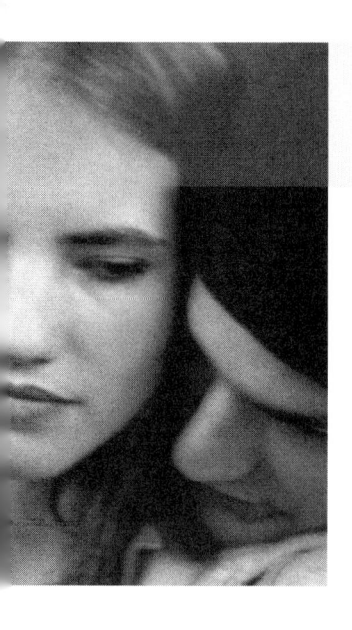

47
S'entourer de mystère sexuel

Oui, c'est possible. Même si vous partagez la salle de bains depuis des années.

Hier soir, j'ai connu un moment de désespoir. En passant devant le café, j'ai entendu un homme dire à son ami : « Alors, devine ! Combien de tirs au but pour l'Italie, hein ? »

Même son ami avait l'air découragé ! Je n'ai pu m'empêcher de me faire la réflexion suivante : « Me voici en train de travailler à l'amélioration des relations hommes-femmes avec mes petits moyens. C'est une pure perte de temps. Les hommes et les femmes ? Des espèces différentes ! À quoi bon vouloir changer les choses ? »

Puis mon optimisme atavique a repris le dessus. « Les différences, c'est plutôt une bonne chose. En fait, si on veut avoir une vie amoureuse vibrante, c'est même une chose essentielle. Pour faire durer l'amour, il faut un peu de distance entre les partenaires, un peu de mystère, un brin de folie. »

Et si ça ne vient pas naturellement, il faut forcer la nature.

> **ON PLONGE !**
>
> Prenez l'habitude de sortir sans votre partenaire un soir par semaine, même si votre emploi du temps est chargé. C'est très mauvais pour la vie amoureuse de passer trop de temps ensemble dans la maison.

« Les hommes et les femmes sont différents, explique une conseillère conjugale. Et nous savons depuis les années soixante que le couple qui veut une relation durable doit maintenir cette différence, y travailler au besoin. C'est grâce à cette différence que le courant continue de passer. » Les psychologues nous mettent en garde contre les dangers d'un couple qui vit en symbiose. Ils savent depuis longtemps que le rapport fusionnel entre les partenaires risque de nuire au désir sexuel.

Vous croyez probablement que c'est bien d'avoir les mêmes intérêts, amis, espoirs, rêves, goûts pour les meubles, etc. Et ce l'est. Félicitations, vous êtes faits l'un pour l'autre. Continuez dans la même direction si vous voulez une belle relation sans trop de sexe particulièrement excitant. Mais pour des parties de jambes en l'air qui vous feront retrousser les orteils, il faut de la distance pour nourrir le désir.

Vous pouvez être tout pour un ami, mais pas pour un amant. Et votre amant ne peut être tout pour vous non plus.

Voici comment faire. Une femme que j'ai interviewée s'arrangeait pour se montrer un petit peu distante par rapport à son mari tous les trois ou quatre mois. « Rien de sérieux, disait-elle. Je décrochais un peu de lui. J'avais l'impression d'être un peu moins facilement satisfaite. J'aimais un peu plus parler avec mes amis au téléphone. Je m'enfermais dans la salle de bains. Je me plongeais dans un livre. Des choses vraiment banales. Ça marchait à tout coup. En moins d'une semaine, il me proposait d'aller passer un week-end quelque part ou trouvait une gardienne pour qu'on aille au resto. »

Dans la plupart des couples, que la femme travaille à la maison ou non, c'est elle qui s'occupe des arrangements avec la gardienne. C'est drôlement agréable lorsque c'est vous, monsieur, qui le faites à sa place ; c'est une belle façon de lui dire que vous voulez passer du temps avec elle. Essayez pour voir.

Si vous trouvez que cette histoire de faux détachement a tout l'air d'une manigance un peu louche, vous avez raison. On peut faire un peu semblant, comme cette femme, mais cela ne fonctionne pas toujours. Le mieux, c'est quand les deux partenaires sont réellement intéressés par la vie, pleins d'entrain, enthousiastes pour d'autres projets, curieux de gens en dehors du couple et heureux de vivre dans un monde si fascinant. À ce moment-là, ils ramènent cette énergie à la maison et la transforment en passion l'un pour l'autre, et c'est ce qui compte. Ils se parlent l'un l'autre de leur vie avec tant d'ardeur qu'ils ne peuvent faire autrement qu'apprécier mutuellement leur enthousiasme, leur charme, leur intelligence et leur personnalité en général.

L'ABC DU MYSTÈRE

Il y a des moyens simples de s'assurer que le couple ne s'enferme pas dans une relation fusionnelle.

- **Règle A** – Tous les couples développent des habitudes et craignent de suggérer des choses nouvelles, car ce sont des choses « qu'ils ne font pas ». Mais si vous avez envie de nouveauté, dites-le quand même. Ne discutez pas si l'autre refuse. Vous avez exprimé votre pensée. Vous avez établi, pour vous et pour l'autre, que vous êtes deux individus différents.

- **Règle B** – Encouragez votre partenaire le plus possible lorsqu'il assume son individualité. N'écartez pas ses idées ou ses intérêts nouveaux sans prendre le temps de bien y réfléchir.

- **Règle C** – Soyez vous-même. Ne le suivez pas dans ses passe-temps s'il s'agit d'activités qui ne vous plaisent pas vraiment. Nous sommes égaux, mais nous ne sommes pas pareils.

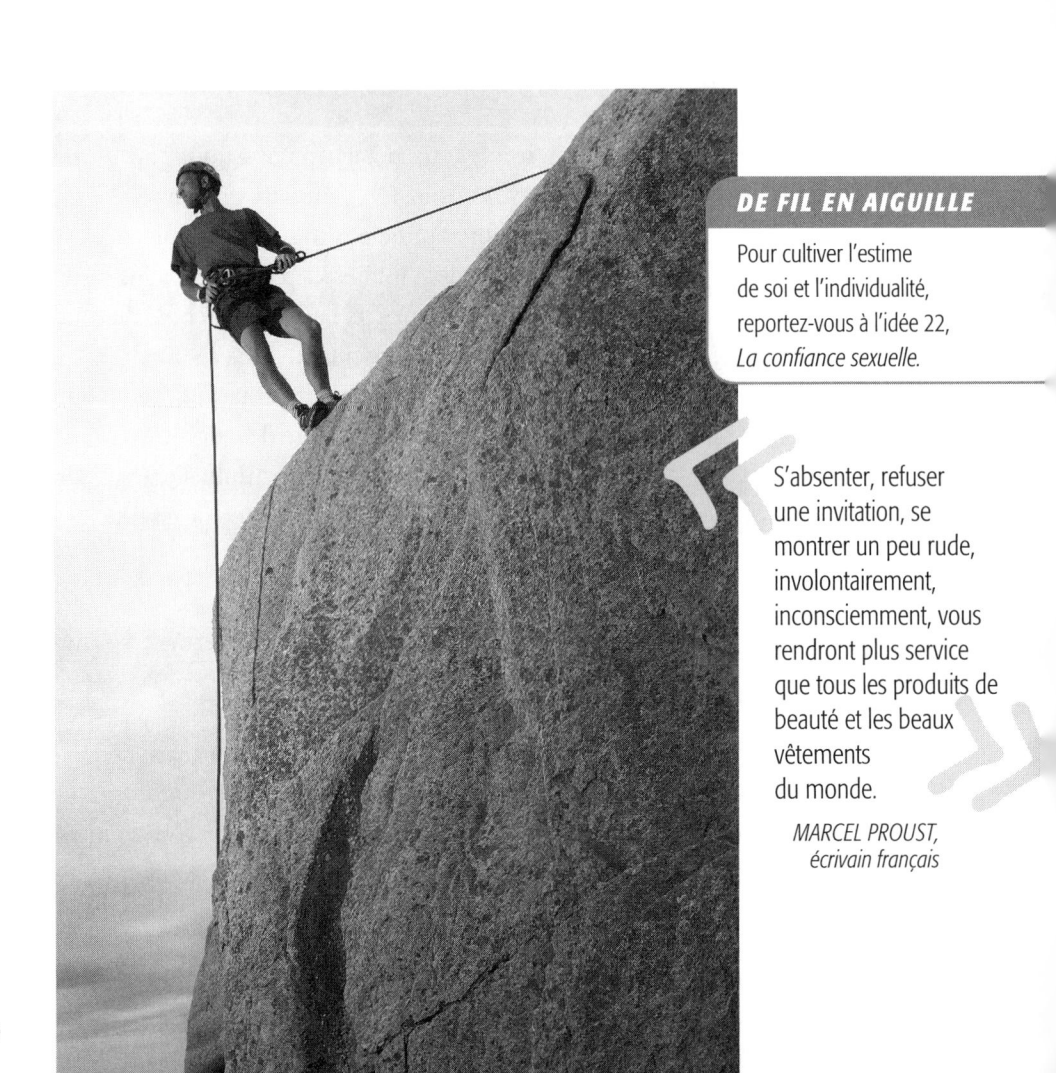

DE FIL EN AIGUILLE

Pour cultiver l'estime de soi et l'individualité, reportez-vous à l'idée 22, *La confiance sexuelle*.

> S'absenter, refuser une invitation, se montrer un peu rude, involontairement, inconsciemment, vous rendront plus service que tous les produits de beauté et les beaux vêtements du monde.
>
> MARCEL PROUST,
> écrivain français

VOS QUESTIONS, NOS SOLUTIONS

Q

Mon copain passe des heures sur Internet. Qu'est-ce qui ne va pas?

R

Quelque chose dans votre relation vous insécurise, et probablement avec raison. Ce n'est pas la manière dont votre partenaire occupe ses temps libres – bavarder sur Internet, aller aux danseuses, boire avec ses copains, collectionner les bandes dessinées – qui pose problème, c'est le fait que vous vous sentiez menacée par cela. C'est votre couple qui ne va pas, sinon votre partenaire aurait éteint l'ordinateur ou l'aurait allumé moins souvent depuis que vous lui avez dit que ça vous dérangeait. La petite touche de mystère ne fonctionne que pour pimenter des relations saines, fonctionnelles, ce qui n'est pas votre cas. Parlez-en ensemble.

Q

J'ai essayé de me détacher un peu, mais il n'a rien remarqué. Que pourrais-je essayer d'autre?

R

Je suppose que c'est lui qui tend la joue pour se faire embrasser et que vous êtes celle qui s'exécute. C'est difficile pour vous parce que vous focalisez vraiment sur votre conjoint, souvent au détriment de tout le reste, et qu'il vous est difficile de feindre l'indifférence. Il voit probablement ce que vous faites et ça ne lui déplaît pas. Il ne va que vous ignorer davantage – désolée, mais c'est dans la nature de la relation passive-agressive que vous avez développée. Vous y avez trouvé votre compte pendant un temps, mais vous souhaitez maintenant changer les choses. La solution pour vous est la même que pour toute personne qui veut transformer sa relation. Cessez de vous préoccuper de ses réactions, ne vous attendez à rien de nouveau de sa part et concentrez-vous sur vous. Retrouvez la passion dans votre propre vie. Vous avez passé le stade des jeux. Il est temps de regarder les choses en face. S'il est la seule chose qui vous excite vraiment, changez ça au plus vite.

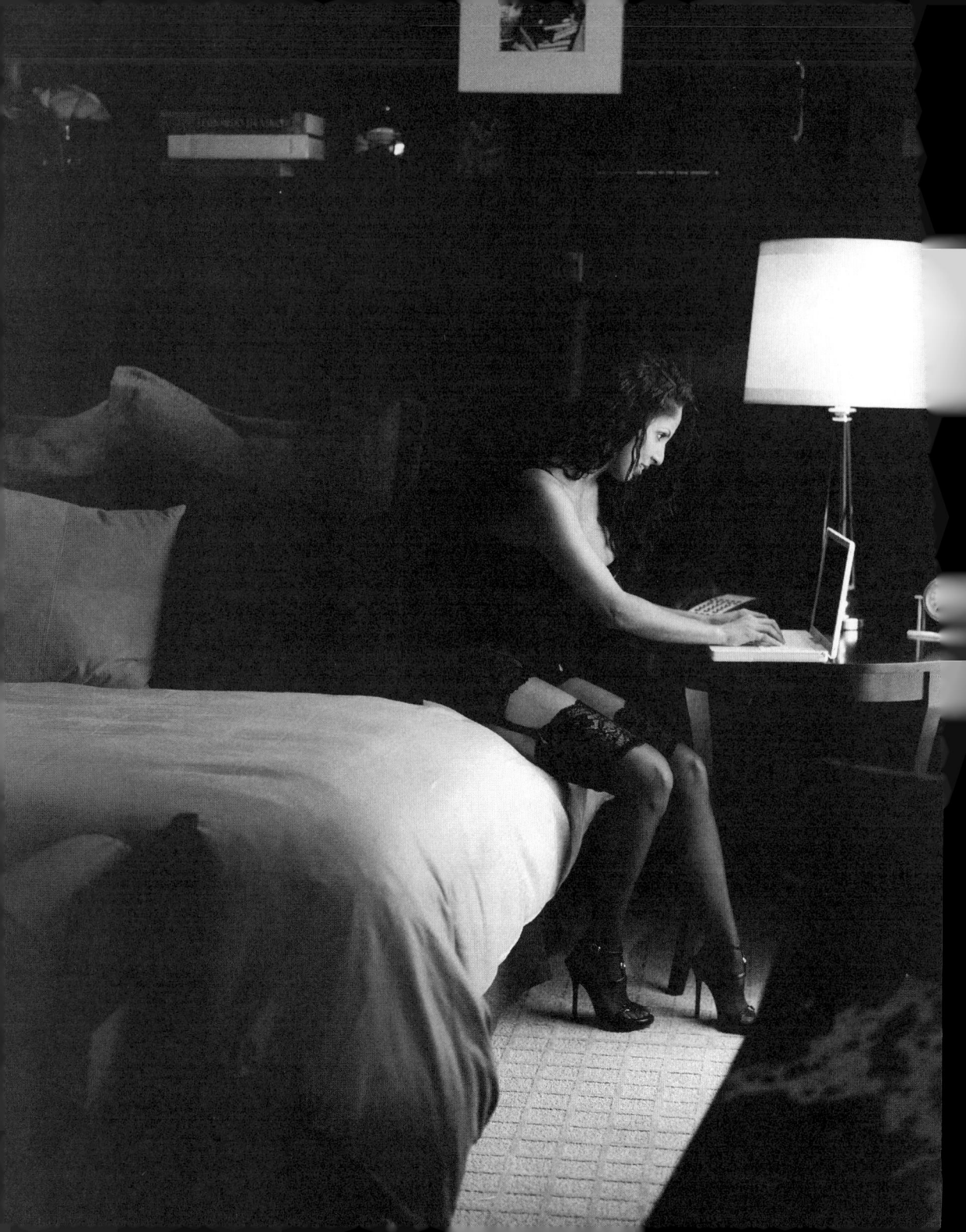

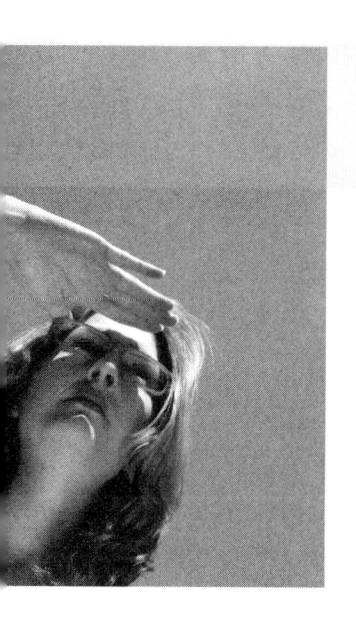

48
Voir les choses différemment

Ouvrez-vous les yeux, et ouvrez-les grand.

Explorez le voyeurisme et l'exhibitionnisme pour découvrir les plaisirs d'un nouvel interdit.

L'attribution des rôles dans les jeux suivants dépendra de ce que vous préférez : regarder ou être regardé. Inspirez-vous de ces jeux comme point de départ pour explorer vos fantasmes de voyeurisme et d'exhibitionnisme. Nous sommes tous, ou presque, excités par l'un ou l'autre, et habituellement par les deux. Si vous aimez le *strip-tease*, mais que ça vous gêne trop, commencez par le second fantasme proposé ici. Vous pourrez vous dévêtir sans gêne, puisqu'il est censé n'y avoir personne.

IMAGINEZ...

Votre partenaire rentre à la maison, des chandelles brûlent un peu partout. Vous l'amenez jusqu'à la salle de bains, où l'attend une baignoire débordante de mousse odorante. Vous le déshabillez, lui bandez les yeux et le lavez. Vous ne le laissez rien faire.

Vous l'amenez ensuite dans la chambre à coucher, où vous avez placé un immense miroir dans lequel se reflète le lit (si ce n'est pas possible, le plancher recouvert de coussins et de couettes). Retirez le bandeau et faites l'amour, en vous regardant dans le miroir et en croisant le regard de votre amant. Fermez-vous les yeux à moitié pour avoir l'impression que ce n'est pas vous, mais un autre couple qui s'ébat à vos côtés, des compagnons d'orgie. Allez encore plus loin en imaginant que le couple dans le miroir est un autre que vous observez. Pour faciliter l'illusion, portez un corset, une perruque, de nouvelles chaussures, etc.

IMAGINEZ...

Le matin, vous donnez à votre partenaire une feuille d'instructions très détaillées sur la marche à suivre : ce qu'elle doit faire, à quelle heure, comment s'habiller, etc. Dix minutes avant le moment prévu, passez dans la chambre à coucher, sortez les vêtements du placard (mettez-les ailleurs que dans la chambre) et assoyez-vous sur une chaise, en laissant la porte entrouverte pour voir le lit.

> **ON PLONGE !**
>
> Commander l'autre, à tour de rôle, peut devenir très érotique. Certains adorent se dévêtir sous les ordres de leur partenaire et d'autres se hérissent au son d'une voix leur disant quoi faire, même si c'est dit sur un ton encourageant. Montrez-vous sensible, car ça ne vient pas naturellement à tout le monde.

48. Voir les choses différemment

Votre partenaire entre dans la chambre. Elle suit les instructions. Elle se prépare lentement à se mettre au lit. Si elle joue le jeu, ça pourra prendre du temps. Elle entre et sort de votre champ de vision, se déshabille, essaie différents vêtements, de la lingerie ou des jaquettes, se regarde dans le miroir, s'enduit d'huile ou de crème, téléphone à une copine en se touchant négligemment, sort de la pièce pour aller se verser un verre. Elle semble complètement inconsciente de votre présence. Tôt ou tard, elle prend la position qui figure dans vos instructions et, faisant toujours semblant qu'elle est seule, commence à se caresser sérieusement jusqu'à finalement jouir sous votre regard concupiscent.

IMAGINEZ...

Vous êtes les vedettes d'un spectacle porno devant public. Vous avez délimité la scène (le lit ou un tapis dans le salon) et mis des spots pour l'éclairer. Vous vous préparez dans votre loge. Vous pouvez entendre le martèlement de la musique qui accompagnera votre numéro et les applaudissements (imaginez-les) de l'auditoire de plus en plus impatient.

Vous prenez position sur la scène et commencez à vous déshabiller l'un l'autre. N'oubliez pas, tout le monde dans la salle doit voir chaque détail, si bien que vous devez exagérer vos gestes. Massez-vous avec de l'huile. Lorsque vous commencerez à copuler, n'oubliez pas que c'est un spectacle. Tout doit être vu. Votre auditoire aime cela et vous sentez grandir l'excitation tendue de la salle à mesure que le sexe devient plus explicite, plus frénétique. La fièvre vous gagne, vous parlez plus fort, vous vous encouragez l'un l'autre. Au moment de l'orgasme, éjaculez sur le corps de votre partenaire.

> **DE FIL EN AIGUILLE**
>
> Jetez un coup d'œil sur l'idée 23, *Le regard concupiscent*, pour continuer d'explorer la stimulation visuelle.

VOS QUESTIONS, NOS SOLUTIONS

Q Faut-il que ce soit si compliqué ?

R Absolument pas. Garez votre voiture dans un endroit à l'écart et faites comme si vous étiez des adolescents. Plus on passe de temps ensemble, moins on semble prendre de risques en public, et c'est dommage. Même si les risques nous mettent parfois mal à l'aise, ils nous donnent le sentiment d'être beaucoup plus audacieux aujourd'hui qu'à l'adolescence. Bon, d'accord, vous êtes des piliers de la collectivité maintenant, mais vous pouvez tout de même faire ça quelque part où l'on pourrait vous entrapercevoir, sans qu'il y ait de risque réel d'être pris sur le fait. Le seul fait de penser que quelqu'un peut nous voir est excitant.

Q On veut se filmer en train de faire l'amour. Par où commencer ?

R Si l'un des deux est gêné, inspirez-vous du dernier fantasme proposé ici. En faisant semblant d'être des stars pornos, vous ne serez qu'à un pas d'installer le caméscope. Vous voudrez garder les lumières allumées – c'est agréable de tâtonner dans le noir, mais ça sort mal sur la pellicule. C'est d'ailleurs pourquoi cette mise en scène est tout indiquée, la scène éclairée vous donnera un avant-goût d'une performance sous les projecteurs. Posez le caméscope sur un trépied.

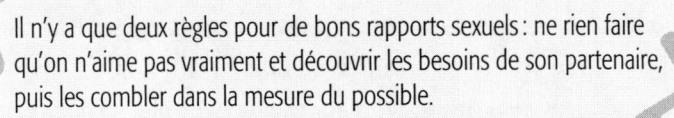

« Il n'y a que deux règles pour de bons rapports sexuels : ne rien faire qu'on n'aime pas vraiment et découvrir les besoins de son partenaire, puis les combler dans la mesure du possible. »

Dr *ALEX COMFORT, auteur de* The Joy of Sex

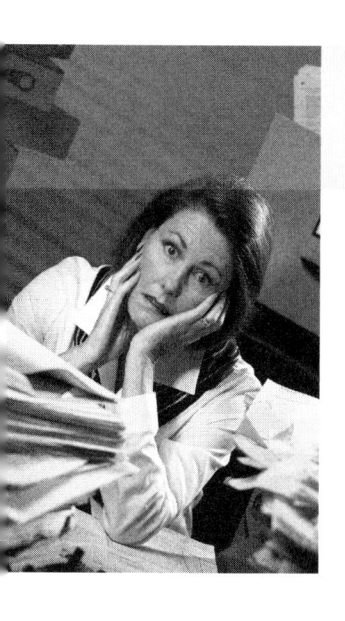

49
Faire face à l'épuisement

C'est le terme qu'on utilise pour dire qu'on ne veut plus faire l'amour et qu'on s'en fout. En fait, il n'y a plus grand-chose qui nous tente à ce moment-là.

Comment savoir si c'est un véritable épuisement ?

PROBLÈME : TOUT LE MONDE EST APRÈS VOUS

Solution : Fixez des limites et réduisez vos engagements

Les gens qui ne fixent pas de limites se défoulent souvent dans la chambre à coucher : « Tu ne me donnes pas ce que je veux, je ne te donnerai pas ce que tu veux. » C'est aussi vrai pour la femme qui dit non au sexe que pour l'homme qui, sans dire non, refuse de se montrer affectueux parce qu'il se sent étouffé par les responsabilités. Lorsqu'on est trop fatigué pour faire l'amour ou pour donner à son partenaire ce dont il a besoin pour se sentir bien, il faut mettre fin à ses engagements. Seul le temps vous donnera un sens d'équilibre et de renouveau, ce qui se traduira par un peu plus d'énergie.

Comment trouver le temps ? En fixant des limites. Lisez ce qu'écrit le Dr Alan Altman, dans son ouvrage *Making Love the Way We Used To… or Better :* « Vous devez sincèrement croire que vous avez des besoins et que ces besoins sont tout aussi importants que ceux des autres. Vous pouvez aider les autres, mais vous n'êtes pas la solution au problème de tout un chacun. Dire non, c'est parfois faire un cadeau à l'autre, qui grandit et devient plus fort en apprenant à compter sur soi. »

PROBLÈME : LA VIE VOUS ENNUIE

Solution : Retrouvez la joie de vivre et laissez-vous aller au plaisir

Ma définition d'une crise existentielle est assez vaste : vous avez trente-deux ans ou plus et, du jour au lendemain, vous ressentez une peur terrible. Peur d'avoir fait des erreurs. Peur de n'en avoir pas fait suffisamment. Peur d'être obligé de conduire une Ford jusqu'à la fin de vos jours. Peur de votre tour de taille, plus précisément de le voir s'épaissir si vite. En deux mots, vous avez peur de la mort.

À juste titre, la peur de la mort se traduit par une insatisfaction face au sexe, du moins à notre version de cette activité la plus proche de la vie qui soit. L'insatisfaction se concentre sur le partenaire qu'on a choisi à cette fin, et je ne parle pas seulement des hommes. L'explosion du Viagra est alimentée par toutes ces femmes dans la cinquantaine qui se réveillent enfin, avouant qu'elles en ont marre de simuler l'orgasme. Ce n'est pas une vie sexuelle ça, disent-elles. Et les hommes de 50 ans et plus ont peur et espèrent que le Viagra est la réponse.

> **ON PLONGE !**
>
> Relisez les livres que vous avez aimés à l'adolescence. Lisez des livres qui vous donnent le goût de baiser. Écoutez de la musique qui vous fait bouger le bassin, par exemple, Bruce Springsteen, Van Morrison ou Leonard Cohen. Peu importe la musique, écoutez-la fort, souvent. Dansez dans la chambre à coucher.

49. Faire face à l'épuisement

Excusez la digression. Ce que je veux dire, c'est que si le sexe avec votre partenaire vous ennuie, mais que l'amour demeure, vous devez lui parler au lieu de toujours refuser ses avances. Soyez franche : « Je suis inquiète. J'en ai ras le bol. Je n'ai plus d'énergie pour grand-chose et j'aimerais que tu m'aides à retrouver mon entrain. » Ensuite, vous pourrez négocier plus de temps pour vous, plus de vacances ensemble, l'achat d'un beau gros vibrateur, etc.

Faites ce qu'il faut pour avoir plus de plaisir dans la vie, car le plaisir est le seul remède à la crise de la cinquantaine et à toutes les formes d'épuisement. Votre partenaire n'aimera peut-être pas toutes vos idées, mais si votre relation est saine et solide, il se pliera à vos caprices pour que vous redeveniez la joyeuse amoureuse que vous étiez jadis. À moins, bien sûr, qu'il ne se sente menacé, auquel cas votre relation n'est pas si saine et vous avez besoin d'une aide que ce livre ne peut vous fournir. Bonne chance avec la thérapie.

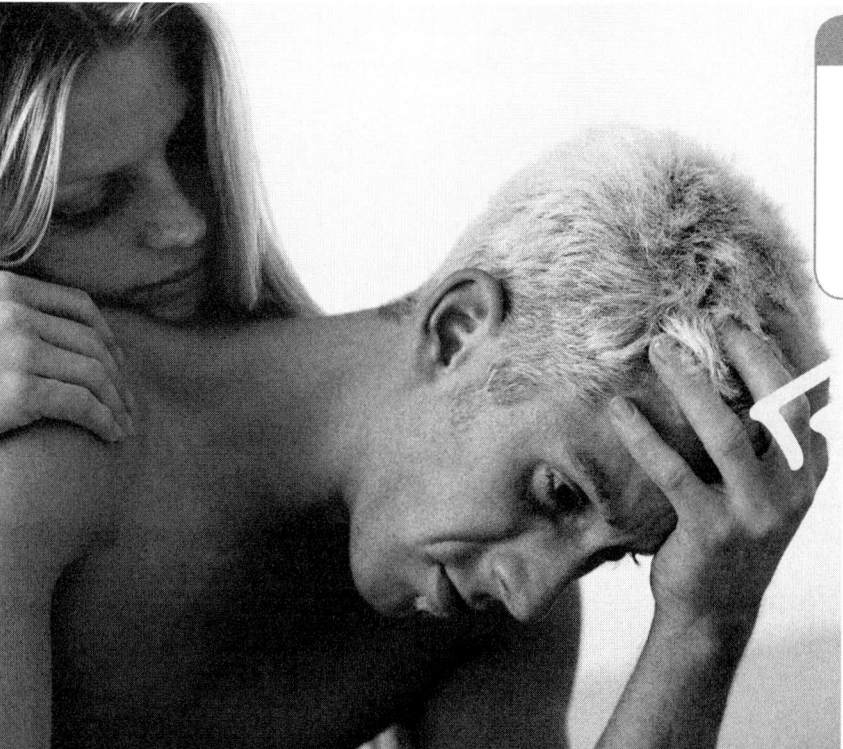

> **DE FIL EN AIGUILLE**
>
> L'idée 44, *Ce n'est pas toujours dans la tête*, examine plus en détail les obstacles physiques et psychologiques à une vie sexuelle enrichissante.

Le sexe sans amour est une expérience vide, mais en matière d'expériences vides, c'est une des meilleures.

WOODY ALLEN,
réalisateur américain

239

VOS QUESTIONS, NOS SOLUTIONS

Q **Je déteste mon travail. Je suis épuisée, mais il m'est impossible de réduire ma charge de travail. Que puis-je faire ?**

R Vous ne réussirez jamais à entrer en contact avec votre sexualité si vous êtes totalement stressée et épuisée. David Deida croit que la surcharge de travail est très néfaste pour certaines relations, surtout pour les femmes, et que les « besoins financiers du couple » ont supplanté l'engagement et le désir comme facteurs de motivation. J'aimerais dire le contraire, surtout en ce qui concerne les femmes, mais il a raison. Partout où je regarde, je vois de nombreuses femmes et certains hommes crevés et désorientés. Il est vrai que les « besoins financiers » ont détourné la vie de nombreux couples. C'est peut-être votre cas. La perte d'intérêt pour le sexe n'est qu'un de vos problèmes. La colère, le ressentiment et la déception sont probablement là, à essayer d'attirer votre attention. Mais à moins d'avoir tout juste de quoi vivre, vous avez des choix. Le temps des discussions constructives et créatives est arrivé, examinez avec votre partenaire ce dont vous avez besoin pour être heureux et le rester.

Q **Que voulez-vous dire exactement par avoir plus de plaisir dans la vie ? Si je savais comment, je le ferais.**

R Le chemin le plus sûr qui mène au plaisir et à la passion, c'est la créativité. Prenez l'habitude d'exprimer ce que vous pensez et ressentez réellement. Il y a un million de façons d'y parvenir, même les choses les plus banales peuvent être faites dans un esprit créatif. Je ne sais pas ce qui vous passionne ou vous donne du plaisir. Des gens plus spirituels que moi diraient que nous sommes sur cette terre pour découvrir. Le choix vous appartient. Ou bien vous exploitez votre potentiel de créativité, de passion et de plaisir, ou bien vous n'en faites rien.

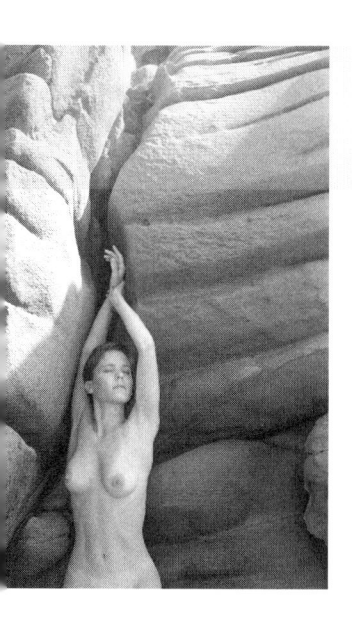

50
Il faut rêver, et en couleur

Les fantasmes sexuels, le chemin le plus court vers une vie sexuelle enrichissante.

Poursuivez votre lecture si vous croyez ne pas avoir le temps de fantasmer.

Quelqu'un a déjà dit, avec raison, que les fantasmes sexuels sont pour l'intellectuel l'équivalent de la télévision. Des heures de divertissement sans avoir à quitter le divan. Mais si vous vous déplacez jusqu'à la chambre à coucher, emportant vos fantasmes avec vous, vous aurez des orgasmes jubilatoires en prime. Entre les deux oreilles et les deux orteils, ce n'est pas si différent.

Comme pour les petites obscénités susurrées en privé, écrivez votre propre scénario. Pour plusieurs, les listes des fantasmes masculins et féminins les plus populaires (c'est habituellement le sexe entre lesbiennes qui vient en tête des deux listes) sont des conneries. Je ne juge pas. Madame, si c'est l'image d'une double pénétration qui vous met dans tous vos états, tant mieux. Sinon, poursuivez vos recherches jusqu'à trouver l'image qui vous convient.

Les hommes ayant eu accès à la pornographie plus facilement, ils connaissent habituellement assez tôt leurs préférences. Les femmes ont rarement cet avantage et, rendues à l'âge adulte, elles s'en contrefichent, trop occupées à vider le lave-vaisselle. Ne capitulez pas trop vite. Même si les fantasmes sexuels n'occupent pas une grande place dans votre vie, c'est une habitude agréable à développer.

> **ON PLONGE !**
>
> Une fois que vous aurez découvert le merveilleux monde du fantasme, relevez le degré d'obscénité. Le véritable pouvoir du fantasme tient aux pensées interdites, ne craignez donc pas les extrêmes. Souvenez-vous que ça n'a rien à voir avec la personne que vous êtes dans la vraie vie.

POURQUOI ?

Parce que les fantasmes nourrissent le désir. Plus vous pensez au sexe, plus vous en voudrez. La seule pensée de votre fantasme pendant l'amour centuplera votre plaisir ; pour les femmes, elle accélérera l'orgasme et pour les hommes, elle le rendra plus agréable. Aussi, une imagination fertile viendra à votre rescousse lorsque votre partenaire vous fera des avances et que vous hésiterez avant d'accepter. En évoquant votre fantasme préféré une seconde ou deux, vous avez plus de chances de répondre avec empressement que de les repousser. À mon avis, les relations les plus heureuses sont celles où la première réponse l'emporte le plus souvent.

QUOI ?

Une amie m'a déjà raconté ses rêves : « Je fantasme sur l'amour avec deux hommes, ou avec un homme pendant que mon copain regarde. Je fantasme sur un homme en train de me lécher sous la table dans un restaurant.

J'imagine me faire baiser pendant un examen gynécologique. En général, je n'ai pas le temps de préparer un fantasme élaboré pendant l'amour, mais je n'ai qu'à évoquer une de ces images. »

Votre fantasme ne figure peut-être pas sur la liste des dix meilleurs. Par exemple, en cette ère post-féministe, beaucoup de femmes aiment l'idée de coucher avec un homosexuel. Un gai bien bâti constitue un défi, parfait pour une femme fougueuse. Mais rares sont les femmes qui l'avouent et même qui se rendent compte que fantasmer sur des hommes gais pourrait les exciter.

Les femmes ne sont pas suffisamment libérées, sexuellement s'entend, pour parler d'un fantasme qui n'excite pas les hommes. En fait, depuis que le pénis en érection fait partie de l'équation, les hétéros se sentent probablement menacés. C'est peut-être pour cette raison que les femmes fantasment moins: comme leurs fantasmes ne figurent pas sur les listes, elles se croient bizarres et y renoncent. Si les fantasmes féminins traditionnels vous laissent sur votre faim, lisez Nancy Friday, soit *Mon jardin secret*, *Women on Top* ou *Men in Love*. De véritables révélations pour les deux sexes. Un *must*, excitant en plus.

COMMENT ?

Vous pouvez faire partie du fantasme ou l'observer comme s'il s'agissait d'un film. Commencez par vous raconter une histoire dont vous êtes le héros ou l'héroïne, aussi sexy que vous voulez. Vous souvenez-vous de cette blague d'un humoriste américain: « Lorsque je fantasme, *je* suis quelqu'un d'autre. » Ça se veut drôle, mais c'est surtout vrai: à vous de choisir votre personnage.

DE FIL EN AIGUILLE

À l'idée 51, *Des soirées fantasmatiques,* vous trouverez de quoi vous inspirer.

52 idées géniales – **Donnez du swing à votre vie sexuelle**

Votre fantasme peut être peuplé de personnes que vous connaissez vraiment ou que vous avez croisées il y a 20 ans, ou en être des versions idéalisées, plus excitantes, exigeantes, inventives. Ne lésinez pas sur les détails. Racontez-vous ces histoires pendant que vous vous masturbez. Imaginez des mains qui vous saisissent, des langues qui vous lèchent, des mots qu'on vous murmure à l'oreille. (Pas besoin de toute l'histoire quand vous faites l'amour, un ou deux détails suffiront.)

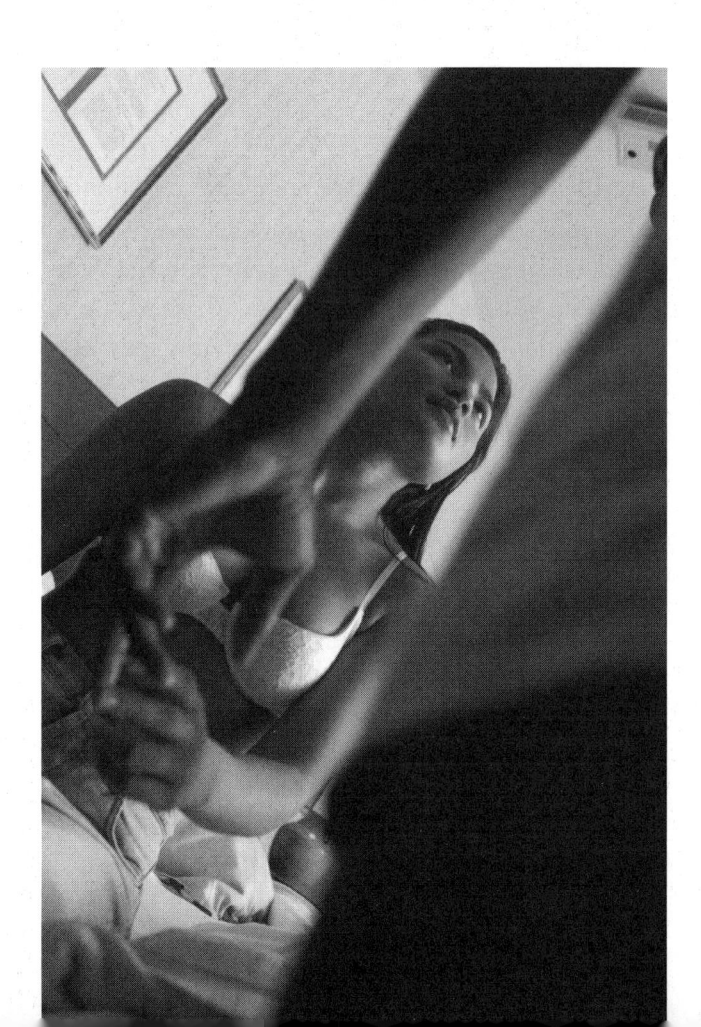

VOS QUESTIONS, NOS SOLUTIONS

Q

Je n'ai pas de problèmes avec les fantasmes, mais les miens sont franchement torrides. Devrais-je en faire part à mon conjoint ?

R

On dit aux couples de partager leurs fantasmes, mais c'est parfois une grosse erreur. Les hommes le savent. Je me souviendrai toujours du choc que m'avait causé ce chum des plus conventionnels, à qui j'avais demandé de me révéler un fantasme : me faire uriner dessus, m'avait-il répondu sur un ton enjoué. J'étais muette de stupeur. Plus tard, la curiosité m'a ramenée sur le sujet. Ou bien il m'avait fait marcher, ou bien il n'avait aucune intention de faire cela (moi non plus d'ailleurs), je ne le saurai jamais parce qu'il a refusé de revenir sur la question. Échanger quelques fantasmes peut rafraîchir l'amour, mais c'est préférable de garder les trucs scatologiques pour soi.

Q

Pouvez-vous me fournir des exemples inspirants ?

R

Les hommes comme les femmes fantasment sur le sexe avec un étranger. Les femmes sont excitées par l'idée d'être obligées de se déshabiller, de coucher avec un ou plusieurs hommes. Ces fantasmes ont souvent une couleur exotique : le sultan et son harem, le *gentleman* cambrioleur. Il y a aussi la version de la femme qui couche avec le réalisateur ou le patron pour se faire embaucher. L'exhibitionnisme allume les femmes, par exemple un numéro de *strip-tease*, qui finit ou non sur les genoux d'un homme. La séduction d'une vierge marche également pour les deux sexes. Les femmes se voient souvent en train de montrer à un ou à plusieurs jeunes hommes comment donner du plaisir à une femme. Et, bien sûr, il y a la scène d'amour entre lesbiennes, épiées par un regard secret. S'imaginer en train de coucher avec une personne interdite a aussi du succès, par exemple, le mari d'une copine plutôt que votre beau-père, quoique...

rêve

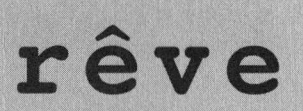

51

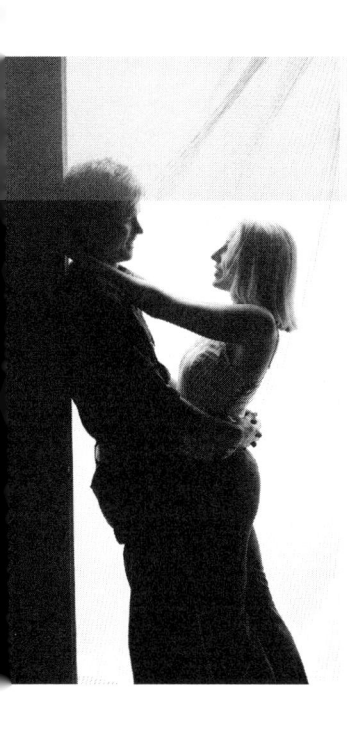

Des soirées fantasmatiques

Des parties de jambes en l'air dans des décors inusités, et pas besoin d'appeler la gardienne.

Pour que le sexe demeure excitant, il est important de varier les expériences. De temps en temps, donnez-vous rendez-vous à la maison. Choisissez une destination fantasmatique, puis usez de votre imagination et jouez ensemble.

LES CINQ MEILLEURES DESTINATIONS FANTASMATIQUES

Le chalet alpin dans une tempête (votre salon)

On est au cœur de l'hiver. Après une journée d'escalade, vous avez dû vous abriter dans une cabane en rondins pour la nuit, bloqués par une tempête et loin de toute civilisation. Il n'y a pas d'électricité, il reste un peu de nourriture et, quelle chance, beaucoup de brandy. Vous étendez une couverture devant le feu de bois, allumez quelques chandelles et sirotez le brandy.

Dehors, le vent rugit. Votre partenaire alpiniste vous attire de plus en plus, il vous semble que vous seriez plus à l'aise sous la couverture (ou dans un sac de couchage confortable) et vous vous collez pour vous réchauffer…

Une soirée de boulot au bureau (la cuisine)

L'un des deux joue le patron. Il est très exigeant et s'attend à ce que son assistante soit rigoureuse. Elle doit travailler tard ce soir (la table de cuisine faisant office de bureau). La voilà penchée sur des papiers, avec la lampe de bureau pour seul éclairage. Tout d'un coup, le patron entre dans le bureau, lui lance un paquet de documents par la tête et se met à inveciver la malheureuse : « C'est de la merde. Si vous voulez garder votre emploi, vous allez devoir produire un bon rapport. » Le patron l'attache sur sa chaise et la déshabille, puis se déshabille lui-même. « Tu aimerais me toucher, dit-il en sifflant, mais tu es tellement incompétente que tu ne saurais pas comment. » Puis, il lui montre quoi faire, lui donnant des ordres pour qu'elle rachète ses erreurs.

Le sauna (votre salle de bains)

La pièce est chaude et toute embuée (laissez la douche couler). La vapeur est si épaisse que vous n'avez pas vu en entrant qu'il y a quelqu'un d'autre dans le sauna. Vous remarquez une personne couverte d'une serviette blanche. Vous souriez d'un air hésitant, puis vous vous fermez les yeux pour relaxer et sentir toute cette vapeur vous envelopper. Vous ouvrez les yeux, et voyez que l'autre vous regarde. Sa serviette glisse. Les gens sont censés porter un maillot de bain dans le sauna mais, manifestement, l'autre n'en a pas, et vous non plus. Vous ressentez un peu de gêne. Qu'allez-vous faire ? Lui dire que sa serviette s'est ouverte ou laissez la vôtre glisser un peu ?…

> **ON PLONGE !**
>
> Planifiez soigneusement votre soirée fantasmatique. Prenez le temps de récapituler le scénario et de vous le rejouer mentalement. À moins d'avoir de grands talents d'improvisation et une propension à la compétition, il vous faudra deux ou trois soirées avant d'être à l'aise.

51. Des soirées fantasmatiques

Le camping (dans le jardin, en été)

Vous êtes en randonnée avec votre copine. Après une longue journée, vous établissez votre campement (ou vous couchez à la belle étoile dans des sacs de couchage) au milieu de nulle part. Vous allumez une lampe de poche, préparez à manger, bavardez un peu en buvant du vin et jouez aux cartes. En moins de deux, la partie s'est transformée en strip-poker et les choses deviennent de plus en plus amicales sous la tente (ou, en l'absence de voisins indiscrets, sous les étoiles).

Le meurtre dans la nuit (votre maison, les lumières éteintes)

Vous êtes tous deux invités dans une soirée à la campagne. Un autre convive suggère une partie de meurtre dans la nuit. L'un de vous deux va se cacher quelque part dans la maison silencieuse et obscure. L'autre est le meurtrier qui cherche à pas de loup, se rapprochant de plus en plus. Mais lorsqu'il trouve sa victime, une surprise les attend tous les deux…

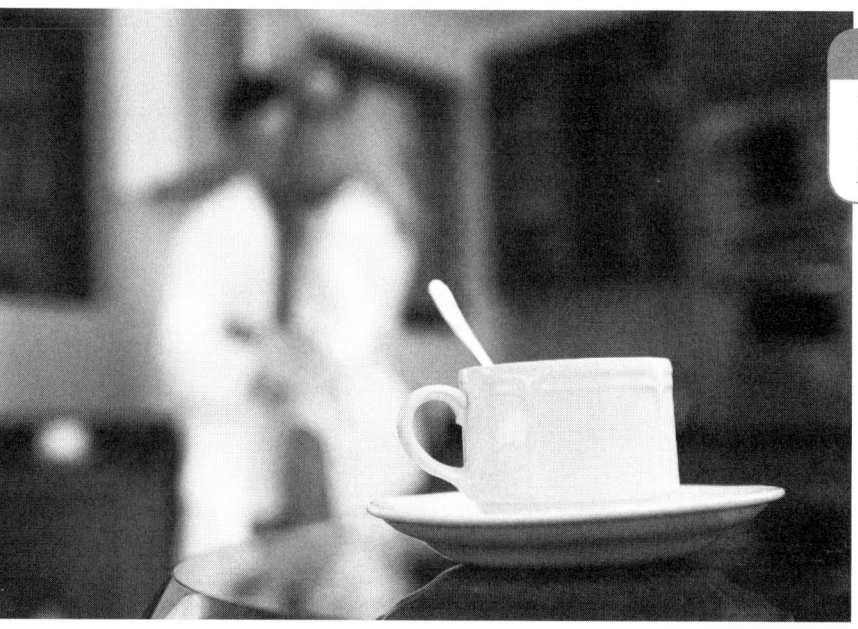

> **DE FIL EN AIGUILLE**
>
> Toujours pas convaincu ? Retournez à l'idée 14, *Surprise !*

VOS QUESTIONS, NOS SOLUTIONS

Q **Je suis partante, mais mon mari trouve que c'est ridicule. Avez-vous d'autres conseils ?**

R Choisissez un scénario qui exige très peu de mise en situation. Dans ceux que j'ai proposés, c'est celui du camping. S'il refuse de faire l'amour sous la tente dans votre jardin, même en pleine nuit, vous devrez peut-être renoncer. Cependant, vous pourriez parler de situations fantasmatiques sous le duvet, dans votre chambre, car le seul fait d'en parler peut pimenter votre vie sexuelle.

Q **Nous avons essayé la tente dans le jardin, mais une fois la tente montée, cela a été difficile de revenir au jeu de rôle. Que faire pour que l'organisation ne nuise pas à l'expérience ?**

R Il est vrai que la logistique peut briser le charme. Ce sera plus amusant si chacun, à tour de rôle, se charge de la coordination, s'occupant de rassembler les accessoires, de décorer la pièce au besoin, de trouver les costumes et de se procurer la nourriture et la boisson. Dans une note, expliquez à l'autre le scénario et placez les vêtements requis sur le lit.

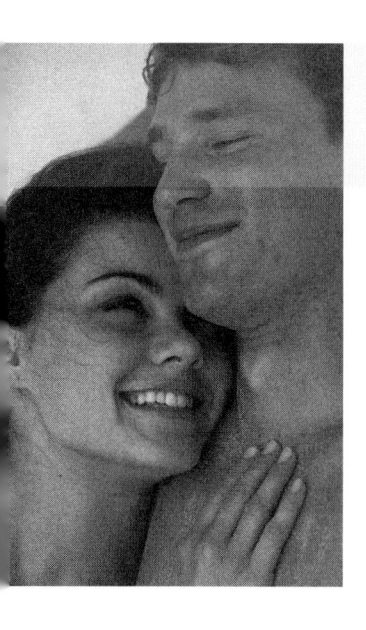

52
La maturité sexuelle

C'est important.

J'ai une théorie pour expliquer ce qui se passe lorsque les couples ne se rejoignent plus sexuellement. La voici...

Les hommes et les femmes apprécient le sexe occasionnel à peu près de la même manière, mais lorsqu'il s'agit d'une relation durable – ils s'attendent et souhaitent tous deux que la relation se poursuive dans un avenir prévisible –, ils développent au fil des ans différentes attitudes face à l'intimité.

Je vais généraliser comme ce n'est pas permis, et il se peut que votre couple ne corresponde pas au schéma, mais dans l'ensemble, les femmes expriment leur amour par la proximité émotionnelle et demandent à leur partenaire d'exprimer leur amour pour elles par cette même proximité – en parlant, en discutant, en faisant preuve d'empathie (ce qui veut dire ramasser vos chaussettes, au cas où vous vous posiez la question). Les hommes, en revanche, expriment leur amour par des actions physiques – gagner de l'argent, nettoyer la voiture, faire l'amour. Le sexe, pas la discussion, est pour eux le moyen d'exprimer leur amour et de se sentir aimé.

Les hommes n'accordent pas suffisamment de valeur au contact émotionnel et les femmes, au contact physique. Ce n'est pas grave quand les choses vont bien, les deux partenaires répondant à leurs attentes mutuelles.

Cependant, s'il survient un changement dans leur mode de vie et qu'un partenaire s'éloigne et n'offre plus à l'autre le contact nécessaire, le couple se retrouve pris dans un cercle vicieux. Rien ne l'incite à se rapprocher émotionnellement d'elle lorsqu'elle le prive de contact physique, et elle ne comprend pas comment il peut avoir envie de faire l'amour alors qu'ils se parlent à peine et qu'il passe la soirée devant la télé. Au mieux, leur vie sexuelle est médiocre, sporadique, insatisfaisante, et va le rester.

Voilà l'exemple du couple sexuellement immature. Ils ont pu baiser comme des malades dans leur jeunesse et avoir connu plus d'expériences sexuelles que Joe Namath et Michael Jordan réunis, mais l'expérience sexuelle n'a rien à voir avec la maturité sexuelle.

> **ON PLONGE !**
>
> Pour vraiment comprendre quelqu'un, il faut se mettre à sa place. Souvenez-vous en la prochaine fois que votre partenaire vous blessera ou vous tombera sur les nerfs, et faites un effort pour comprendre son comportement. Vous ne le savez toujours pas ? Demandez-lui d'expliquer ce qui se passe. Il n'y a rien de pire que le silence.

SIGNES DE MATURITÉ SEXUELLE

On n'attend pas que le sexe se présente sur un plateau

On fait du sexe une priorité. On va au travail quand on est fatigué. On appelle sa mère quand on est stressée. On fait à manger aux enfants quand on a la migraine. Les couples sexuellement matures accordent au sexe la même priorité qu'aux autres choses importantes de leur vie. À tout le moins, ils sont ouverts à l'idée de faire l'amour n'importe quand. Ils savent que leur partenaire va trouver le moyen de les exciter.

On sait qu'il est important de faire les choses différemment

Pas seulement parce que votre relation, votre corps et votre vie vont inévitablement changer. En vous préparant à changer vos habitudes sexuelles, vous vous préparez aux changements qui jalonneront votre vie. Cela va vous apporter un répit lorsque la vie se compliquera, de la joie lorsqu'elle sera monotone, et du confort lorsque la maladie ou la mort vous marqueront profondément. Le sexe avec un partenaire aimant, c'est ce vers quoi on se tourne pour célébrer la vie et se réfugier dans les périodes difficiles.

Le sexe est un moyen de montrer à son partenaire qu'on l'aime

En allant vers son partenaire, en lui faisant des avances, on évite les comportements passifs-agressifs. Ce n'est pas toujours à la même personne d'initier le sexe, car cela veut dire que l'autre a le pouvoir de refuser ou d'accepter. Le sexe devient alors une punition ou une récompense, et si c'est le cas dans votre relation, c'est mauvais signe, car vous finirez tous les deux par éprouver de l'hostilité envers l'autre, et ce, pour différentes raisons.

Vous pensez à des moyens sexuels concrets de rendre votre partenaire plus heureux

Ce n'est pas seulement une question d'orgasmes. Le sexe est un cadeau. On fait parfois des choses sans rien attendre en retour. Beaucoup de gens ont de la difficulté à se donner. Même lorsqu'ils se poussent à des exploits sexuels dans l'effort d'entretenir la flamme, leur relation n'est pas suffisamment intime pour maintenir l'intensité émotionnelle que le sexe frissonnant comporte.

> **DE FIL EN AIGUILLE**
>
> Revenez à l'idée 39, *Que la femme soit une femme, et l'homme un homme*, pour établir de nouveaux rapports.

Vous êtes là l'un pour l'autre

En lisant un livre comme celui-ci, vous le faites savoir à l'autre. Vous êtes toujours prêt à intervenir en faveur de votre relation et cela, c'est le summum de l'amour. Félicitations.

> « L'excitation sexuelle atteint son paroxysme dans une relation monogame. »
>
> WARREN BEATTY,
> acteur américain

VOS QUESTIONS, NOS SOLUTIONS

Q Ces trucs d'intimité m'ont vraiment fait réfléchir. Je pense que c'est au lit que nous sommes le plus mal à l'aise. Que devrait-on faire ?

R C'est le cas de nombreux couples. En a-t-il toujours été ainsi ou est-ce arrivé après un changement important, comme la naissance d'un enfant ? La concentration sensorielle a été inventée pour des couples comme vous. Par de petits gestes, essayez de surmonter les obstacles à l'intimité, et si ça ne fonctionne pas, vous pourriez consulter un conseiller matrimonial.

Q Je suis souvent en colère contre mon mari. Il investit tellement peu dans notre relation et s'attend quand même à ce qu'on fasse l'amour. Que puis-je faire avec tout ce ressentiment ?

R Pendant un mois, essayez de faire l'amour chaque fois qu'il le veut. Une fois par semaine, prenez l'initiative. Sortez de votre colère et de votre hostilité, et ne croyez pas que je vous blâme d'être en colère, mais ça ne vous mène nulle part. Montrez-vous compatissante et bien disposée. S'il s'attend encore à tout sans rien donner en retour, insistez pour qu'il passe une demi-heure par jour à parler avec vous. S'il refuse, appelez un conseiller.

D'autres idées en prime

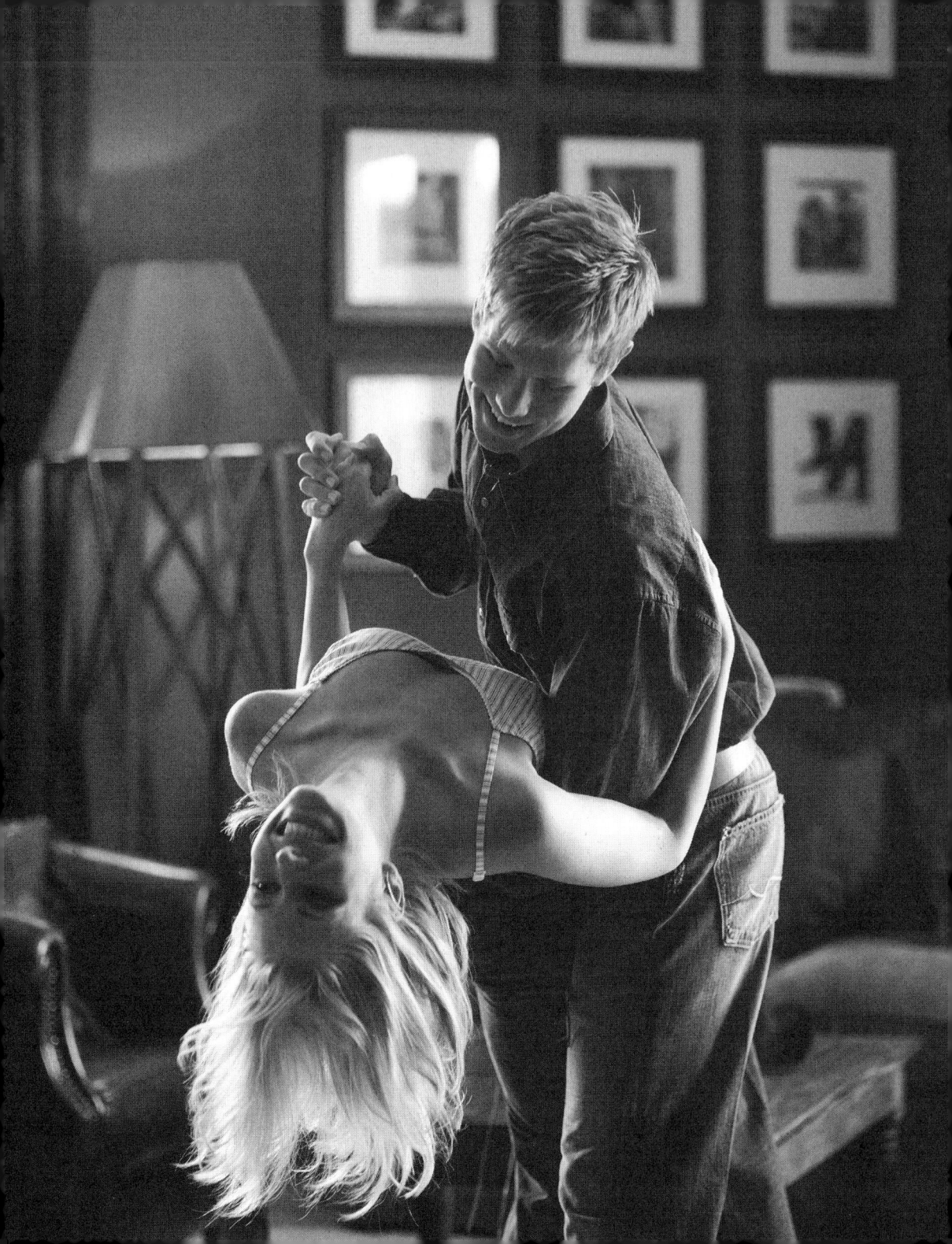

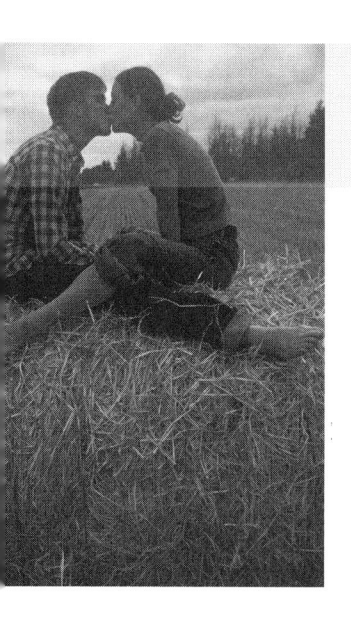

01
Pragmatique ou passionné ?

Connaître son style d'attachement amoureux peut améliorer la vie de couple, mais pas autant que connaître celui de son partenaire.

Si vous connaissez votre style, vous saurez mieux à quel moment vos exigences deviennent irréalistes. Si vous connaissez le sien, vous saurez comment réagir lorsqu'il vous tombera sur les nerfs.

Le psychologue John Alan Lee a interviewé des centaines de gens pour conclure qu'il existe différentes façons d'« être » dans une relation. Sachant cela, il est nettement plus facile de garder sa vie sexuelle sur la bonne trajectoire.

Il donne dans son ouvrage *Lovestyles* un questionnaire qui permet de reconnaître son style d'attachement amoureux et celui de son partenaire, dont la version abrégée ci-dessous vous fournit des indices. Déterminez le style qui correspond le mieux à vous et à votre douce moitié. Selon les travaux de Lee, 75 % des gens appartenant à chaque groupe présentent les caractéristiques associées. Où vous situez-vous? (Aucun style n'est meilleur qu'un autre, bien que les styles qui ne sont pas le vôtre vont vous paraître bizarres.)

Le style érotique

- Vous voyez quelqu'un au fond de la pièce et savez instantanément que c'est la personne pour vous.

- La sexualité est importante pour vous, l'amour est central à votre vie.

- Vous avez de la difficulté à trouver la bonne personne; vous êtes difficile.

Le style ludique

- Vous détestez être lié par des projets d'avenir avec un partenaire.

- Par le passé, on vous a reproché d'être émotionnellement immature et allergique à l'engagement.

- Vous trouvez toutes sortes de gens attirants.

Le style amical

- L'amour va faiblir, mais vous pouvez vivre avec un ami pour la vie.

- Pour vous, l'amour est la base d'une communauté solide.

- Lorsqu'on est bons amis, on peut résoudre les problèmes sexuels.

ON PLONGE!

Votre style d'attachement amoureux peut varier selon le style de votre partenaire. Demandez-vous pourquoi vous étiez un amant érotique dans une relation et un pragmatique dans une autre. Certaines caractéristiques favorisent-elles ou nuisent-elle à votre relation actuelle? Devriez-vous changer?

Le style passionné

- Pour vous, être en amour est synonyme d'anxiété, d'obsession même.

- Quand vous êtes vraiment en amour, vous perdez du poids, le sommeil et parfois même la raison.

- Il vous faut du temps pour vous remettre d'une rupture, et vous êtes inévitablement la personne laissée.

Le style pragmatique

- Votre partenaire doit répondre à une liste de critères.

- Vous croyez pouvoir réaliser vos buts, dont une relation amoureuse, en faisant preuve de bon sens.

- Vous ne seriez jamais avec une personne qui ne correspond pas à vos ambitions et n'appartient pas à votre groupe social.

Les amants du style érotique ont une image physique idéalisée de leur partenaire, mais croient par ailleurs qu'ils sont sur terre pour aimer sans réserve une autre personne. Il suffit seulement de la trouver. Ils sont fidèles aussi longtemps que le romantisme est présent. Vous voilà averti si vous êtes avec un partenaire du style érotique.

DE FIL EN AIGUILLE

Vous avez encore de la difficulté à communiquer? Lisez l'idée 20, *Quel est votre QA?*

Les amants ludiques sont souvent frustrés par rapport à certains aspects de leur vie et refusent de s'engager dans une relation amoureuse. Dans sa version pure, le ludique craindra de blesser l'autre et lui avouera que son engagement sera bancal, c'est le moins qu'on puisse dire. Mais la plupart sont moins scrupuleux. Les ludiques évitent de voir leur partenaire trop souvent au début de la relation et même s'ils se marient, ils conserveront une certaine distance et seront plutôt cachottiers. L'amour est un banquet, et ils veulent goûter à tout. Cette attitude rend malades les partenaires érotiques et passionnés.

Les amants du style amical ont souvent grandi au sein de familles et de collectivités protectrices. Ils s'attendent à ce que leur partenaire soit un ami privilégié. L'amour n'est pas une source d'inquiétude, mais dans une relation à long terme, ils se montreront très possessifs si leur amour (un *statu quo*) est menacé et se battront bec et ongles pour retenir leur partenaire. S'il n'y a pas de réel engagement, l'intérêt sexuel pâlit. L'amour n'est pas une fin en soi, mais doit faire partie intégrante de leur vie, sinon ça ne marche pas.

Les amants passionnés sont des désaxés en puissance. Ils s'attendent à ce que l'amour soit difficile et totalement absorbant, et ce l'est. Ils sont jaloux et possessifs. Rares sont les gens qui souhaitent un amour passionné à long terme, et il n'est pas étonnant qu'on les abandonne presque inévitablement.

Les amants pragmatiques sont tout le contraire. Ils ne tombent pas en amour avec des gens qui n'entrent pas dans leurs petites cases. Ils méprisent l'excès émotionnel et les scènes de jalousie, mais apprécient les signes d'engagement. Ils aimeraient avoir une relation amoureuse, mais pas au prix de leur tranquillité d'esprit et de leur confort. Ils seraient davantage portés à vivre seuls si le choix venait à se poser. Si vous vivez avec un partenaire pragmatique, ne brassez pas trop la cage.

01. Pragmatique ou passionné?

VOS QUESTIONS, NOS SOLUTIONS

Q

Je crois que mon style amoureux est un amalgame du style érotique et amical. Est-ce possible?

R

Vous seriez donc un érotico-amical. C'est parfait. Les gens ont souvent un style prédominant et un ou deux styles secondaires. Ce n'est pas la peine de s'en faire avec cela, car rien n'est coulé dans le béton. Nous ne sommes qu'humains après tout. Mais ça aide à mieux comprendre les marottes de votre partenaire.

Q

Comment?

R

Si vous vivez avec une érotique, acceptez simplement qu'elle puisse être terriblement excitée à la vue de personnes qui répondent à son idéal, et c'est pourquoi elle reluque le serveur italien. Mais le fait de savoir qu'elle est du style qui investit le plus dans l'idéal romantique de l'amour pourra vous rassurer. De même, si vous êtes avec un amant ludique, vous serez peut-être plus patiente avec lui si vous savez qu'il est naturellement insatiable. Tout dans sa vie est vaguement insatisfaisant, pas seulement vous. Il est ainsi fait, malgré lui, et vous n'y changerez rien. Lui seul pourra changer.

> Le dépit, la douleur persistante ou même l'optimisme d'une nouvelle aventure peut vous amener à récrire l'histoire d'une relation passée. Des amoureux comme ceux du film *Nos plus belles années* conservent les bons souvenirs et oublient le reste.
>
> *John A. Lee, psychologue*

261

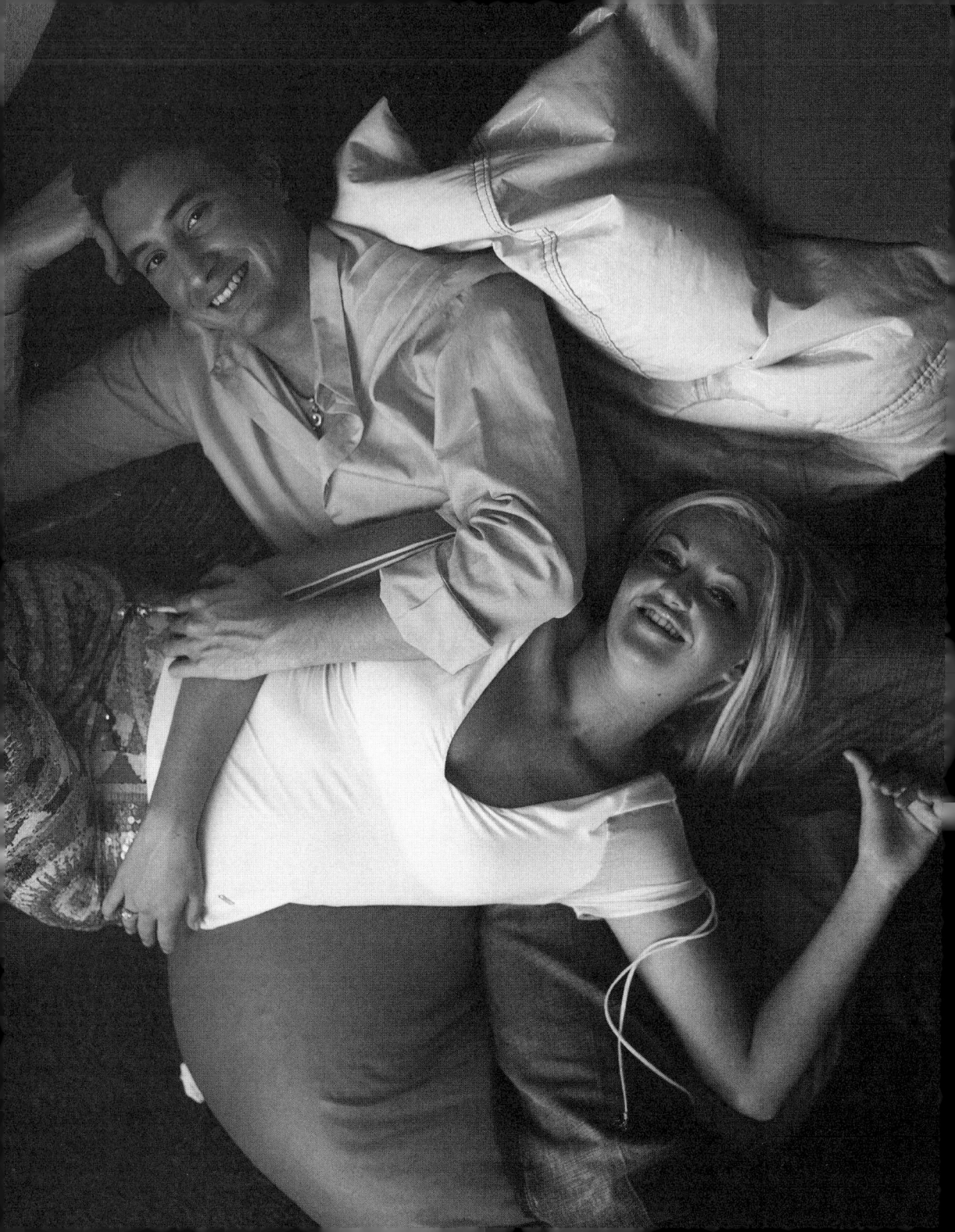

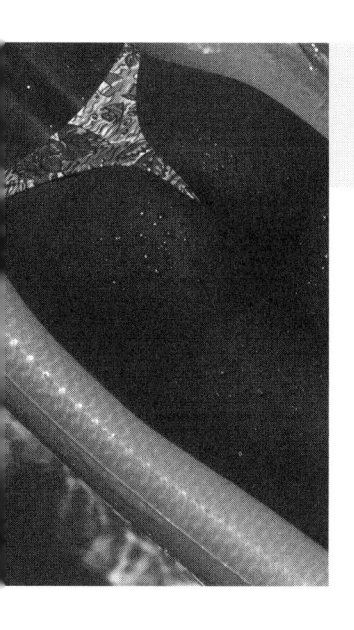

02
Glissant si mouillé

Des sexes qui rougissent de plaisir, c'est possible. Ne voyez pas la chose comme un prélude au coït, mais comme une fin en soi. Allez-y, faites la fête !

Les préliminaires – le jeu, le toucher, l'intimité – sont tout aussi importants que la maîtrise des techniques sexuelles de base. Allumez-vous l'un l'autre, sans vous inquiéter de la suite des choses.

Il n'y a pas de bons ou de mauvais préliminaires, chaque personne ayant un différent scénario en tête, et les préludes du lundi soir pourront être différents de ceux du mardi, selon l'humeur. La seule manière d'indiquer ce dont on a envie, c'est de le dire avec des mots ou des gestes, et de recourir éventuellement à un code établi, par exemple une certaine robe ou teinte de rouge à lèvres qui est le signal d'un jeu plus osé.

Idéalement, le contact et l'intimité physiques ne doivent pas se limiter à la chambre à coucher. Les couples physiquement démonstratifs se donnent des massages et se câlinent en faisant autre chose, comme regarder la télé ou jaser avec des amis. Or, si vous appréciez le toucher de votre partenaire en tout temps, vous réagirez sans doute plus vite à ses avances sexuelles.

Amenez votre partenaire à être plus prévenant dans les petites choses, comme ramasser ses affaires. Les psychologues disent que les préliminaires sont l'effet combiné des gestes de votre partenaire bien avant que le sexe soit dans l'air. Dans *Sex Talk*, Aline P. Zoldbrod, sexothérapeute et psychologue américaine, explique que quelque chose de crucial se produit avant les préliminaires physiques. « Ce sont tous les échanges et toutes les actions qui ont eu lieu dans les 12 dernières heures passées ensemble. »

> **ON PLONGE !**
>
> Suspendez un drap au milieu de la pièce (ou sur un cintre accroché à la porte du placard) et placez-vous de part et d'autre du drap sans vous voir. Tout nus, touchez-vous et frottez-vous doucement. Je vous laisse le soin d'évoquer des images pendant ce temps. La nouveauté de l'expérience vous excitera assez rapidement.

Le secret des préliminaires, c'est de ne pas les considérer comme un prélude au coït. Au début d'une nouvelle relation, on passe beaucoup plus de temps à s'embrasser, à se câliner, à se toucher, et on devrait pouvoir continuer à le faire sans que cela mène à la fornication. Amusez-vous un peu et déterminez ce qui excite l'autre. Demandez à votre partenaire de vous dire de petites obscénités, soupirez davantage ou prenez-lui la main pour lui montrer ce que vous aimez. Il se pourrait que vous aimiez vous faire sucer les orteils, mordiller le cou ou recevoir une fessée, mais le seul moyen de le savoir, c'est d'essayer, et d'essayer souvent.

En fait, c'est plus excitant si vous prenez l'habitude de jouer un peu, sans pression aucune d'aboutir à l'orgasme ou au coït. De cette façon, aucun des deux ne pourra prévoir ce qui va arriver. Chez beaucoup de couples, les préliminaires deviennent routiniers : il vous prend les seins, vous embrasse et descend plus bas, et cinq minutes après, vous prenez la position du missionnaire. Ne faites pas rimer sexe avec réflexe. Prenez la liberté de changer l'ordre des choses, de passer de la pénétration au sexe oral. N'ayez pas peur de lui donner un coup de main et de vous caresser devant lui.

Selon le sondage mondial sur le sexe réalisé par Durex en 2004, nous consacrons *grosso modo* une vingtaine de minutes aux préliminaires. Si votre partenaire est du genre à bousculer un peu les choses, mettez-vous en train alors que vous êtes encore tout habillée. Il est très agréable de sentir un sexe bien dur à travers un jean, et lorsque qu'il vous touchera la chatte nue, ce sera plus agréable si vous êtes réchauffée.

Avant de vous engager dans le contact génital nu, embrassez-vous, touchez-vous légèrement (avec le bout des doigts ou une plume). Il pourrait entourer votre sexe d'une main et avec l'autre, appuyer sur l'os du bassin. Si vous aimez le sexe oral, essayez plusieurs positions, la levrette, par exemple, qui est très différente. Si votre partenaire vous lèche ou vous embrasse, proposez-lui de varier la température, de chaud à froid, ou de sucer une pastille à la menthe. Le contact de sa langue sera différent.

Amusez-vous en coquetteries aguichantes et n'hésitez pas à recourir à des gadgets. Peu importe ce que vous faites, ayez du plaisir. On dit que les chemins qu'on emprunte sont parfois plus intéressants que le but du voyage.

> Avoir trop d'une bonne chose, c'est merveilleux.
>
> *MAE WEST,*
> *actrice américaine*

VOS QUESTIONS, NOS SOLUTIONS

Q **Combien de temps est-ce que ça devrait prendre pour que je me sente excitée pendant les préliminaires ?**

R Il n'y a pas de durée établie, mais dans *She Comes First,* le Dr Ian Kerner, sexothérapeute et auteur américain, indique que si le partenaire consacre au moins 21 minutes aux préliminaires, 92,3 % des femmes auront un orgasme. Ses résultats reposent cependant sur un petit échantillon. Ce sera plus ou moins long pour d'autres femmes. Après 35 ans, les femmes préfèrent moins de préliminaires, contrairement aux hommes qui en veulent davantage (un plus grand besoin de stimulation pour maintenir l'érection). Beaucoup de femmes se plaignent de préliminaires trop courts, mais il se peut qu'il s'agisse plutôt de préliminaires qui, selon leur partenaire, sont censées les exciter, alors que ce n'est pas le cas. Dites-lui ce que vous voulez. Pour le ralentir, excitez-le autrement qu'en stimulant son sexe, par exemple en lui caressant le périnée ou le ventre.

Q **Pourquoi les hommes s'excitent-ils tellement plus rapidement que les femmes ?**

R Peut-être parce que le pénis est un membre anatomique si interactif. L'homme sait qu'il est excité lorsqu'il est bandé, alors que les femmes n'ont souvent aucune idée de leur état d'excitation. Une chatte humide n'est pas toujours synonyme d'excitation, la lubrification vaginale dépendant du cycle menstruel et aussi des médicaments, le cas échéant. Les chercheurs ont aussi trouvé que les préliminaires sont souvent menés par les hommes. Alors, les filles, entrez un peu dans l'action.

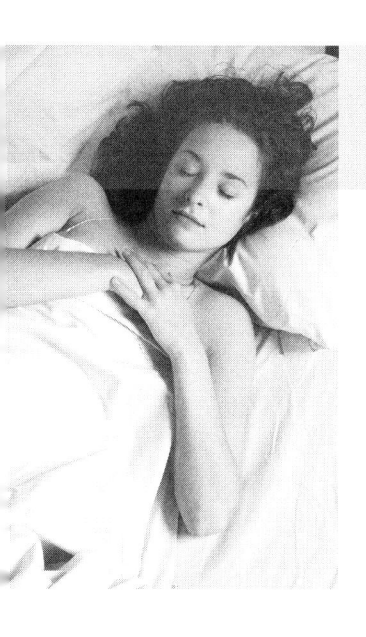

03
L'énergie vitale

Nous avons besoin d'un apport énergétique constant pour répondre à nos besoins et à nos désirs, mais nous ressentons parfois un terrible coup de barre.

Avez-vous déjà eu envie de vous coucher en rond sous votre bureau et de roupiller tout l'après-midi ? Ou d'avoir eu besoin de cure-dents pour garder les yeux ouverts ? Et vous êtes-vous déjà demandé pourquoi cela vous arrivait au beau milieu d'une réunion importante, malgré vos trois tasses de café ?

L'ÉQUATION ÉNERGÉTIQUE

Nous avons besoin de glucose – du sucre – pour faire tourner la machine. C'est le carburant qui nous procure de l'énergie. Mais trop de sucre peut enrayer la mécanique, comme dans le cas du diabète.

L'énergie nous vient principalement des aliments. L'insuline se charge d'abaisser la glycémie (le niveau de sucre dans le sang) en fonction des besoins du corps. La quantité de sucre qui circule à un moment donné n'est jamais très élevée, car l'insuline veille toujours à la normaliser. Lorsque les niveaux de sucre sont faibles, le système fait appel au glucose emmagasiné (glycogène) dans les muscles et le foie, ce qui contribue au maintien de cet équilibre délicat. Une fois le glycogène brûlé, il faudra d'autres aliments pour assurer la production de glucose.

Les aliments ne sont pas tous égaux. Certains se convertissent en sucre plus rapidement que d'autres. L'indice glycémique de chacun détermine la vitesse à laquelle l'aliment est converti en sucre. N'attachez toutefois pas trop d'importance à cet indice, car les valeurs varient d'une publication à une autre.

En règle générale, les aliments de couleur blanche (pommes de terre, pâtes, pain, panais, riz blanc, entre autres) brûlent en un rien de temps, contrairement aux aliment denses, épais, fibreux, bruns ou verts (lentilles, pois chiches, brocoli, riz brun, par exemple), qui sont aussi plus énergétiques. Ainsi, sur l'indice glycémique, la valeur du glucose est 100 et celle des lentilles, 42. Sachez toutefois que ce ne sont pas forcément les aliments que l'on considère sucrés qui posent problème. Une patate douce, par exemple, a une valeur assez faible, car elle est très fibreuse.

Une autre façon d'augmenter la glycémie, c'est de se mettre la tête dans la bouche d'un requin, de la ressortir immédiatement et de nager comme un désespéré jusqu'à la rive. Votre glycémie montera en flèche, sous l'effet de puissantes hormones produites par le stress.

ON PLONGE !

Prenez un bon déjeuner. Une étude a montré récemment que les personnes qui ne déjeunent pas ont tendance à être obèses et moins intelligentes. Voilà de bonnes raisons de déjeuner. Ce repas vous sustentera jusqu'au lunch. N'oubliez pas que les céréales sucrées vous donneront un sursaut d'énergie, mais vous laisseront tomber comme une masse.

Nous nous mettons souvent dans des situations stressantes, mais c'est habituellement le patron, les factures à payer ou une échéance, pas un requin, qui sont la source du stress. On peut aussi s'y prendre plus simplement : fumer une cigarette ou boire un café. Ces deux stimulants agissent sur les glandes surrénales (où sont produites les hormones du stress), qui libèrent alors le sucre emmagasiné. Comme tout ce qui monte finit par redescendre, voilà pourquoi il est difficile de rester éveillé pendant une réunion.

Le corps réagit mal aux mouvements brusques de la glycémie. *Primo*, le pancréas, la glande qui produit l'insuline, travaille trop fort et s'use. *Secundo*, des baisses d'énergie vont survenir, car la glycémie dégringole quand l'insuline se met en action pour l'abaisser. *Tertio*, comme l'insuline stocke aussi les gras, si elle réagit avec excès et qu'elle circule en trop grande quantité dans le système, vous allez prendre du poids, tôt ou tard. Vous aurez de petites poignées d'amour ou une bedaine rebondie. Et chez qui observe-t-on le plus souvent ce phénomène ? Chez les cadres surchargés qui mangent les mauvaises choses, qui boivent trop de café et qui sont abonnés au stress.

VOS QUESTIONS, NOS SOLUTIONS

Q **Dès 11 heures, je suis affamée. Que faire pour éviter de m'empiffrer de chocolat ?**

R Prenez des aliments dont l'indice glycémique est faible. Par exemple, mangez des œufs avec du pain de seigle, des sardines sur du pain grillé, du yogourt avec des noix et des graines, et du gruau avec des fruits.

Q **Je n'ai pas le temps de faire à manger. Que me suggérez-vous ?**

R La préparation du déjeuner ne prend pas de temps lorsqu'on s'organise et qu'on achète les aliments appropriés. À moins d'être très déterminé, vous ne voudrez probablement pas apporter votre lunch au bureau dans un plat Tupperware. Vous devrez aller au resto. L'indice glycémique d'une pomme de terre au four est élevé, mais vous le réduirez en l'accompagnant d'une protéine, par exemple du fromage cottage ou du thon. Le souper peut être simple aussi : faites cuire des légumes à la vapeur et griller un morceau de poisson ou de poulet. Feuilletez des livres de recettes. Il n'est pas nécessaire de les suivre à la lettre, mais elles vous donneront des idées. Une fois que vous aurez pris l'habitude de vous faire à manger, vous verrez que c'est aussi rapide que de réchauffer des plats déjà préparés.

Q **Et si je n'ai pas le temps de faire les courses ?**

R Avez-vous essayé les courses en ligne ? C'est très simple une fois le contact établi avec le magasin. Choisissez un endroit qui garantit la livraison dans l'heure, sinon vous devrez poireauter. Le mot clé, c'est la préparation.

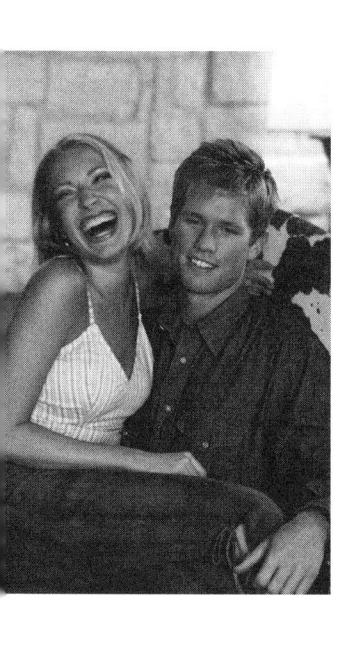

Le mot de la fin...

... ou est-ce un nouveau début? Nous espérons que les idées présentées dans ce livre vous auront donné le goût d'essayer de nouvelles choses et encouragé à voir votre vie sexuelle sous un autre jour. Vous devriez maintenant avoir vos propres idées sur la manière de retrouver le plaisir à deux.

Faites-nous part
de vos commentaires.

Assurer la qualité de nos publications
est notre préoccupation numéro un.

N'hésitez pas à nous faire part de
vos commentaires et suggestions
ou à nous signaler toute erreur
ou omission en nous écrivant à :

livre@transcontinental.ca

Merci !

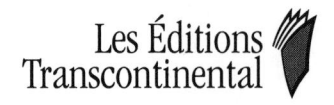

Les Éditions
Transcontinental